図解入門
How-nual
Visual Guide Book

最新 病院がまるごとやさしくわかる本

医療ジャーナリスト 福島 安紀 著

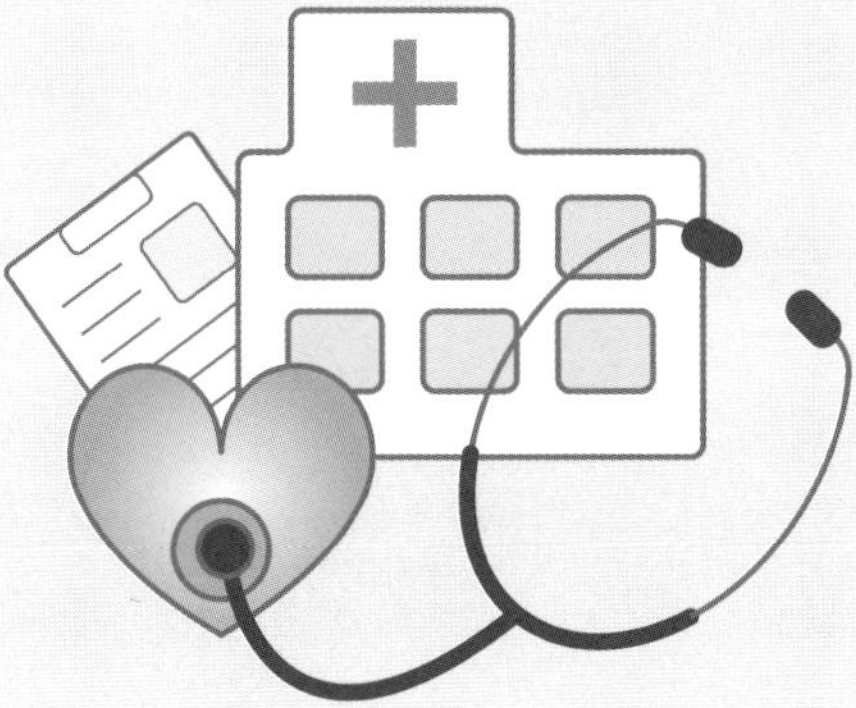

秀和システム

はじめに

病院は誰もが行ったことのある場所であり、新聞、テレビ、雑誌、インターネットには、医療関係の情報があふれています。しかし、正しい情報を選択するのは難しいですし、病院で働いている人でさえ、病院の主たる収入源である診療報酬の仕組みや医療法について聞かれたら、意外と答えに窮する人も多いのではないでしょうか。

本書では、病院の種類、治療の流れから、病院で働く数々の専門職種、検査・治療機器、お金の流れ、病院に関連する法律など、病院で働いている方々、病院で働くことを目指している方々、製薬会社や医療関連産業で働く方々が「いまさら人には聞けない」病院にまつわるキーワードと情報をまとめました。

３章でも触れたように、病院ではたくさんの専門職種が働いています。いまほど、職種間の連携、病院同士や病院と診療所、病院と介護施設といった連携が求められている時代はありません。取材でお会いする医療関係者の皆さんは、患者のために毎日非常に一生懸命働いていらっしゃいます。お互いがほかの職種やほかの病院、施設の良さを知り、顔が見える関係になれば、それぞれの仕事もさらに整理されて楽になり、患者・利用者の満足度も上がるのではないかと思うケースは少なくありません。

一方、長年の医療費削減政策で、多くの病院は閉そく感に覆われています。７章ではそういった政策が取られた背景を改めて探り、８章ではトラブル回避策、９章では医療が抱えている問題を取り上げました。医療関係者やそれを目指す方々のみならず、病院の周辺で働く方々、医療消費者にも手に取っていただければ幸いです。

本書の執筆にあたっては、多くの医療関係者にご助言いただきました。ご協力いただいた方々、そして、読みやすい本になるように努力してくださった秀和システム編集部に、この場を借りて心よりお礼を申し上げます。

２０１１年６月

福島安紀

図解入門 最新 病院がまるごとやさしくわかる本

はじめに …… 3

第1章 病院の種類と医療界

1-1 医療界と病院を取り巻く業界 …… 10
最大の特徴は皆保険制度／国民医療費は年間35兆円超
1-2 病院の種類 …… 12
ベッド数20床以上が病院／地域での役割を明確に
1-3 経営主体からみた病院の種類 …… 14
民間病院と公的病院／病院を規模別に見ると?
1-4 医療計画・医療圏って何? …… 16
必要病床数が地域ごとに違う／一次から三次まである医療圏
1-5 がん診療連携拠点病院とは …… 18
がん難民をなくし地域格差解消目指す／がんに強い病院へ
1-6 医療施設と介護施設 …… 20
増え続ける介護保険給付費／介護施設は3種類
コラム 日本人の病院好きは世界一?! …… 22

第2章 治療の流れ

2-1 診療科を選ぶ …… 24
標ぼう可能な診療科は?／1人の医師の標ぼうは2科まで
2-2 外来診療の流れ …… 26
主な目的は診断、検査、治療／守備範囲広がる外来治療
2-3 入院診療の流れ（急性期） …… 28
緊急入院と予定入院／急性期とは
2-4 入院診療計画書（クリティカルパス） …… 30
入院診療計画書の役割／医療スタッフの役割を明確化
2-5 急性期から亜急性期へ …… 32
亜急性期とは／回復期リハビリ病棟の選択肢も
2-6 慢性期治療の流れ …… 34
慢性期医療と治療の目的／外来中心で薬物治療や生活指導
2-7 病院連携の中の治療の流れ …… 36
多様化する病院連携の形／機能の違う施設との連携が重要
2-8 在宅医療の流れ …… 38
ますます進む在宅医療／介護保険の利用を

Contents

2-9 終末期医療の流れ …… 40
苦痛の軽減と生活の質を重視／患者の意思の尊重が基本

2-10 地域連携クリティカルパス …… 42
地域診療連携計画とは／診療報酬で評価する動きも

コラム 長期入院が嫌われる裏事情 …… 44

第3章 病院で働く人々

3-1 病院を支える職種 …… 46
医療部門と経営・事務部門／チーム医療と専門分化

3-2 勤務医の仕事 …… 48
医師になるには／当直回数は月平均2.35回

3-3 開業医の仕事 …… 50
開業医の平均年収は2500万円?／家庭医としての役割重要

3-4 院長の仕事 …… 52
病院の責任者の役割／時代の流れを読むことが重要

3-5 看護師の仕事 …… 54
正看護師と准看護師／広がる守備範囲

3-6 助産師・保健師 …… 56
助産師になるには／保健師とは

3-7 事務職 …… 58
医事・保険業務を一手に担う／国家資格は必要ないが認定資格も

3-8 医療クラークと診療情報管理士 …… 60
期待高まる医療クラーク／診療情報管理士の役割

3-9 薬剤師 …… 62
重要性増す病院薬剤師／薬局で活躍する薬剤師

3-10 理学療法士 …… 64
理学療法士の役割／理学療法の3本柱

3-11 作業療法士・言語聴覚士ほか …… 66
作業療法士とは／義肢装具士と言語聴覚士

3-12 医療ソーシャルワーカー …… 68
ソーシャルワーカーの役割／社会福祉士と精神保健福祉士

3-13 臨床検査技師 …… 70
臨床検査技師の仕事／医師の補助で行う検査

3-14 診療放射線技師・医学物理士 …… 72
診療放射線技師とは／医学物理士とその課題

3-15 栄養士・管理栄養士 …… 74
栄養士になるには／高まる管理栄養士のニーズ

3-16 介護福祉士 …… 76
介護福祉士の役割／利用者の生活の質を高める職種

コラム 薬物治療の一翼担う「MR」 …… 78

第4章 病院にある検査・治療機器

4-1 X線検査 …… 80
画像検査の基本中の基本／検査機器は部位・目的別に多様化

4-2 CT・MRI検査 …… 82
CTとは／磁力を使った画像診断

4-3 超音波（エコー）検査 …… 84
超音波検査装置の仕組み／検査のやり方

4-4 PET検査 …… 86
PET検査の仕組みとメリット／PETの限界

4-5 内視鏡 …… 88
内視鏡の種類／検査だけではなく治療にも応用

4-6 胸腔鏡・腹腔鏡 …… 90
胸腔鏡・腹腔鏡って何？／腹腔鏡とロボット手術

4-7 カテーテル検査・治療 …… 92
カテーテルを使った検査とは／カテーテル治療のメリット

4-8 脳の血管内治療機器 …… 94
アンギオと血管内治療／血管内治療の長所・短所

4-9 放射線治療装置 …… 96
進化する放射線治療装置／最新機器と内照射

4-10 重粒子・陽子線治療装置 …… 98
重粒子線、陽子線のメリット／高額な治療費がデメリット

4-11 レーザー …… 100
レーザーメスの仕組み／宝石を使ったレーザーも

4-12 電子カルテ …… 102
情報の効率化が加速／電子カルテ市場は拡大？

コラム CT、MRIってこんなに必要？ …… 104

第5章 病院をめぐるお金

5-1 診療報酬と病院のお金の流れ …… 106
診療報酬は保険診療の料金表／支出の5割以上が人件費

5-2 診療報酬の決まり方 …… 108
診療報酬1点イコール10円／改定率の配分は中医協が決定

5-3 レセプトって何？ …… 110
保険者への請求明細書／支払基金などでレセプト審査

5-4 出来高払いと包括払い …… 112
出来高払いとは／DPCによる包括支払い方式

5-5 経営への影響大きい看護基準 …… 114
最高評価は7対1看護／看護基準の維持は死活問題

5-6 公立病院は赤字？ …… 116
85％の自治体病院が赤字／民間病院に困難な医療を提供

5-7 民間病院の経営状態 …… 118
赤字病院が増加／黒字病院と赤字病院の格差開く

5-8 診療収入が多い科は？ …… 120
入院単価が高いのは循環器系／医師別外来では泌尿器科

5-9 アウトソーシング …… 122
目的はコスト削減／IT関連の外注化が課題？

コラム 障害者福祉制度、障害年金もフル活用を …… 124

第6章 病院に関わる法律・制度

6-1 医療法 …… 126
医療法の内容と目的は？／患者のための情報公開も推進

6-2 医師法・歯科医師法 …… 128
医業は医師だけに認められた行為／歯科医業は歯科医師の独占行為

6-3 保健師助産師看護師法 …… 130
看護師、保健師、助産師の業務とは／看護師、保健師、助産師になるには

Contents

6-4 薬事法 …… 132
医薬品には国の承認が必要／市販薬の販売は緩和の方向

6-5 薬剤師法 …… 134
調剤で国民の健康を守る資格／患者の自宅でも調剤可

6-6 混合診療 …… 136
保険診療と保険外診療の併用は原則禁止／混合診療解禁のメリットとデメリット

6-7 広告規制 …… 138
不当な広告による被害を予防／比較広告、誇大広告は厳禁

6-8 病床規制 …… 140
保健医療計画の根拠／病床規制は医療費削減が目的

6-9 健康保険制度 …… 142
国民皆保険制度の仕組み／職業によって異なる保険

6-10 介護保険法 …… 144
社会全体で高齢者を支える仕組み／介護サービスの種類

6-11 がん対策基本法 …… 146
患者の苦痛の軽減とがん医療の充実目指す／目標はがんの死亡率20％減

6-12 高額療養費制度 …… 148
申請しないと戻らない場合も／入院には「限度額適用認定証」

6-13 医療費控除 …… 150
医療費自己負担が10万円を超えたら／交通費や市販薬の費用も合算できる

コラム 改めて確認したい災害医療体制 …… 152

第7章 医療費削減政策のカラクリ

7-1 医療制度改革って何？ …… 154
医療制度改革が進んだ背景／安心な医療の維持と医療費抑制

7-2 国が医療費を削減したいワケ …… 156
医療費増大で国がつぶれる？／診療報酬マイナス改定も改革の一環

7-3 進む病院の機能分化 …… 158
療養病床ができ役割明確化／社会的入院削減策とは

7-4 増える患者自己負担 …… 160
自己負担割合は年齢で異なる／避けられない高齢者の負担増

7-5 後期高齢者医療制度 …… 162
新たな財源確保策だったが／新高齢者医療制度も課題山積

7-6 メタボ健診 …… 164
目的は生活習慣病と医療費の削減／メタボリックシンドロームとは

7-7 ジェネリック …… 166
薬剤費の削減が急務／使用率が伸び悩むワケ

7-8 保険料と国民負担率 …… 168
経営難に陥る健康保険組合／潜在国民負担率は50％に

7-9 医療費は使いすぎ？ …… 170
低医療費で長寿実現の優等生？／医療費抑制政策を続けるか

コラム 病院に勤める職種の収入は？ …… 172

第8章 病院でのトラブル回避策

8-1 院内感染を防ぐには …… 174
多剤耐性菌が問題に／院内感染防止策
8-2 医療事故対策 …… 176
病院全体で事故防止を／事故を防ぐ3つのレベル
8-3 医療安全支援センター …… 178
医療安全支援センターとは／トラブルになる前に相談を
8-4 医療メディエーター …… 180
医療メディエーターとは／訴訟を防ぐには
8-5 モンスター・ペイシェント対策 …… 182
5割以上の病院で院内暴力発生／被害を防ぐには
8-6 患者・家族の相談室 …… 184
金銭面・治療面の悩みの解消をサポート／相談員が患者代弁者となる病院も
8-7 医療廃棄物 …… 186
排出者責任が原則／感染性廃棄物の処理
コラム 合格が難しい医療系国家資格は？ …… 188

第9章 医療が抱えるこれだけの問題

9-1 医療崩壊 …… 190
委縮医療と医療崩壊／急速に露呈した問題点
9-2 救急医療の疲弊 …… 192
受け入れ困難都市部に集中／救急病院は7年間で４００減少
9-3 医師不足 …… 194
医師不足で閉院する病院も／過疎地の病院で不足深刻
9-4 医師の偏在 …… 196
北海道・東北が最も不足／目立つ診療科の偏在
9-5 看護師不足 …… 198
高い離職率／看護師不足の解決策は？
9-6 特定看護師制度 …… 200
特定看護師とは／医師の業務軽減が期待されるが
9-7 医療訴訟 …… 202
訴訟は２００５年以降減少気味／訴訟の増加、長期化を防ぐには
9-8 歯科医師過剰 …… 204
財政難の歯科業界／格差開く中で被害出る危険も
9-9 無保険者の増加 …… 206
受診が遅れて死亡する人も／非正規労働者の13.8%が無保険
9-10 医療費高騰への対応 …… 208
1錠３０００円近い薬も／金の切れ目が命の切れ目？
9-11 医療ツーリズム …… 210
医療ツーリズムとは／市場規模５５００億円？
索引 …… 212

第1章

病院の種類と医療界

世界中のどの国もまだ経験したことのない超高齢社会を迎え、ますます重要な役割を果たす我が国の医療。日本の医療と病院にはどのような特徴、そして規制があるのでしょうか。

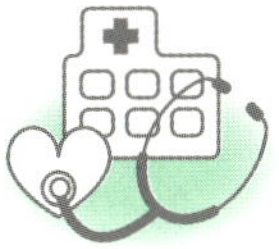

1-1 医療界と病院を取り巻く業界

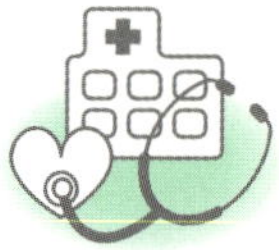

治療、予防、美容、健康増進、介護――。超高齢社会の中で医療の役割は拡大中です。

最大の特徴は皆保険制度

日本人の平均寿命は世界一長く、乳児死亡率も極めて低くなっています。それを支えているのが、（ほころびが出始めているとはいっても）誰もが比較的少ない負担で医療を受けられる**国民皆保険制度**です。また、自由に医療機関を選んで受診できる**フリーアクセス**も日本の医療の特徴の1つです。

全国には病院が8739施設、一般診療所9万9635施設、歯科診療所6万8097施設（2009年10月1日現在）、薬局は5万3642カ所（同年末現在）あります。病院は年々減っているものの、一般診療所と歯科診療所、薬局は増加傾向です。医療産業は、人口の少ない地域も含めて全国各地にあります。病院で働く医師、看護師、薬剤師、臨床検査技師などの医療従事者（常勤換算）は182万335人（同年10月1日現在、前年比2・8％増）に上り、景気に左右されない職種です。

国民医療費は年間35兆円超

公的医療保険で賄われている**国民医療費**は09年には前年度比3・5％増で、35兆円を超えました。政府は医療費を減らそうとしていますが、少子高齢社会が今後ますます進む日本では、国民医療費が伸び続けることが予測されています。

さらに、公的医療保険が使えない人間ドック、正常分娩の妊婦健診・分娩費用、市販薬、美容整形費、市販薬、保険診療外のあんま・マッサージ費まで含めると、医療は大きな市場規模を持つ成長産業です。検体検査、院内清掃、医療廃棄物処理、患者搬送、在宅医療サポートなど、医療を取り巻く周辺産業も広がってきています。

Point

- 日本の医療の特徴は国民皆保険とフリーアクセス
- 病院は減少。一般診療所、歯科診療所、薬局は増加傾向
- 医薬品業界、医療関連産業の市場も拡大

医療と関連産業

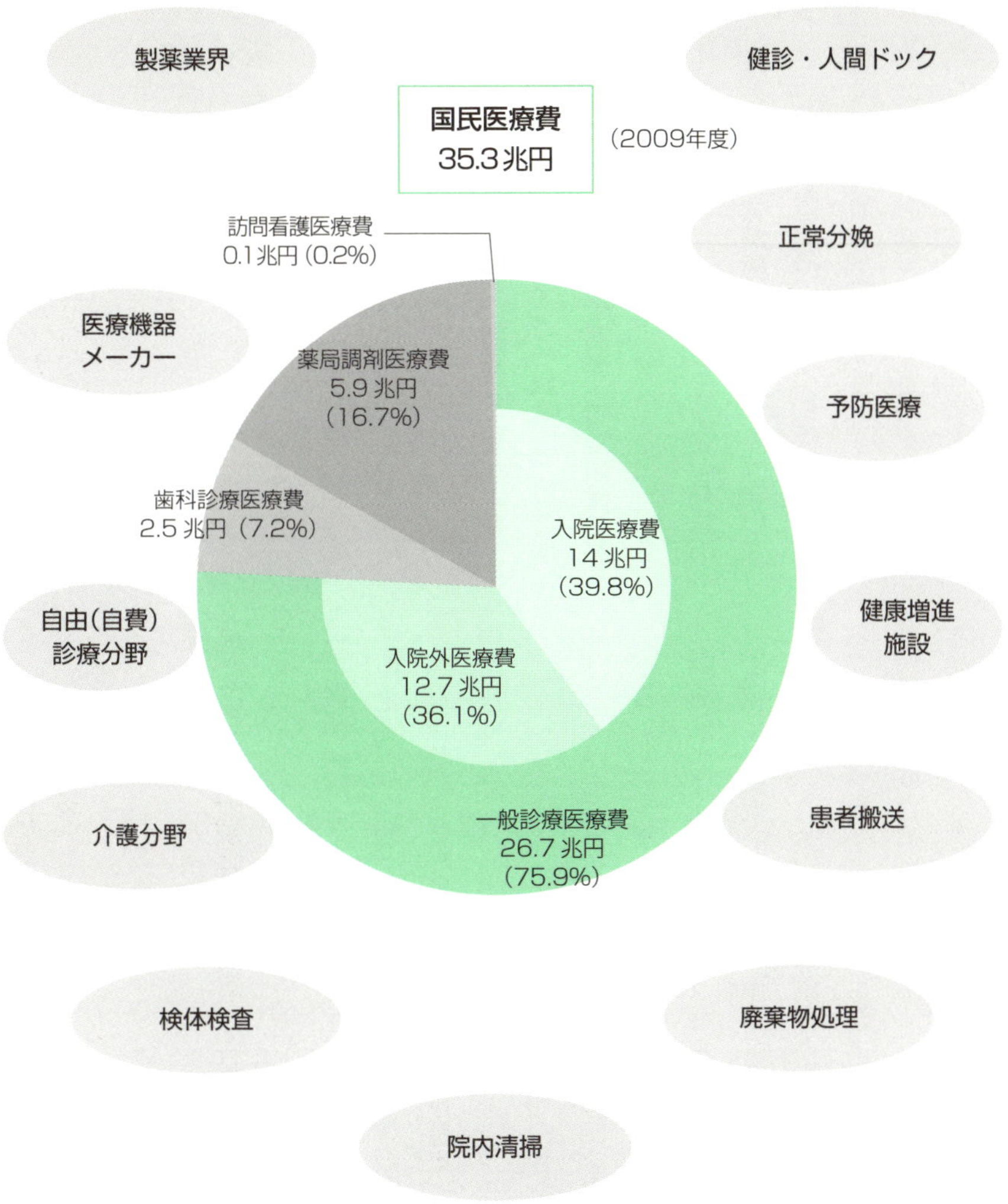

公的医療保険でカバーする医療の周辺に、関連産業が関わり、総合的な医療が可能に。

1-2 病院の種類

5回の医療法改正を経て、病院の機能分化・連携、情報公開が進んできています。

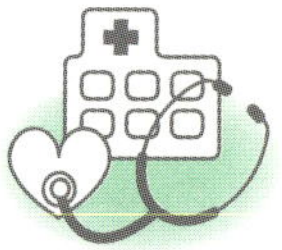

ベッド数20床以上が病院

医療法上、入院ベッド数20床以上の医療機関を病院、入院施設の有無に関わらず19床以下なら**診療所**（クリニック、医院など）と区別しています。

病院の病床は、大きく、外傷や胃痛、心臓病、がんなどの急性期の病気の治療をする**一般病床**、慢性期の療養施設である**療養病床**、**結核病床**、**精神病床**、**感染症病床**の5つに分けられます。

また、病床機能の分類とは別に、急性期の病気の先進治療と教育を行う**特定機能病院**、主にほかの病院から紹介された患者の治療にあたる**地域医療支援病院**があります。特定機能病院の条件は、入院ベッドが４００床以上、10以上の主要診療科を持ち、高度の医療を提供・開発・評価しそれに関する研修を行わせる能力を持っていること。全国の大学病院本院と国立がん研究センター中央病院、国立循環器病研究センター、大阪府立成人病センターの82か所が特定機能病院です。一方、地域医療支援病院は２００床以上で、24時間の救急体制、紹介患者の割合などの条件があり、全国２６７病院（２００９年10月1日現在）が指定されています。

地域での役割を明確に

そのほか、救急に力を入れ地域の病院の中心的な役割を果たす地域中核病院、脳や心臓、リハビリなどに特化した専門病院、診療所とほとんど同じ機能を果たしている外来型小病院などの呼び方で分類することもあります。病院が生き残るためには、専門性と特徴、地域での役割を明確に打ち出し、ほかの病院と連携をすることが大切です。

Point

- **医療法の分類は一般、療養、結核、精神、感染症の５つ**
- **紹介患者中心の特定機能病院と地域医療支援病院**
- **病院の役割の明確化と連携がカギ**

種類別にみた施設数

	施設数		対前年		構成割合
	2009年	2008年	増減数	増減率	2009年
総数	176,471	175,656	815	0.5	
病院	8,739	8,794	－55	－0.6	100
精神科病院	1,083	1,079	4	0.4	12.4
結核療養所	1	1	-	-	0
一般病院	7,655	7,714	－59	－0.8	87.6
一般病棟のうち療養病床を有する病院	4,021	4,067	－46	－1.1	46
一般診療所	99,635	99,083	552	0.6	100
有床	11,072	11,500	－428	－3.7	11.1
療養病床を有する一般診療所	1,625	1,728	－103	－6	1.6
無床	88,563	87,583	980	1.1	88.9
歯科診療所	68,097	67,779	318	0.5	100
有床	40	41	－1	－2.4	0.1
無床	68,057	67,738	319	0.5	99.9

（2009年10月1日現在　厚生労働省医療施設調査より）

特殊な病床・病棟

一般病床の一部は、診療報酬で特殊な病床、病棟に分けられている。入院基本料とは別に、病棟や病室の持つ特有の機能、特定の疾患等に対する入院医療などを特定入院料として評価している。

例

特定集中治療室
新生児治療回復室
脳卒中ケアユニット
緩和ケア病棟
認知症治療病棟
回復期リハビリテーション病棟
特殊疾患病棟
精神療養病棟

1-3 経営主体からみた病院の種類

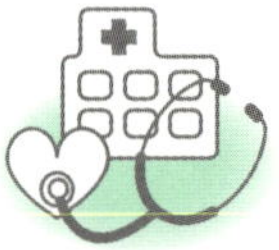

200床未満の中小病院が7割。非営利でありながら民間病院が多いのが特徴です。

民間病院と公的病院

病院を開設している経営主体には、さまざまな種類があります。大きく分けると、個人の医師や**医療法人**が経営する**民間病院**と都道府県や市町村といった地方公共団体、国、独立行政法人、日本赤十字、済生会などが運営する**公的病院**に分けられます。また、ＪＲやＮＴＴといった企業、社会保険関係団体が経営する病院もありますが、すべての病院は非営利を原則としています。

全国に約８７００カ所ある病院のうち約65％が医療法人、約５％が個人で、７割を民間病院が占めているのが日本の医療の特徴です。特に、都市部には民間病院が多く、救急医療など公的な要素の強い分野も多くの民間病院が担っています。一方で、感染症センター、小児病院など民間では採算が取れにくい分野や、へき地・離島では、公的病院や診療所が重要な役割を果たしています。**診療報酬**には経営主体による差はありません。

病院を規模別にみると？

病院の規模を表すのは入院のベッドの数（病床数）です。病床数別にみると、50～99床の小規模な病院が最も多く（26％）、次が１００～１４９床（16．4％）、１５０～１９９床（15．１％）の順で、７割が２００床未満の中小病院です。

小規模な病院が各科の医師をそろえるのは大変であり、救急医療や専門医の育成、高度な医療の提供のためには、ある程度、病院の規模を大きくして集約化することが必要だとされます。しかし、中小の民間病院が多いために地域での役割に応じた集約化がなかなか難しいのが実情です。

Point
- **日本の病院の７割は民間病院**
- **50～99床の小規模病院が最も多く７割が中小病院**
- **民間病院が多いので行政主導の集約化が難しい**

開設者別にみた施設の割合

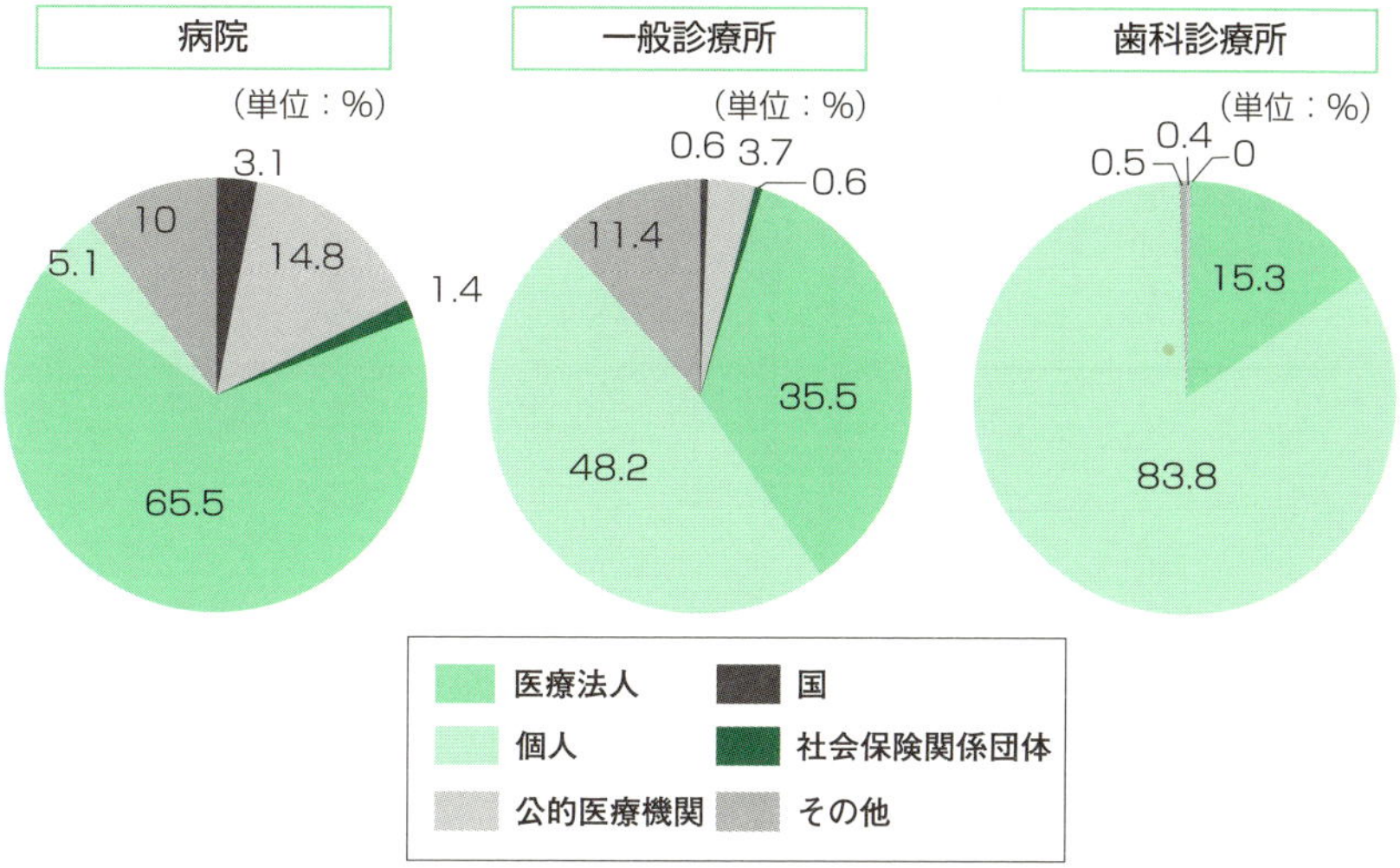

病床数別にみた施設の割合

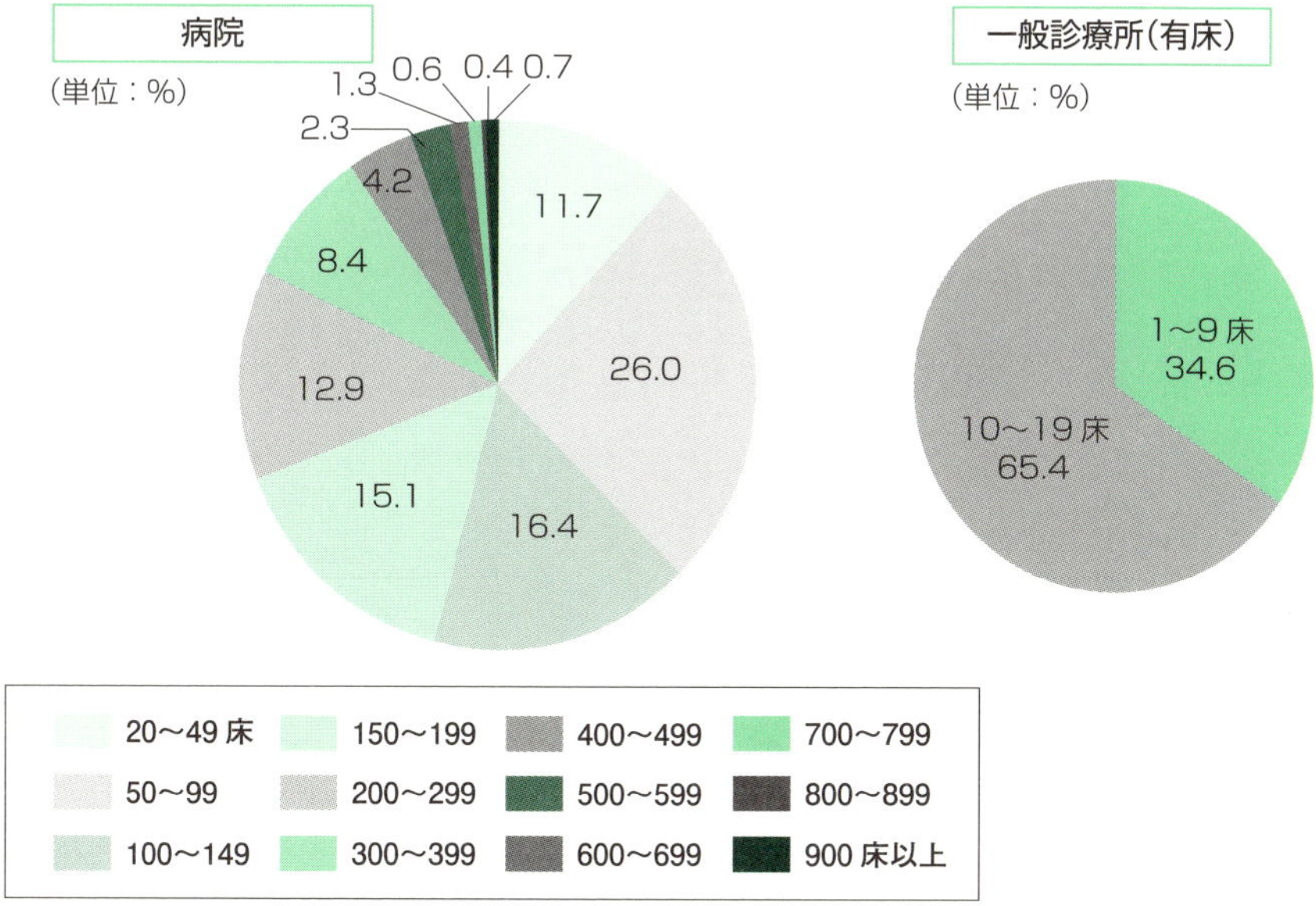

（2009年10月1日現在　厚生労働省医療施設調査より）

1-4 医療計画・医療圏って何？

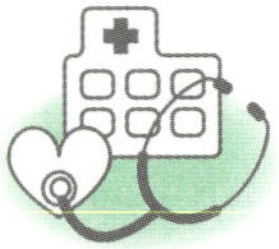

都道府県単位で保健医療計画が作成され、基準病床以上の増床や病院新設は御法度です。

必要病床数が地域ごとに違う

60～80年代には、老人医療費の無料化の影響もあって、ベッド数が増え続けました。それに伴い国民医療費も増大したため、国は85年に医療法を改正し、病床規制に乗り出しました。各都道府県で5年ごとに**保健医療計画**が作成され、地域別に必要とされる病床（**基準病床**数）以上はベッドを増やせなくなったのです。基準病床は、人口や疾病構造、地理的条件や交通事情などを勘案して決められます。基準をオーバーしている地域では、ベッドを増やしたり新しく病院を開設したりすることはできません。

一次から三次まである医療圏

保健医療計画には、4疾病（がん、脳卒中、急性心筋梗塞、糖尿病）5事業（救急医療、災害時における医療、へき地の医療、周産期医療、小児医療）にかかわる目標や住民への情報提供推進策も盛り込まれています。

この保健医療計画で、医療資源の適正な配置を図るために設定されている地域的な単位が**医療圏**です。医療圏には一次から三次まであります。

一次医療圏は、外来を中心に身近な保健医療サービスを提供する範囲です。**二次医療圏**は、主に入院が必要になったときに市町村を越えて医療が確保できる単位です。都道府県ごとに3～21圏に分けられ、全国の二次医療圏は349圏です（2011年6月1日現在）。

三次医療圏は、最先端で高度な特殊医療を提供する範囲で、基本的に都道府県単位です。面積が広い場合などには複数の三次医療圏設定が認められており、北海道は6つの三次医療圏に分かれています。

Point

- **都道府県が5年ごとに医療計画を作り病床規制を行う**
- **病院の増床、新設ができるかどうかは基準病床次第**
- **医療計画や救急医療整備は二次・三次医療圏単位**

基準病床数の算定のしかた

病院・診療所の病床数については、各都道府県が地域で必要とされる「基準病床数」を全国統一の算定式により算定し、「既存病床数」が「基準病床数」を超える地域（病床過剰地域）では病院開設・増床を許可しないこととなっている。

基準病床数

- **全国統一の基準病床数の算定式**

「一般病床の基準病床数」＝((性別・年齢階級別人口)×(性別・年齢階級別退院率)×平均在院日数×0.9)＋(流入入院患者)－(流出入院患者)÷病床利用率

「療養病床の基準病床数」＝((性別・年齢階級別人口)×(性別・年齢階級別入院・入所需要率)－(介護施設(介護療養型医療施設を除く)等で対応可能な数)＋(流入入院患者)－(流出入院患者))÷病床利用率

- ただし、都道府県は、県外への流出患者数が県内への流入患者数を上回る場合、「(流出患者数－流入患者数)×1／3」を限度として基準病床数を加算することができる。

既存病床数

- 病院の一般病床及び療養病床
- 有床診療所の一般病床（2007年1月1日以後に使用許可を受けたものに限る）および療養病床
- 介護老人保健施設については、入所定員数に0.5を乗じた数を既存病床数に算定

（※経過措置により、2011年現在は原則算定対象外）

※職域病院等の病床数の補正

職域病院等の病床は、部外者が利用している部分を除き、特定の患者のみが利用しているため、既存病床数には算入しない。

「職域病院等」とは
・重症心身障害児施設の病床
・バックベッドが確保されているICU病床
・国立ハンセン病療養所の病床　など

基準病床数制度における特定の病床などに係る特例の概要

さらなる整備が必要となる一定の病床については、病床過剰地域であっても、都道府県は、厚生労働大臣の同意を得た数を基準病床数に加えて、病院開設・増床の許可を行うことができる。具体的には、以下の通り。

①がんまたは循環器疾患の専門病床
②小児疾患専門病床
③周産期疾患に係る病床
④発達障害児の早期リハビリテーション等に係る病床
⑤救急医療に係る病床
⑥薬物（アルコール他）中毒性精神疾患、老人性精神疾患、小児精神疾患、合併症を伴う精神疾患に係る病床
⑦神経難病に係る病床
⑧緩和ケア病棟
⑨開放型病床
⑩後天性免疫不全症候群に係る病床
⑪新興・再興感染症に係る病床
⑫治験に係る病床
⑬診療所の療養病床に係る病床

都道府県は、以下に掲げる事情がある時は、厚生労働大臣に協議のうえその同意を得た病床数を基準病床数に加算できる。
・急激な人口の増加が見込まれること
・特定の疾患に罹患する者が異常に多くなること　など

（厚生労働省資料より）

1-5 がん診療連携拠点病院とは

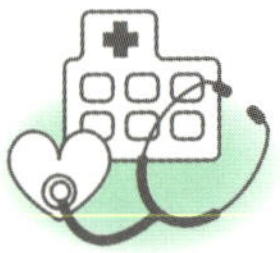

2人に1人ががんになる時代。拠点病院はがん医療の均てん化の柱です。

がん難民をなくし地域格差解消目指す

重点的に取り組むべき病気については拠点となる病院が指定されています。国が特に力を入れようとしているのががん対策です。日本では、毎年約68万人の人が「がん」と診断され、3人に1人がこの病気で亡くなっています。診療体制の地域格差を是正し、全国どこでも質の高いがん医療が受けられるように、「**がん診療連携拠点病院**」（以下、拠点病院）の指定制度が2006年に始まりました。

拠点病院には、都道府県のがん医療の中心的な役割を果たす「**都道府県がん診療連携拠点病院**」と二次医療圏に1つを目標に整備されている「**地域がん診療連携拠点病院**」があります。厚生労働省の指定を受けるには一定の要件を満たし、都道府県の推薦を受けなければなりません。

がんに強い病院へ

拠点病院には、①手術、放射線療法、化学療法を適切に組み合わせて質の高いがん診療を提供する、②地域のがん診療の拠点として、診療所やほかの病院への診療支援や研修、在宅支援を行う、③「相談支援センター」を設置し、地域のがん患者と家族の相談にのり、適切な情報を提供する――といった3つの役割が期待されています。また、都道府県拠点病院は、都道府県がん診療連携協議会を設置し、積極的に地域の医療機関の連携を図る役割を担っています。

07年には患者の声を受けて**がん対策基本法**が施行され、国をあげてがん対策に取り組むようになりました。拠点病院には国と自治体から補助金が出され、治療実績や病院の体制などの情報公開が義務付けられています。

Point

- **がん難民削減と地域格差是正のために拠点病院を制度化**
- **拠点病院は、その病院以外の地域の患者にも情報を提供**
- **がん対策基本法が制定され国をあげてがん医療に取り組む**

地域がん診療連携拠点病院の指定要件（一部改変・要旨まとめ）

1　診療体制
(1) 診療機能
[1] 集学的治療の提供体制及び標準的治療等の提供
①我が国に多い肺がん、胃がん、肝がん、大腸がん、及び乳がんその他各医療機関が専門とするがんについて、手術、放射線療法及び化学療法を効果的に組み合わせた集学的治療及び緩和ケアを提供する体制を持ち、各学会の診療ガイドラインに準ずる標準的治療等がん患者の状態に応じた適切な治療を提供する。
②クリティカルパス（検査・治療等を含めた詳細な診療計画表）を整備する。
③キャンサーボード（手術、放射線治療および化学療法に携わる専門的な知識・技能を有する医師やその他の医師等によって、がん患者の症状、状態及び治療方針等を意見交換等するためのカンファレンス）を設置し、定期的に開催する。
[2] 化学療法の提供体制
①急変時等の緊急時に外来化学療法室において化学療法を提供し、がん患者が入院できる体制を確保する。
②化学療法のレジメン（治療内容）を審査し、組織的に管理する委員会を設置する。
[3] 緩和ケアの提供体制
①後述する専門医師・看護師等を構成員とする緩和ケアチームを整備し、組織上明確に位置付け、がん患者に対し適切な緩和ケアを提供する。
②外来でも専門的な緩和ケアを提供できる体制を整備する。
（中略）
[4] 病病連携・病診連携の協力体制
①地域の医療機関から紹介されたがん患者の受入れを行う。また、がん患者の状態に応じて地域の医療機関へがん患者の紹介を行う。
（中略）
③地域連携クリティカルパス（がん診療連携拠点病院と地域の医療機関等が作成する診療役割分担表、共同診療計画表及び患者用診療計画表から構成されるがん患者に対する診療の全体像を体系化した表）を整備する。
（中略）
[5] セカンドオピニオンの提示体制
手術、放射線療法又は化学療法に携わる専門的な知識及び技能を有する医師によるセカンドオピニオン（診断及び治療法について、主治医以外の第三者の医師が提示する医療上の意見）を提示する体制を有する。
（中略）

(3) 医療施設
[1] 年間入院がん患者数
年間入院がん患者数（1年間に入院したがん患者の延べ人数をいう。）が1200人以上であることが望ましい。
[2] 専門的ながん医療を提供するための治療機器及び治療室等の設置
①放射線治療に関する機器を設置する。ただし、この機器は、リニアックなど、体外照射を行うための機器であること。
②外来化学療法室を設置する。
③集中治療室を設置することが望ましい。
④白血病を専門分野に掲げる場合、無菌病室を設置する。
⑤がん患者及びその家族が心の悩みや体験等を語り合うための場を設けることが望ましい。
[3] 敷地内禁煙等
敷地内禁煙の実施等のたばこ対策に積極的に取り組む。
（中略）

（厚生労働省健康局長　健発第0301001号2008年3月1日
「がん診療連携拠点病院の整備について」より）
全文はhttp://www.mhlw.go.jp/topics/2006/02/tp0201-2.html参照

1-6 医療施設と介護施設

同じようにみえても、医療保険を使う病院と介護保険を使う施設は区別されます。

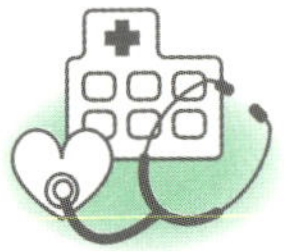

増え続ける介護保険給付費

2000年に**介護保険**が導入され、65歳以上か40歳以上の特定疾病で要介護認定を受けた人が給付を受けられるようになりました。介護保険を使って入る施設は、医療保険の対象である病院や診療所といった医療施設とは明確に区別されます。

医療保険の国民医療費にあたる、介護保険の給付費用は2011年度に7兆9000億円（予算ベース）。超高齢化で14年には8兆7000億円に膨らむと予測されています。需要は大きく、民間病院の中には、介護施設も経営しているところがあります。

介護保険料を支払うのは40歳以上の人で、保険料は自治体によって異なります。保険料は年々上昇している地域が多く、特に介護施設が多い地域で高額です。

介護施設は3種類

介護保険を使って入る施設には、**介護老人福祉施設**（特別養護老人ホーム）、**介護老人保健施設**、**介護療養型医療施設**の3種類があります。また、グループホーム、介護型有料老人ホーム、軽費老人ホームなどで介護を受けながら生活する人もいます。

介護療養型医療施設は、原則的に65歳以上で、病状がある程度安定しつつも、継続的に医療サービスが必要な人が入所する施設です。医療保険で入院する療養病院（病床）と同じような施設であることもあって、厚生労働省は介護療養型老人保健施設（新型老健）への転換を促しています。厚生労働省は介護療養型医療施設を廃止する方針を示しており、医療サービスも介護も必要な人の行き場の確保が難しくなっています。

Point

- 介護保険給付費は2014年には年間約９兆円になる予測
- 介護保険施設は、特養、老健、介護療養型の３種類
- 医療も介護も必要な人の行き場の確保が困難に

介護保険で受けられるサービス

区分	サービス種類	
居宅サービス ※要支援1～2の場合、介護予防訪問介護（以下同じ）等としてサービスを受けられる	訪問サービス	訪問介護
		訪問入浴介護
		訪問看護
		訪問リハビリテーション
	通所サービス	通所介護（デイサービス）
		通所リハビリテーション（デイケア）
	短期入所サービス（ショートステイ）	短期入所生活介護
		短期入所療養介護
	居宅療養管理指導	
	特定施設入居者生活介護	
	福祉用具貸与	
	特定福祉用具購入費支給	
	住宅改修費支給	
地域密着型サービス ※要支援1～2の場合、介護予防認知症対応型通所介護（以下同じ）等としてサービスを受けられる	認知症対応型通所介護	
	小規模多機能型居宅介護	
	認知症対応型共同生活介護（グループホーム）	
	夜間対応型訪問介護	
	地域密着型特定施設入所者生活介護	
	地域密着型介護老人福祉施設入所者生活介護	
施設サービス ※「要介護」の人のみ利用可能	介護老人福祉施設（特別養護老人ホーム）	
	介護老人保健施設	
	介護療養型医療施設	

Column

日本人の病院好きは世界一？！

日本人の平均寿命は83歳（2009年、女性86歳、男性80歳）で、WHO（世界保健機構）の加盟193国中1位です。世界の平均は68歳（女性71歳、男性66歳）ですから、いかに日本人の平均寿命が高いかがわかります。ちなみに、同じく1位なのは、イタリア半島の中部にあるサンマリノ共和国。最も寿命が短いのがマラウィの47歳です。

さらに、国際的にみて突出しているのが、日本人の外来受診回数（医師診察回数）が多いことです。「OECDヘルスデータ2010」によれば、日本人の平均外来受診回数は13.4回で、ほかの先進国と比べると、2～5倍、医療機関へ行っていることになります。

なぜ、日本人の受診回数が多いのでしょうか。その理由として、1章でも見てきたように、国民皆保険で比較的少ない負担で病院に自由にアクセスできることが挙げられます。また、欧米では薬局で売っている薬でも処方薬になっているというシステムの違いも影響しているはずです。一方、診療報酬が安いために、日本の医師は1日に多くの外来患者を診察しなければ採算が取れないという事情も。1人の診察や治療に時間をかけられない中で、いかに満足度の高い医療を提供するか。ある意味理不尽ともいえますが、そこが、医療者の腕の見せ所なのかもしれません。

国民1人当たりの年間外来受診回数

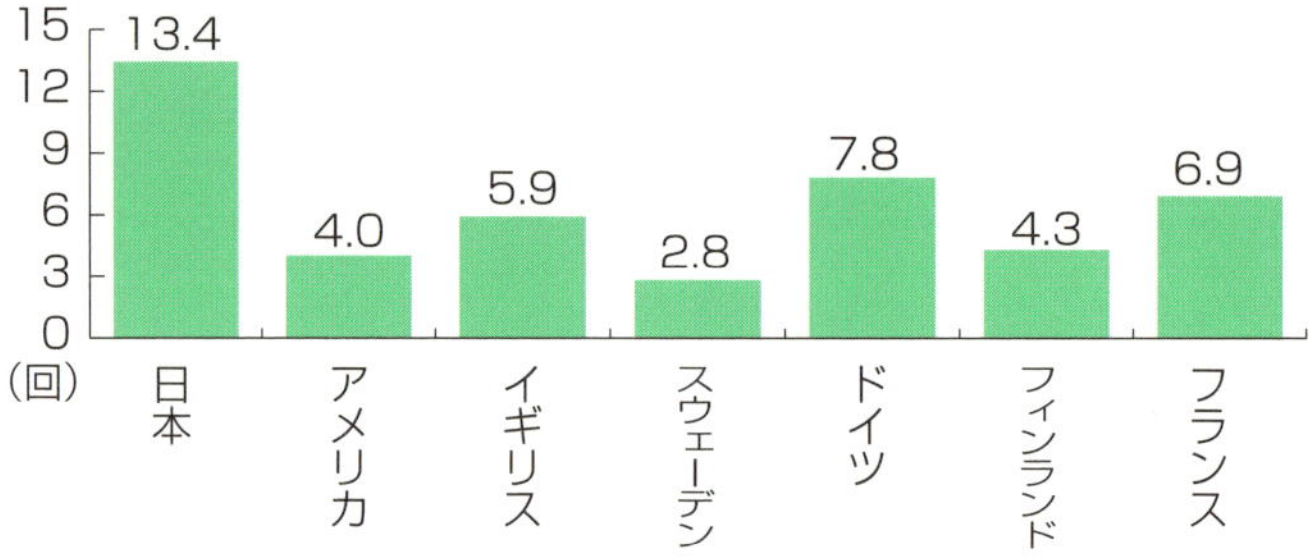

※日本、アメリカは2007年、スウェーデンは06年のデータ

（OECDヘルスデータ2010より）

第2章

治療の流れ

病院は、急性期、亜急性期、慢性期、終末期といった流れの中で医療を提供しています。一つの医療機関だけで治療は完結しないことも多く、連携を促すツールも出てきました。

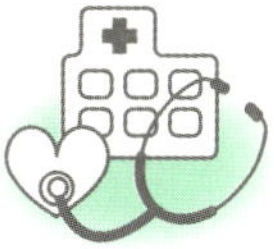

2-1 診療科を選ぶ

治療はどこの医療機関のどの診療科に行くのか選ぶところから始まります。

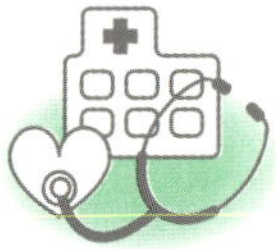

標ぼう可能な診療科は？

医療機関の看板や広告などに標榜する**診療科**は、かつては法律でかなり制限されていました。しかし、医療法が一部改正され、2008年度から看板への表示や広告可能な**診療科名**が大幅に増えました。

この改正後、医療機関は、患者が自分の病状に合ったところを選べるように、わかりやすい診療科名を表示しなければならなくなっています。

単独で表示が認められているのは、左ページの（1）に挙げた診療科です。また、（2）の①～④と「内科」、「外科」を組み合わせた診療科名でもOKですが、整形内科など不適切な組み合わせは認められません。

具合が悪いけれどもどこが悪いかわからないときにかかる科は内科、あるいは小児科です。女性は、婦人科をかかりつけ医にしてもよいでしょう。総合診療科を開設している病院もあります。

1人の医師の標ぼうは2科まで

医師は開業するとき、麻酔科以外、**標ぼう**する診療科を自由に選べます。ただ、2008年以降は、1人の医師や歯科医が掲げてもよい診療科名は2つまでになりました。以前は、1人しか医師がいないのに、内科、小児科、皮膚科、耳鼻いんこう科、循環器科などと、たくさんの科を標ぼうしているクリニックがありました。しかし、これから新規開業する医療機関にはそういったことは認められないということになります。

なお、08年4月1日以前につけた看板などはそのままでよいので、すでにたくさん診療科名を表示しているところも、医療法違反というわけではありません。

Point

- **症状に合った診療科のある医療機関を選ぶ**
- **標ぼうしてよい診療科は医療法で決められている**
- **医師の診療科は麻酔科以外自由に選べる**

広告・標榜が可能な診療科

(1) 単独で標ぼう可能な診療科

□医科

内科、外科、精神科、アレルギー科、リウマチ科、小児科、皮膚科、泌尿器科、産婦人科（産科、婦人科でもOK）、眼科、耳鼻いんこう科、リハビリテーション科、放射線科（放射線治療科、放射線診断科もOK）、救急科、病理診断科、臨床検査科

□歯科

歯科

□個別に厚生労働省の許可を受けた場合のみ、標ぼうすることができる診療科

麻酔科

(2) 内科・外科と①～④を組み合わせることで広告することが可能

①身体や臓器の名称
②患者の年齢、性別の特性
③診療方法の名称
④患者の症状、疾患の名称

【標ぼう可能な診療科名の例】

●医科

血液・腫瘍内科、糖尿病・代謝内科、小児外科、老年心療内科、老年・呼吸器内科、女性乳腺外科、移植・内視鏡外科、消化器・移植外科、ペインクリニック整形外科、脳・血管外科、頭頸部・耳鼻いんこう科、肝臓・胆のう・膵臓外科、大腸・肛門外科、美容皮膚科　など

●歯科

小児矯正歯科、小児歯科、矯正歯科、歯科口腔外科　など

【2008年4月1日以降標ぼうが認められなくなった診療科名】

神経科、呼吸器科、消化器科、胃腸科、循環器科、皮膚泌尿器科、性病科、こう門科、気管食道科、インプラント科、審美歯科　など

2-2

外来診療の流れ

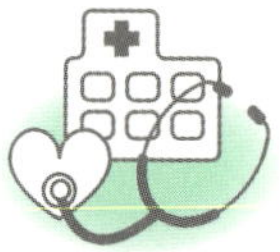

診断・治療は外来から始まります。その目的と流れとは——。

主な目的は診断、検査、治療

患者が病院に入院せずに、通院して病気の診断や治療を受けるのが**外来診療**です。具合の悪いところがあって、あるいはけがをして、初めて医療機関にかかったときは「**初診**」、同じ病気で2回目以降診察を受けたときには「**再診**」といいます。なお、同じ病気でも、患者が自分で診療を中止し、1カ月以上たってから同じ病院へ行ったときには「初診」です。

外来診療の目的は、病気やけがを診断し、治療を行うことです。症状を聞いただけでは診断が確定しないときには、血液検査、レントゲン、CT、MRIなどの画像検査、などの検査を行います。

守備範囲広がる外来治療

外来診療は、病気やけがで医療機関へ来た患者が受付で保険証を提示し、口頭あるいは問診票で、簡単に症状・症状が続く期間や薬物アレルギーの有無などを伝えるところからスタート。医師が診察し、必要に応じて検査を行い、ある程度診断がついた段階で、薬の処方、処置といった治療をします。一般的には、薬が必要なら処方せんを出し、病気の経過や生活上の注意点、次にいつ受診したらよいかなどを患者に話して、外来治療は終了です。重症だったり手術が必要な場合は、そのまま入院することもあります。その場で対応できなければ、入院できる病院へ紹介されたり、入院予約を取ることになります。

最近では、手術前の検査、簡易な手術、抗がん剤治療、放射線治療など、従来は入院して行っていた治療も、かなりの部分を外来で行う傾向があり、外来治療の守備範囲が広くなってきています。

Point

- 外来で行うのは診断、検査、処置、治療、薬の処方
- 初診か再診か、処置・治療の内容で外来診療料は変わる
- 従来入院して行っていた治療も外来化の流れ

外来診療の流れ

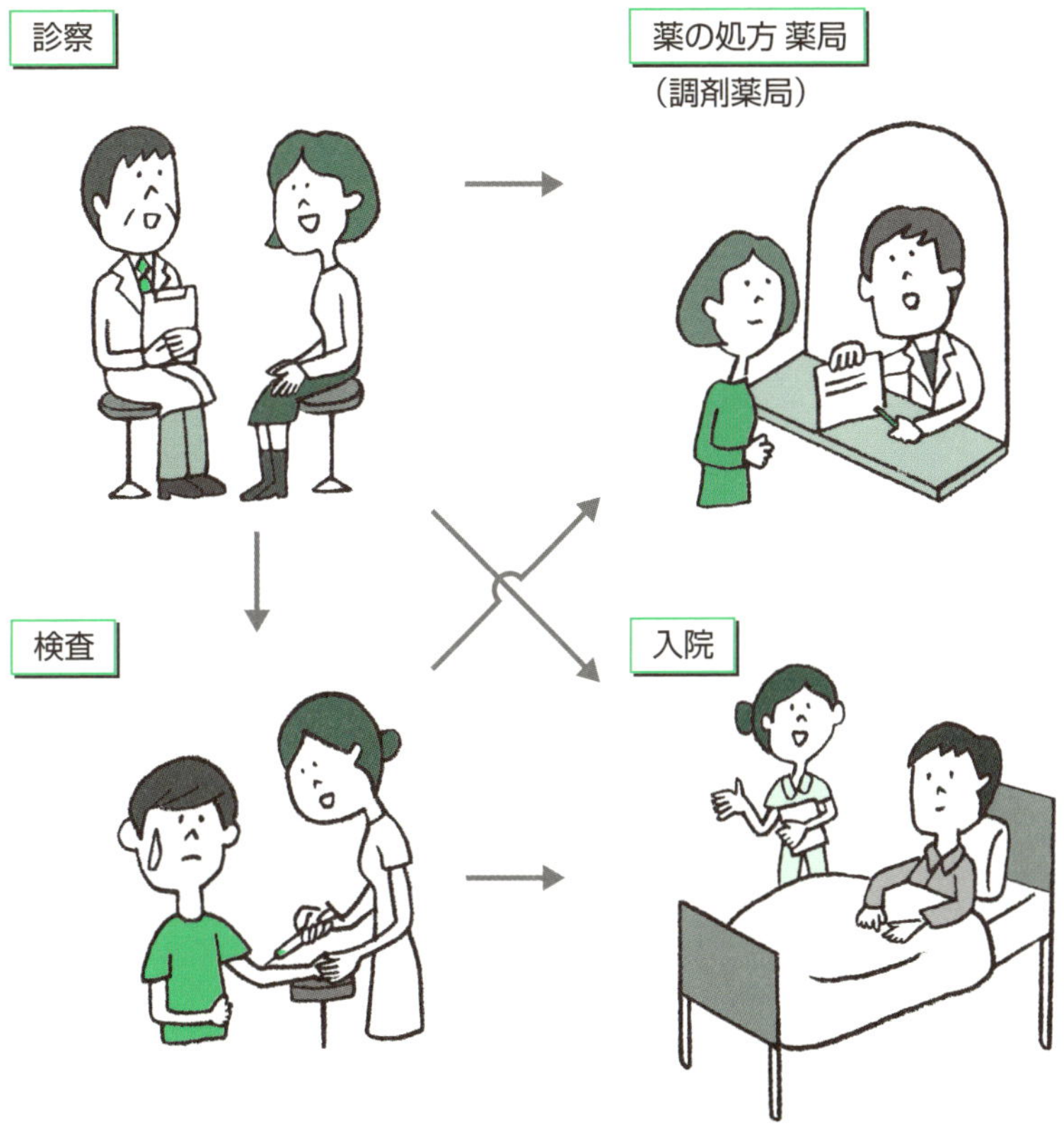

内視鏡治療や手術、抗がん剤治療なども外来で

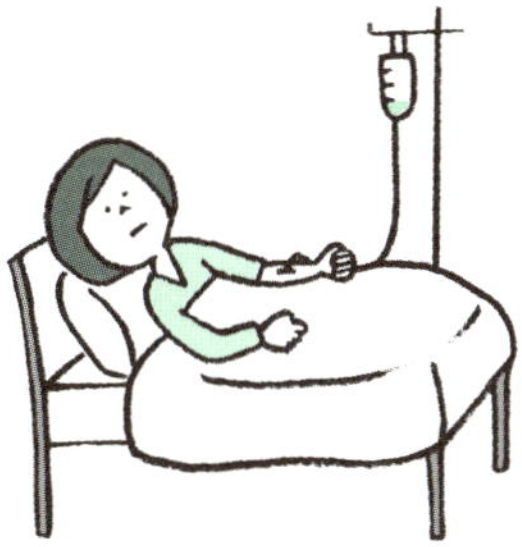

2-3 入院診療の流れ（急性期）

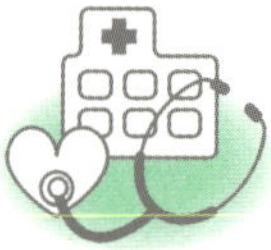

入院診療は、急性期、亜急性期・回復期、慢性期に分けられます。

緊急入院と予定入院

急性期の入院には、いわゆる「**緊急入院**」と、以前から決まっていた検査や手術、薬物治療、栄養・運動指導などを受けるための「**予定入院**」があります。

「緊急入院」は、救急車で運ばれたときや、救急外来あるいは自分で外来を受診して、すぐに入院が必要だと判断されるケースです。

入院診療では、泊まりがけで検査、処置、治療などを行います。必要に応じて、退院後の社会復帰のためのリハビリ指導、栄養・運動指導などをし、治療が終わって自宅やほかの施設での療養が可能な段階になったら退院になります。

入院の際には、一般的に、患者本人と家族の同意書、個室など差額ベッド代のかかる部屋にするかどうか病室の選択が必要です。また、医師や看護師から、検査、治療の流れや内容、入院生活についての説明があります。

急性期とは

入院診療の中でも、急に病気を発症、けがをしたり、新たに病気が発見されたりしたときを「**急性期**」と呼びます。そういった病気やけがの治療が「**急性期医療**」であり、その治療を行う病院が急性期病院です。

命に関わるような病気では、急性期の目安は発症や病気の発見から14日以内とされています。急性期の入院治療の大きな目的は、手術や薬物治療などによって命の危機を救い、症状を改善することです。近年は、たんに命を救うだけではなく、持っている機能の維持や生活の質（ＱＯＬ）も考えた治療法選択が行われるようになっています。

Point

- **病院はその役割によって機能分化している**
- **命を救い症状を改善するのが急性期医療の役割**
- **急性期医療志向の病院や医師が多い**

入院治療の流れ

入院受付で手続き → 処置

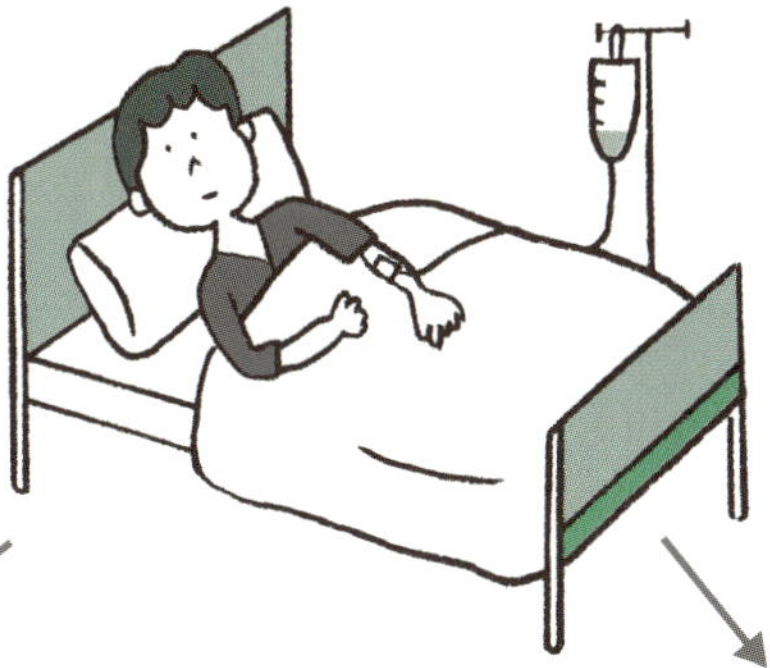

外科手術がある場合もある

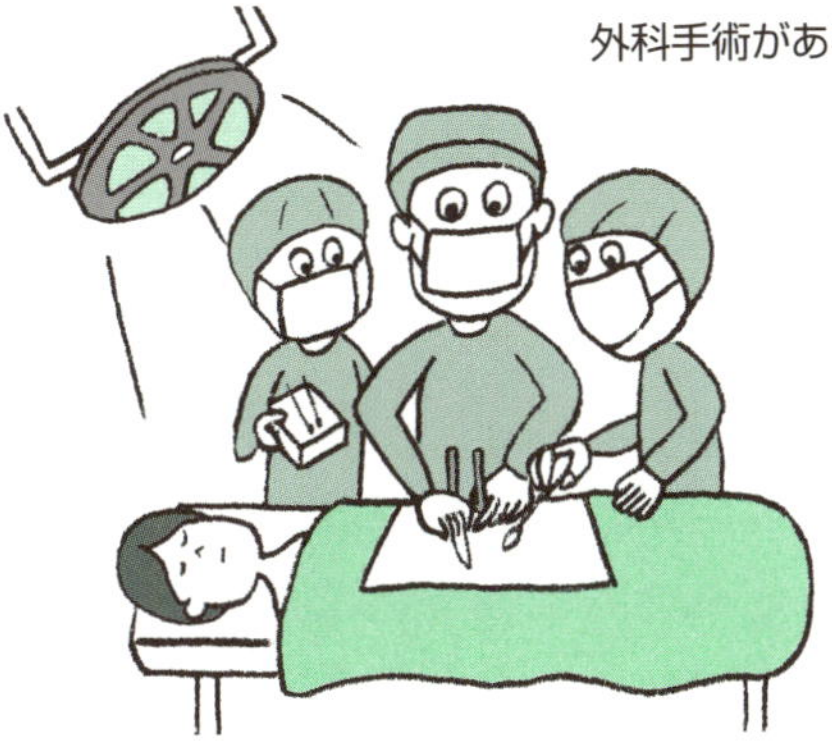

ベッド上で、自分の電子カルテがみられたり、インターネットが使える病院も増えている。

入院（内科的処置や外科的手術後のリハビリ）

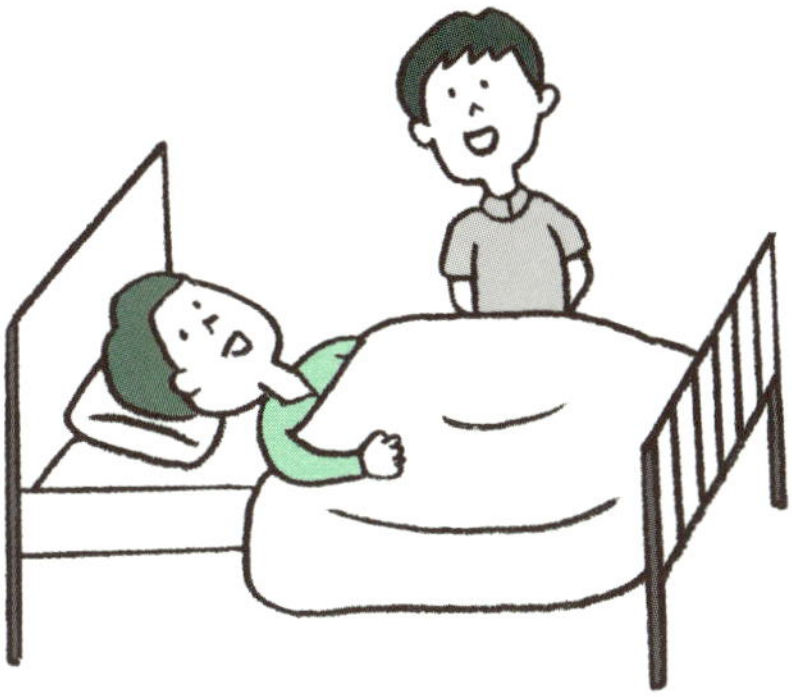

→ 退院

2-4 入院診療計画書（クリティカルパス）

入院診療計画書を使って、治療の流れとスケジュールを示す病院が増えています。

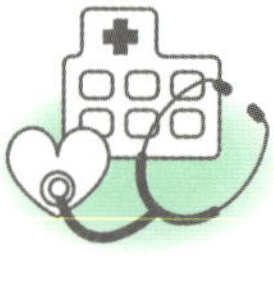

入院診療計画書の役割

入院診療計画書は、急性期入院の際、治療や検査の内容によって、入院診療の流れとスケジュールを示した計画書で、**クリティカルパス**（クリニカルパス）とも呼ばれます。病気や検査、治療法によって入院診療計画書が作られており、内容は、医療スタッフ用と患者用があります。

　クリティカルパスは、アメリカで、主に治療過程の効率化を進めて入院日数を短縮するために導入されました。

　日本では少し目的が異なり、治療を標準化し、さまざまな職種が役割分担をして一緒に治療を行うチーム医療を実現するために広がっています。結果的に、治療の効率化や在院日数の短縮化につながったところもあります。

医療スタッフの役割を明確化

　患者用の入院診療計画書には、治療や検査の予定、食事や入浴はいつから可能なのか、退院後の注意事項などが詳しく書かれています。この計画書の導入によって、治療や検査のスケジュールが一目でわかるようになったメリットは、患者や家族にとっても大きいはずです。

　医療スタッフとしても、誰が何をするか役割が明確になり、やらなければいけないことが抜け落ちてしまう危険性が減るメリットがあります。また、クリティカルパスを利用することで、患者への説明がスムーズになり、チームで問題点の共有もできます。実際の治療は、計画通りに進まない場合もあります。それがなぜなのか検証することで、治療の改善にもつながるのです。

Point

- **計画書をみれば、治療の流れが一目瞭然**
- **患者用と医療スタッフ用の計画書がある**
- **病気や症状によってはクリティカルパスがない場合も**

スタッフ用クリティカルパスの例

	手術日（　／　）	
	手術前	手術後
達成目標	・手術の必要性を理解 ・必要な検査終了	・麻酔の覚醒スムーズ　・発熱・感染徴候なし ・良肢位保持可能
検査		□OPE中X-P確認 □血液検査
コンサルテーション		□リハビリ依頼
治療	□OPE　例目 □OR入室　時　分	□酸素吸入（必要時） □輸血（必要時） □ネブライザー □心電図モニター装着 □A-Vインパルス装着 □弾力性ストッキング着用
薬剤	□輸液（L/R）　/H・OR □抗菌薬×1　OR持参 □内服薬（　有・無　）	□輸液（食事摂取まで） □抗菌薬（　）×2 □ガスポート×1 □鎮痛薬
活動・休息	□フリー	□安静度（BED　UP30°） □適宜　体位変換 □排泄(ベッド上)
食事	□NPO確認	□腹鳴確認後水分可　時 □食事可　時
ケアの計画	□バイタル測定 □術前チェックリスト □入室チェックリスト □抗菌薬投与観察記録表 □前排尿の確認 □輸液量の確認 □ネームバンド □IDカ-ド □T字帯　□アンシルク □外来カルテ　□X-P □OPE後ベッド	□バイタル測定（術後経過表） □麻酔覚醒状態（呼吸・意識　レベル） □患肢の状態 　□疼痛・足趾運動 　□しびれ・知覚・腫脹 　□冷感・爪色・足背A触知 □輸液 □排液量 　□尿量・出血量 　□（EPI）・J-VACのラインチェック □良肢位の保持 　□内旋内転禁止
必要書類	□手術同意書 □麻酔同意書 □輸血同意書	□術後処置伝票 □各科共通処理伝票 □術後処置伝票 □各科共通処理伝票
説明と同意	□説明同意確認 □家族付き添い確認	□手術経過の説明
バリアンス		
サイン		

	術後1～2日目 （／～／）	術後3～7日目 （／～／）	術後8日目～退院 （／～／）
達成目標	・麻酔の覚醒スムーズ ・発熱・感染徴候なし・良肢位保持可能	・発熱・感染徴候なし　・機能訓練が行える ・退院後生活に自信が持てる	
検査	□血液検査	□血液検査（　／　）（　／　） □X-P（　／　）（　／　）	
コンサルテーション	□リハビリ　□退院時服薬指導		
治療	□輸血（必要時） □心電図モニターOFF □初回包交（2日目） □（EPI）・J-VAC抜去 □A-Vインパルス装着・OFF □弾力性ストッキング着用	□消毒・抜鉤 □ガーゼOPEN日（　／　） □アンシルク着用 □弾力性ストッキングOFF指示（　／　）	
薬剤	□抗菌薬（　）×3 □ガスポートX2 □鎮痛薬	□本人用鎮痛薬処方	□本人用鎮痛薬処方
活動・休息	□安静度（BED UP 45°） □清拭　□適宜　体位変換 □排泄（ベッド上）	□車イス □清拭ORシャワー浴 □排泄（トイレ）	□車イス　□PUW □T杖 □シャワー浴 □ 排泄（トイレ）
食事	□食事可		□退院日の食止め
ケアの計画	□バイタル測定 □FR抜去　→　□自尿の確認 □創部ケア □ 患肢状態の観察 □良肢位の保持 □車椅子操作指導 □CPM（2時間／日） □リハビリ 1、2日目ベッドサイド 3日目からは訓練室	□バイタル測定 □創部ケア □患肢状態の観察 □良肢位の保持 □CPM（2時間／日）2週間 □ハドマー（15分／日）8日以降退院まで □リハビリ □退院チェックリストの作成 □退院指導計画書	
必要書類	□ 術後処置伝票 □各科共通処理伝票	□術後処置伝票 □診療情報提供書　□看護サマリー　□診断書・証明書	
説明と同意		□退院説明	□退院オリエンテーション □次回外来・紹介先病院説明
バリアンス			
サイン			

2-5 急性期から亜急性期へ

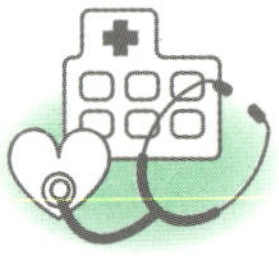

急性期を脱した人が自宅復帰、介護施設へ移るためリハビリをするのが亜急性期です。

亜急性期とは

命の危機や重症な状態は脱したけれども、入院して治療が必要で、家庭復帰や介護施設へ移るために、集中的なケアを受けながらリハビリテーション（以下、リハビリ）を行う期間を「亜急性期」と呼びます。

亜急性期病棟は、２００４年の診療報酬改定後導入された比較的新しい概念で、入院できる期間は「急性期を脱した状態から90日以内」（病棟によっては60日以内）です。また、自宅や介護施設にいた人の病状が急変したときにも、亜急性期病棟（病院）が受け皿になる場合があります。

回復期リハビリ病棟の選択肢も

一方、大腿骨や脊髄などの骨折、脳血管障害などで急性期治療を行った後、あるいは外科手術や肺炎治療中に、廃用症候群になった人のために、集中的にリハビリを行う場所として、ほかに、**回復期リハビリ病棟**（病院）があります。この回復期リハビリ病棟への入院は、発症から2カ月以内（大腿骨、膝関節の神経、筋、靭帯損傷などは1カ月以内）で、入院限度日数が病名・病状によって決まっています。限度日数は、例えば大腿骨、骨盤の骨折で90日、高次脳機能障害を伴った重症脳血管障害では１８０日です。

亜急性期と**回復期**の違いは、診療報酬上の区別に過ぎない面もあり、患者側からみるとわかりにくいものです。回復期リハビリ病棟は、より集中的にリハビリが受けられる施設と考えるとわかりやすいでしょう。急性期の病気を治す技術というだけではなく、この亜急性期、回復期にどういうリハビリや指導を行って、いかにもとの生活に近い状態に戻すかで、病院の力量が問われるようになってきています。

Point

- 急性期を脱してから９０日以内が亜急性期
- 脳血管障害、多発骨折などは回復期リハ病棟で家庭復帰目指す
- 亜急性期と回復期のケア、リハビリが重要な時代に

急性期から亜急性期へ

急性期病院（病棟）

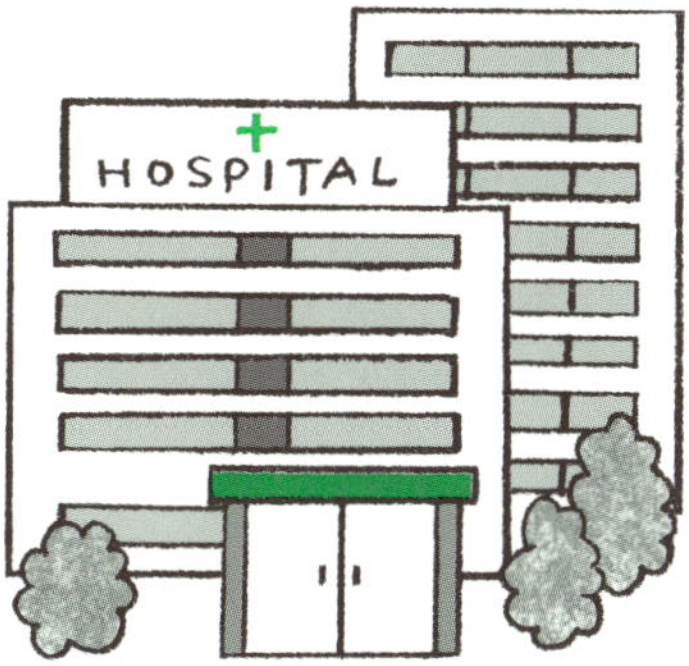

亜急性期病院（病棟）
回復期リハビリ病院（病棟）

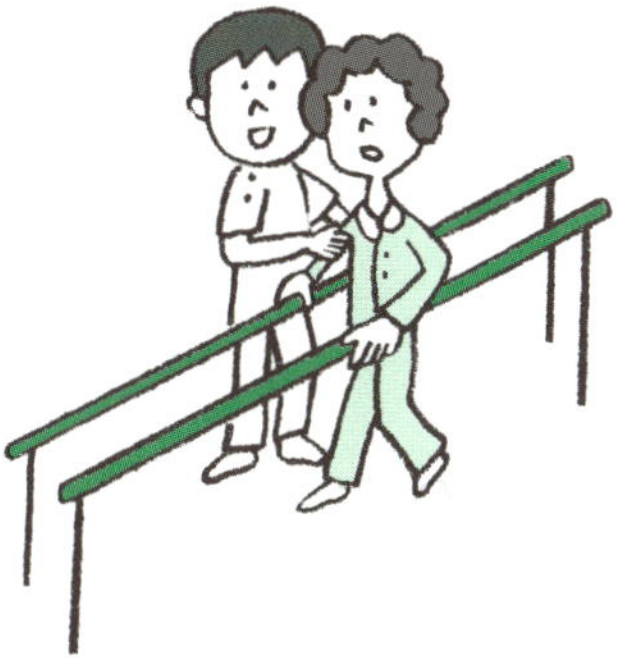

自宅・介護施設、療養型病床へ

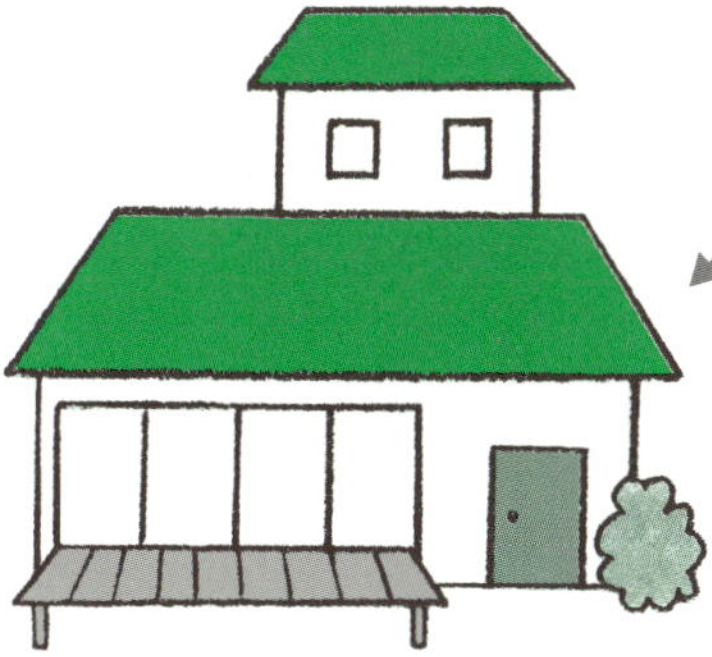

●次のような病気・けがのときには回復期リハビリ病棟へ

- 脳血管疾患、脊髄損傷、頭部外傷、くも膜下出血のシャント手術後、脳腫瘍、脳炎、多発性硬化症など（入院限度日数は150日以内。重症脳血管障害、重度の頸髄損傷、頭部外傷を含む多部位外傷の場合は180日以内）
- 大腿骨、骨盤、脊髄、股関節もしくは膝関節または二肢以上の多発骨折（入院限度日数は90日以内）
- 外科手術または肺炎などの治療時の安静による廃用症候群（入院限度日数は90日以内）
- 大腿骨、骨盤、脊髄、股関節または膝関節の神経、筋、または靭帯の損傷（入院限度日数は60日以内）

2-6 慢性期治療の流れ

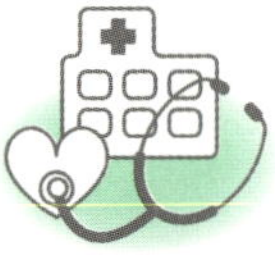

高齢化と生活習慣病の増加によって、慢性的に治療が必要な人が増えています。

慢性期医療と治療の目的

高齢化の進展と生活習慣病の増加によって、**慢性的**な病気で継続的に治療が必要な人が増えています。「**慢性期治療**」は、急性期のようにすぐに命を脅かす危険はないけれども、継続的に治療が必要な人に対して行われる医療です。

慢性期治療の主な目的は、病気の進行を食い止め、症状を改善することです。治療は、薬物療法、栄養・運動指導を中心に行われます。例えば、糖尿病は、最初はあまり自覚症状がないものの、病気が進行すると、心筋梗塞や脳梗塞、網膜はく離、失明、足の壊死などさまざまな合併症を起こす危険があります。そのため、栄養・運動指導、薬の服用などの治療を継続的に行い、そういった合併症を予防する必要があるわけです。

外来中心で薬物治療や生活指導

慢性的な病気の治療の多くは、外来で行われます。その流れは、一般的な外来診療とほぼ同じですが、診療所や２００床未満の病院をかかりつけにしている人に対しては、治療計画に基づき、薬物治療、運動・栄養指導が実施されます。計画を作成し、療養上の管理を行うと特定疾患療養管理料が加算されます。

慢性期に入院治療を行うのは病状が急変したり、合併症の手術・処置が必要になったり、教育入院という形で栄養・運動指導が必要になったときです。また、亜急性期病棟で治療を行った後も医療処置が必要なとき、慢性的に具合が悪かったり医療処置が必要で自宅や介護施設では生活できないような場合には、療養を目的とした療養型病床（病院）に入院するケースもあります。

Point

- **合併症や急変、悪化を防ぐのが慢性期医療の大きな目的**
- **慢性疾患治療計画書に基づいた治療が行われる場合も**
- **外来が中心だが、療養型病床に入院するケースも**

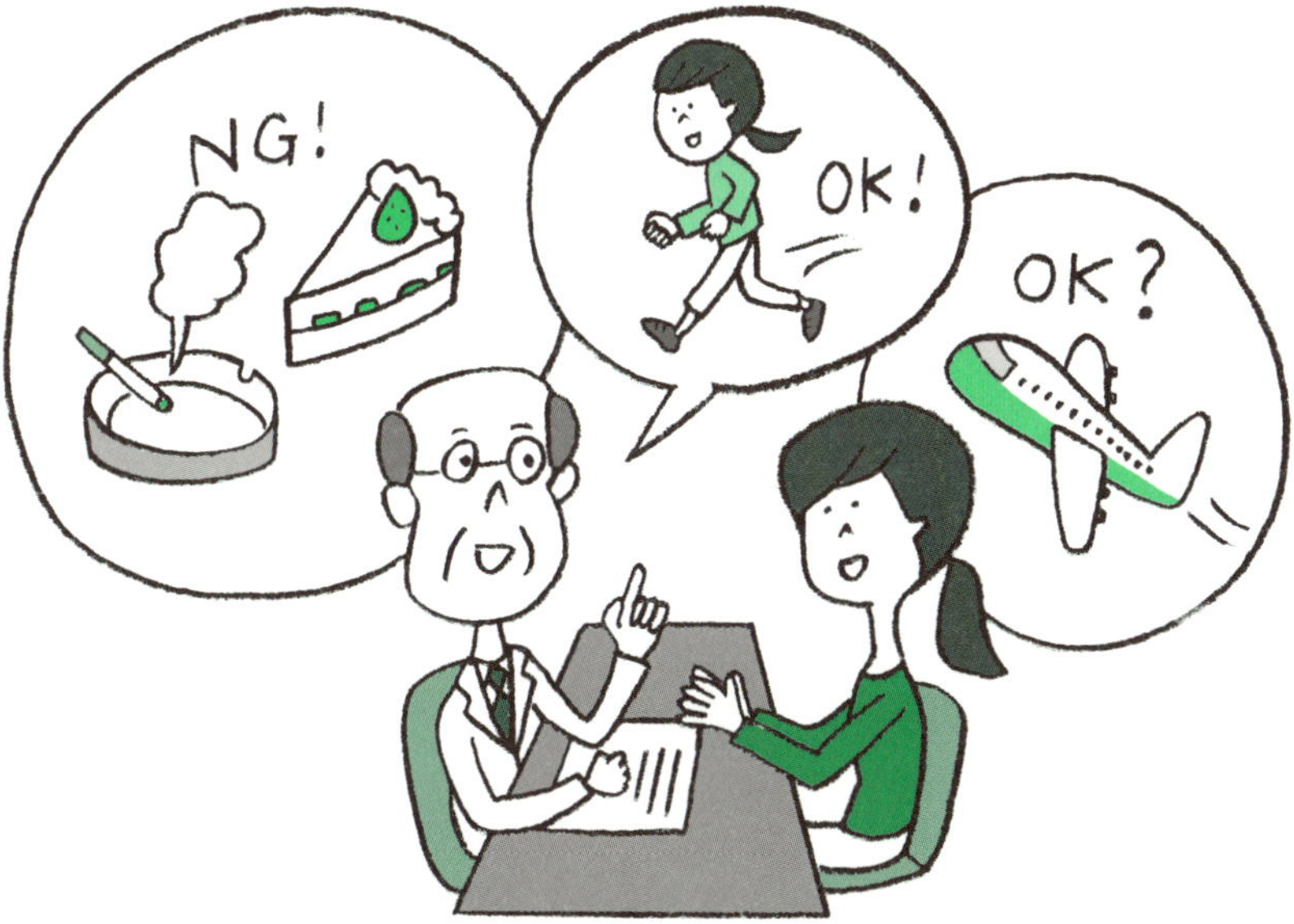

●治療計画を立てる特定疾患療養管理料の対象になる慢性疾患

・結核　・がん　・甲状腺障害　・処置後甲状腺機能低下症
・糖尿病　・スフィンゴリピド代謝障害及びその他の脂質蓄積障害
・ムコ脂質症　・リポ蛋白代謝障害及びその他の脂(質)血症
・リポジストロフィー　・ローノア・ベンソード腺脂肪腫症
・高血圧性疾患　・虚血性心疾患　・不整脈　・心不全
・脳血管疾患　・一過性脳虚血発作及び関連症候群
・単純性慢性気管支炎及び粘液膿性慢性気管支炎
・詳細不明の慢性気管支炎　・その他の慢性閉塞性肺疾患
・肺気腫　・喘息　・喘息発作重積状態　・気管支拡張症
・胃潰瘍　・十二指腸潰瘍　・胃炎及び十二指腸炎
・肝疾患(経過が慢性なものに限る)　・慢性ウイルス肝炎
・アルコール性慢性膵炎　・その他の慢性膵炎
・思春期早発症　・性染色体異常

(2011年4月現在)

2-7 病院連携の中の治療の流れ

切れ目のない治療、ケアを提供するには、医療機関や多職種の連携が重要です。

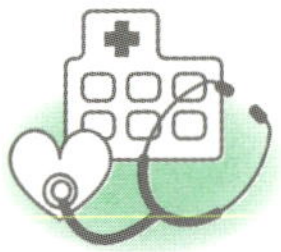

多様化する病院連携の形

医療の高度化、多様化と共に、1つの医療機関だけでは治療が完結せず、複数の病院が**連携**して治療を行うケースが増えてきました。それぞれの医療機関が持つ機能、得意分野を生かして役割分担を行い、連絡を取り合って、治療やリハビリを行うことが重要になってきているのです。

多くの病院では、転院、連携の窓口に**地域連携室**を設置しています。医療機関の連携の基本的なパターンは、患者が診療所や中小の病院を受診し、医師が、高度な検査や治療が必要だと判断した場合に、大病院へ紹介し、病状が落ち着いたらまた診療所での治療に戻るというものです。また、手術はA病院、放射線治療はB病院と、それぞれの病院の機能を役割分担して連携を図る場合もあります。

機能の違う施設との連携が重要

脳梗塞や大腿骨骨折などで後遺症があってリハビリが必要な場合には、急性期病院から回復期リハビリ病院、そして、外来リハビリや療養型の病院などへの入院など、患者の状態に合わせた連携の形もあります。さらに、産婦人科のように医師不足が深刻な分野では、地域によって、妊産婦健診は、お産を取り扱っていない診療所（クリニック、医院など）で行い、出産は大病院が受け持つなどといった形の連携が進んでいます。

現状では、必ずしも医療機関同士の連携がスムーズに進まないことも多いのが大きな問題点です。しかし、切れ目のない治療・ケアを提供するために連携は重要であり、ほかの医療機関や介護施設、介護職種とも連携できる病院が生き残る時代になるでしょう。

Point

- **1つの医療機関では治療が完結しない時代に**
- **自分の医療機関の機能をはっきり打ち出し連携を**
- **介護施設・介護職種との連携も必要**

地域医療連携のイメージ

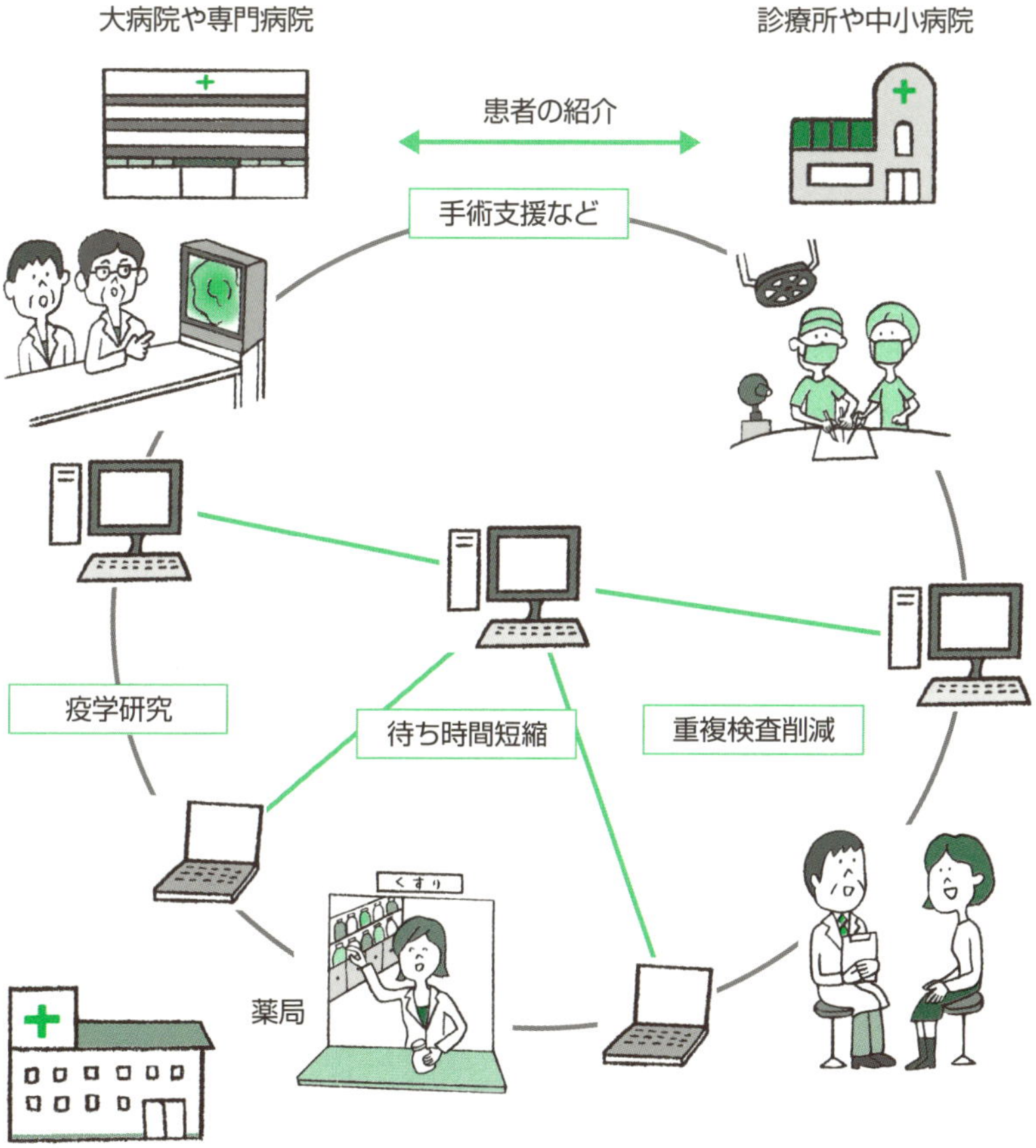

- 専門医療を提供する医療機関と日常的疾病治療を提供する診療所などが役割分担のうえ、医療資源を効率的に運用

- 医療機関間の患者診療情報の共有

2-8 在宅医療の流れ

在宅医療・介護の成功も、やはり多職種の連携がカギです

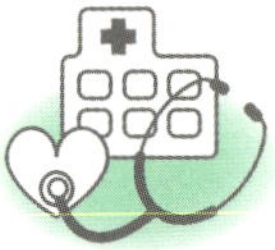

ますます進む在宅医療

在宅医療の普及によって、酸素療法、人工呼吸療法、中心静脈栄養療法、自己導尿療法、人工透析など、従来は、病院でしかできなかったことが、自宅でできるようになってきています。また遠隔在宅医療システムの普及で、近くに医療機関のないところでも**在宅療養**がある程度可能になってきました。

患者が在宅での療養を希望したときには、必要に応じて自宅へ往診してくれる医師や訪問看護ステーションなどを紹介し、スムーズに在宅医療へ移行できるようにサポートします。24時間体制で往診する**在宅療養支援診療所**も少しずつ増えています。

介護保険の利用を

在宅療養では、要介護認定を受けた人は医療保険と介護保険を組み合わせて使います。

介護保険が必要な患者には、早めに介護認定申請をするよう促すとよいでしょう。利用限度額は要介護度によって決まっていますが、介護認定を受けている人は1割の自己負担額で、訪問看護、訪問介護、訪問入浴、訪問・通所リハビリ、デイサービス、ショートステイなどの介護サービスが利用できます。

在宅医療・介護は、ケアマネージャー、往診する医師、訪問看護ステーション、ホームヘルパーなど、さまざまな職種が利用者とその家族を中心にチームを組んで進めることが大切です。

また、在宅医療に移行する際、患者や家族が不安に思うのは、容態が急変したときにどうしたらよいかです。本人と家族へ対処法を教えて、緊急時の連絡体制を整え、救急車を呼ぶのか呼ばないのかも事前に決めておくとよいでしょう。

Point

- **病院から在宅療養へスムーズに移行させる支援が重要**
- **ケアマネージャーをキーパーソンに医療・介護サービスを利用**
- **介護保険を使えば1割負担で在宅介護サービスが使える**

介護保険の申請とサービスを受けるまでの流れ

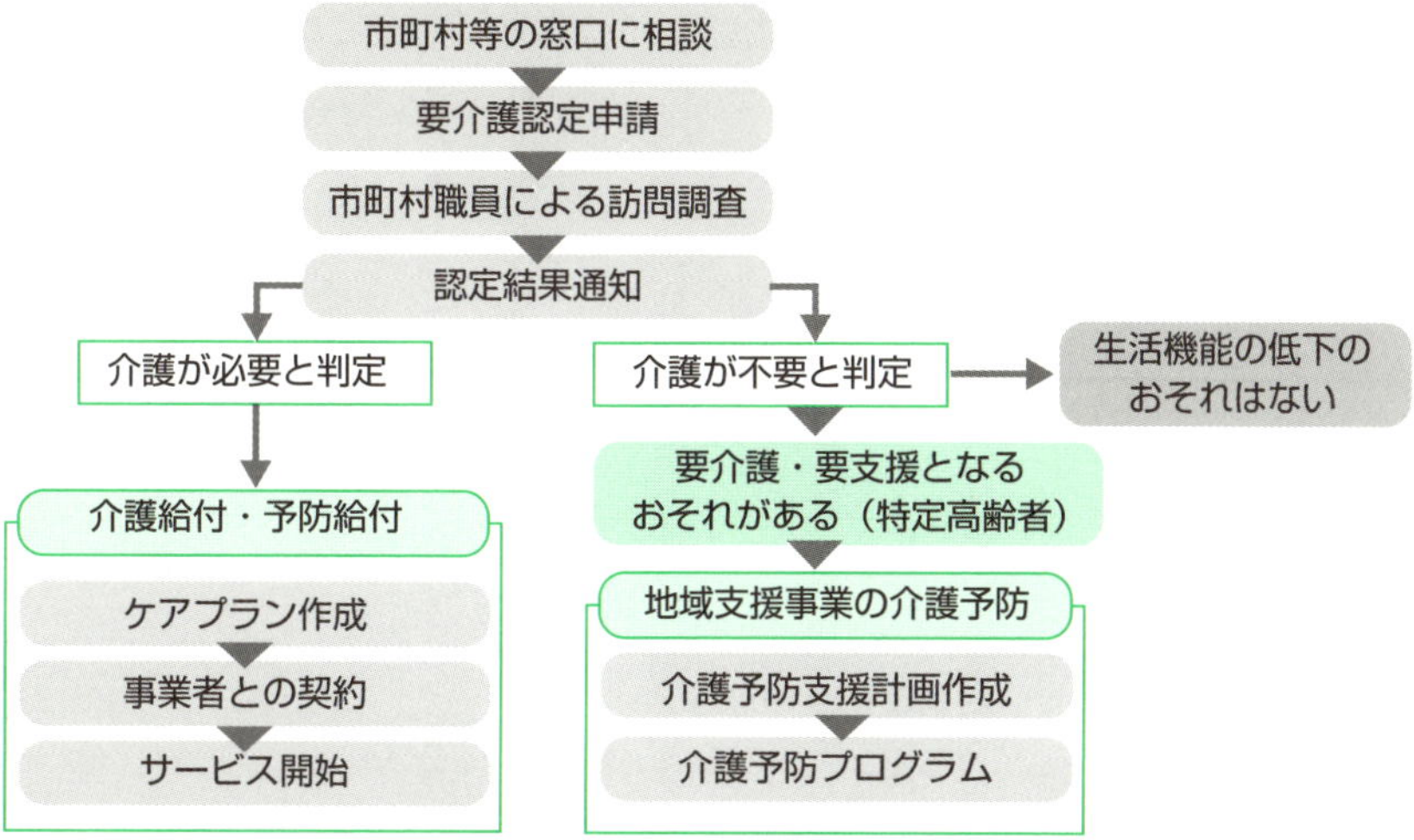

在宅医療・介護で受けられるサービス

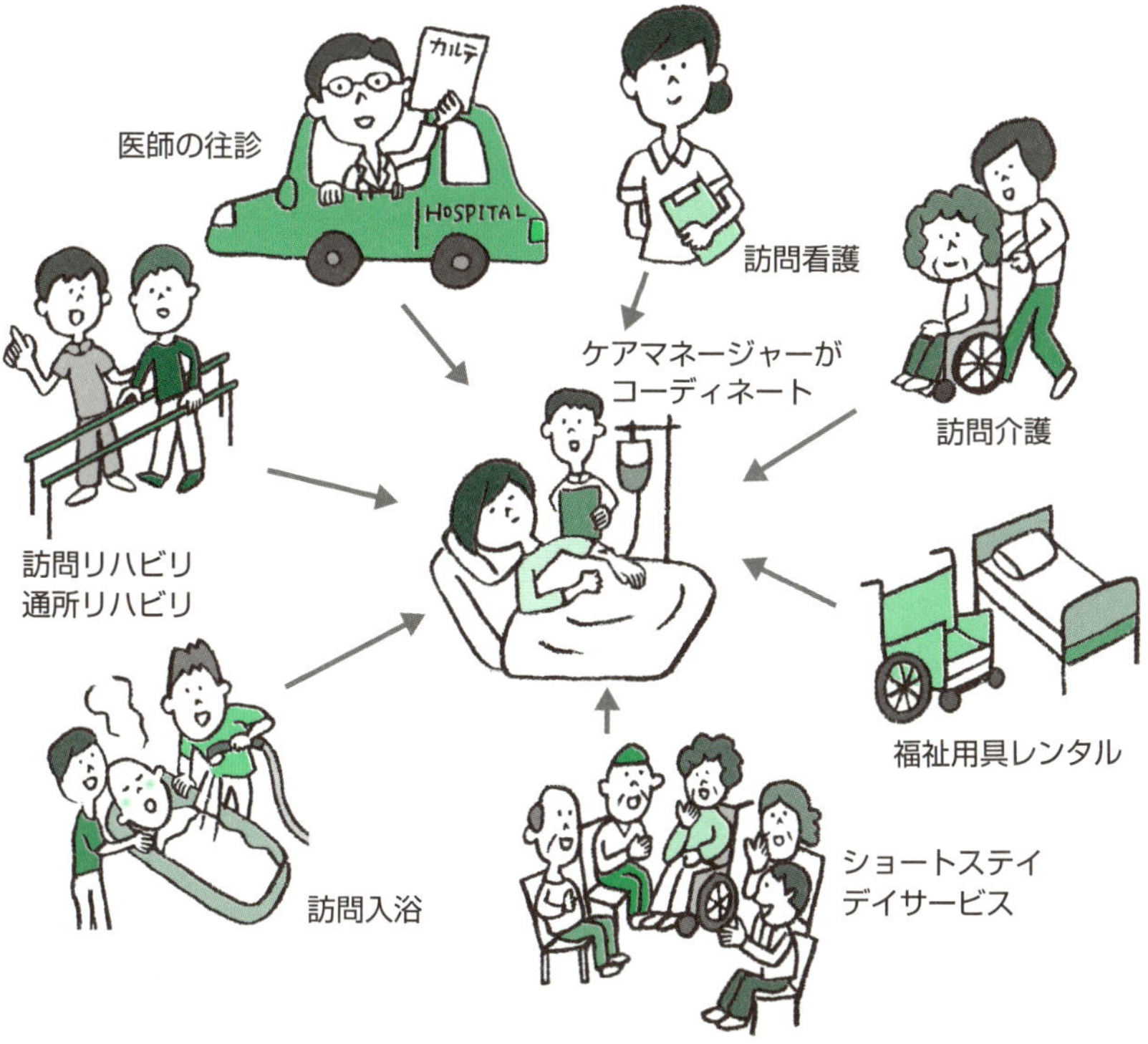

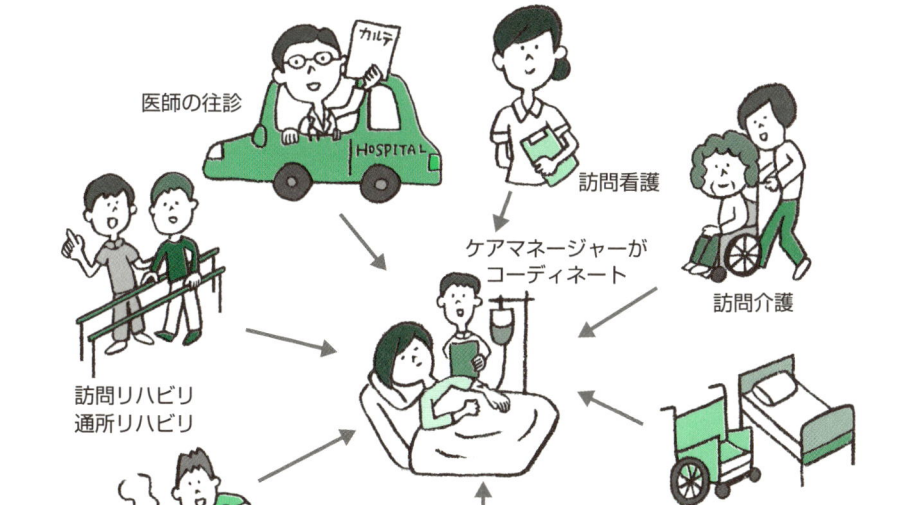

2-9 終末期医療の流れ

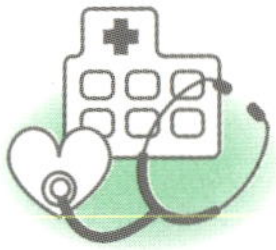

終末期医療の提供場所は、在宅、病院、施設、ホスピスなどです

苦痛の軽減と生活の質を重視

終末期とは、現代の医学では病状の悪化を食い止められず、近い将来死を迎えると判断される時期です。患者が終末期であるかどうかの見極めは、医師、看護師、複数の専門職種から構成される医療・ケアチームによって慎重に判断します。

終末期医療を提供する場所には、患者の自宅、病院、介護施設、緩和ケア病棟（ホスピス）などがあります。終末期では、苦痛を軽減しながら、患者のQOL（生活の質）を重視した医療が求められます。特に一般病院ではQOLの尊重が課題です。

患者の意思の尊重が基本

日本では、終末期に受けたい治療や命について、家族で話す機会は少ないのが現状ですが、終末期にどこまで延命処置を受けたいか、早い段階で、文書で残しておくことが大切です。

日本医師会第X次生命倫理懇談会の「終末期に関するガイドライン」では、終末期医療で重視することとして次の4項目を挙げています。

1．患者が終末期の状態であることの決定は、医師を中心とする複数の専門職種の医療従事者から構成される医療・ケアチームによって行う。

2．終末期における治療の開始・差し控え・変更及び中止等は、患者の意思決定を基本とし医学的な妥当性と適切性を基に医療・ケアチームによって慎重に判断する。

3．可能な限り疼痛やその他の不快な症状を緩和し、患者・家族の精神的・社会的な援助も含めた総合的な医療及びケアを行う。

4．積極的安楽死や自殺幇助等の行為は行わない。

Point

- **終末期であることの決定はチームで行う**
- **日常生活の延長線上で、患者・家族の意思を尊重**
- **患者・家族の精神的・社会的苦痛の軽減も重要**

日本医師会・終末期医療ガイドライン　終末期の方針決定に至る手続き

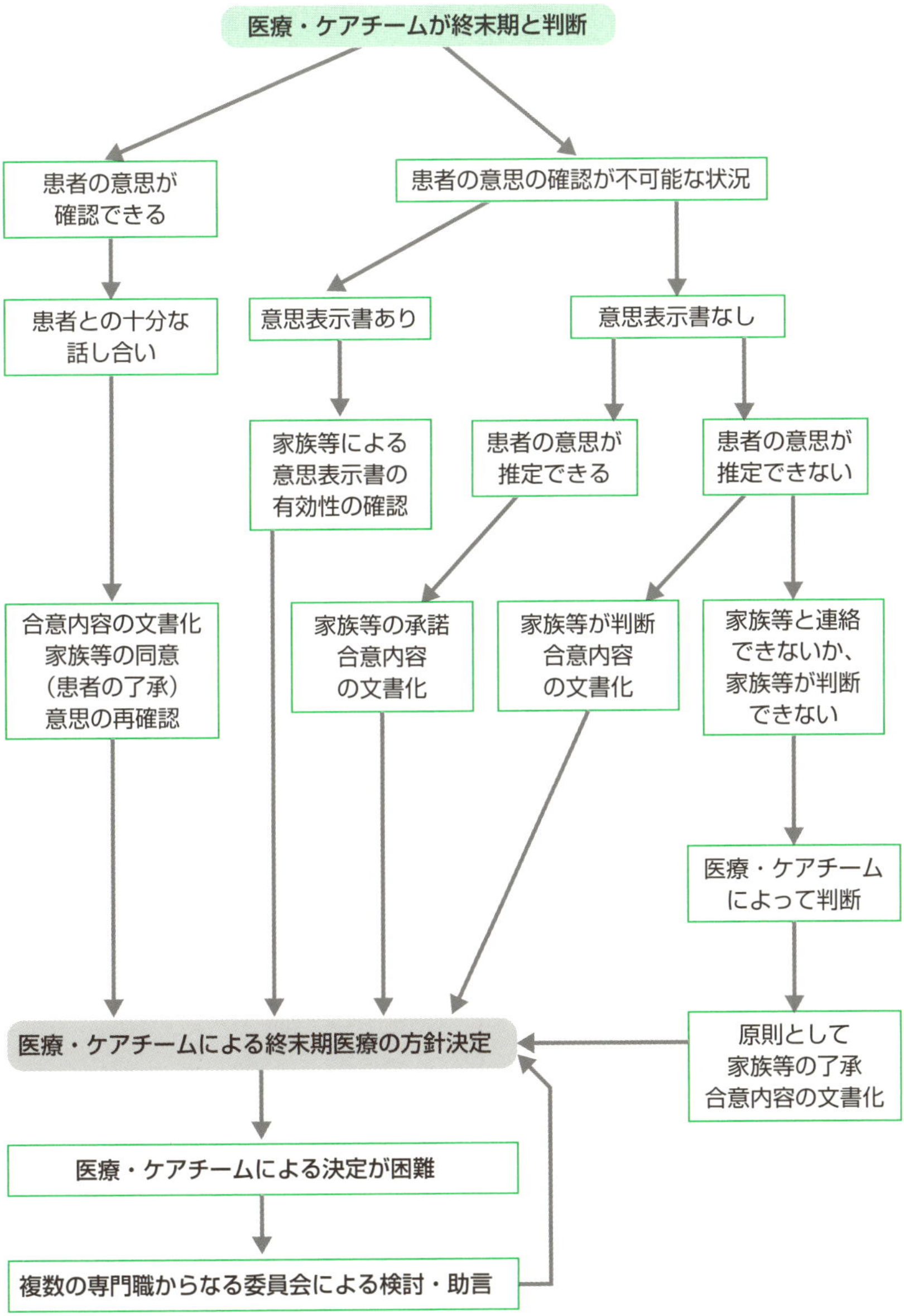

（日本医師会「終末期医療に関するガイドライン」より）

2-10 地域連携クリティカルパス

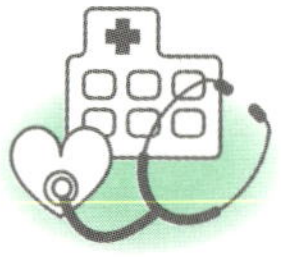

地域連携パスは、切れ目のない医療・介護サービスの道筋示すナビゲーターです。

地域診療連携計画とは

医療機関同士の連携や訪問看護ステーション、介護サービス提供者も含めた多職種の連携をスムーズにするために、各地で、**地域連携クリティカルパス（地域連携パス、地域連携診療計画）**を作る動きが広がっています。

地域連携パスとは、患者に切れ目のない医療・介護サービスを提供するため、病気の回復過程に沿って、利用できるサービスの道筋（＝path）を示したものです。院内で、患者の回復の過程に応じた各職種の役割分担を示す入院治療計画書（2-4）の地域版と考えるとわかりやすいかもしれません。

診療報酬で評価する動きも

地域連携パスには、サービス提供者用と利用者用があります。患者が通院できる二次医療圏単位で地域連携パスを作成するところが多いようです。地域連携パスを作っている地域では、病院、診療所、訪問看護ステーション、介護保険施設、在宅介護支援センター、市町村などの代表者が集まってパスを作ることで、役割分担が明確化。患者の情報の共有もできるようになり、連携がうまく進むようになってきています。

利用者側にとっても、自分がいま、どの過程にあるか、必要なサービスがわかりやすくなる利点があります。また、急性期病院から在宅、あるいは介護施設や回復期リハビリテーション病院への移行がスムーズにできるようになるメリットは大きいわけです。

疾患によっては、厚生労働省が認定した医療機関が患者に合った地域連携診療計画を作成し、患者・家族に説明のうえ文書で提供すれば、転院時あるいは退院時に診療報酬で管理料や指導料を請求できます。

Point

- 地域連携パスの作成で患者の情報を共有し連携スムーズに
- 大腿骨骨折、脳卒中、がんで地域連携パスの作成進む
- 連携パスにも利用者用と医療・介護関係者用がある

脳卒中地域連携診療計画の例

説明者（主治医）署名	患者・家族署名	説明日
□脳梗塞　□脳出血　□くも膜下出血	症状	

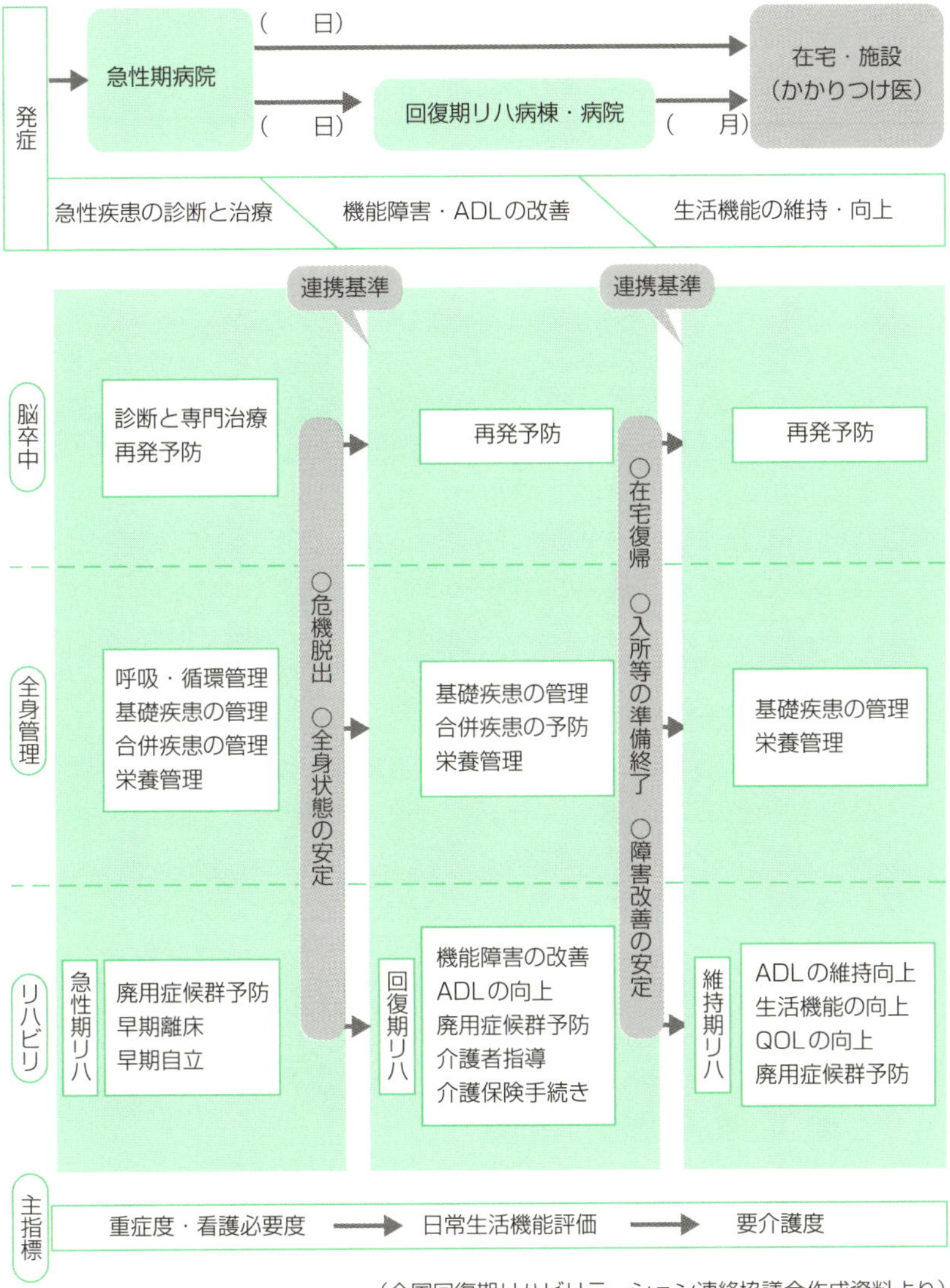

（全国回復期リハビリテーション連絡協議会作成資料より）

Column

長期入院が嫌われる裏事情

「3カ月しか入院できないといわれた」「手術が終わったら退院といわれても、家へ帰ってまだ家事もできないし困っちゃって」

患者や家族の中には、早期退院を促す急性期病院に不平不満をもらす人もいます。病院が悪いかのようにいわれてしまいますが、入院期間の短縮を進めざるを得ないのは、国が入院期間の短い病院に高い診療報酬をつけたり、3カ月以上入院している患者の診療報酬を減額したりして、長期入院を減らそうとしているからです。

国が長期入院を減らすのは、無駄な入院を減らして医療費を削減するためです。そしてもう一つ、国際的に見てあまりにも長い入院期間を減らしたいという目論見があります。何しろ、日本の急性期病院の平均日数はOECD加盟国中一番長い18.8日。1995年には33・2日だったことを考えれば短くなったものの、ほかの先進国と比べるとあまりにも長いといわざるを得ません。

もちろん、外来でもできる検査や治療のための入院、本来は家に帰れる社会的入院は減らす必要があります。しかし、急性期病院退院後の受け皿作りや在宅支援体制が貧弱なまま入院期間の短縮化が進めば、結局困るのは患者やその家族です。困った家族が、高齢者を医療施設でも介護施設でもない「寝たきり賃貸住宅」に入れるようなケースも後を絶ちません。

急性期病院の平均入院日数

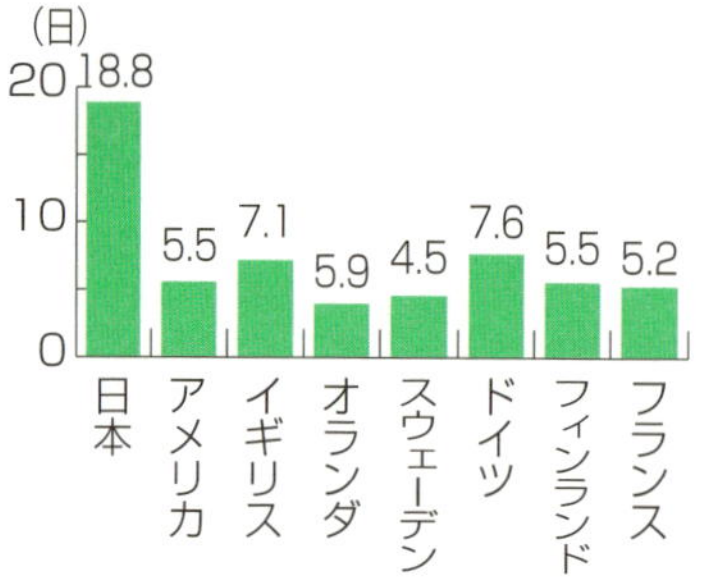

※スウェーデンのみ2007年のデータ

日本は、急性期病院の病床数（人口1000人対、2008年）もOECD加盟国一多い

日本	アメリカ	イギリス
8.1	2.7	2.7

オランダ	スウェーデン	ドイツ
2.9	2.2	5.7

フィンランド	フランス
1.9	3.5

（単位：床）

※スウェーデンは2005年、アメリカは07年のデータ
（OECDヘルスデータ2010より）

第3章

病院で働く人々

病院では、さまざまな資格を持つたくさんの専門職種が働いています。重要な仕事をしているのに意外と知られていない縁の下の力持ち、これから活躍しそうな職種とは——。

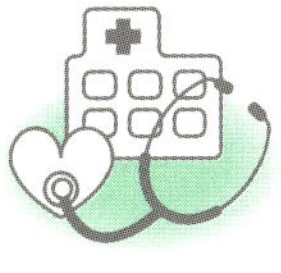

3-1 病院を支える職種

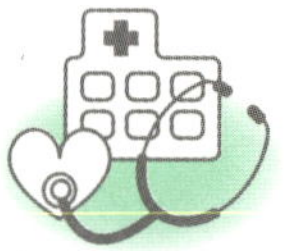

病院は大きく医療部門と経営・事務部門に分かれ、多くの職種が協働しています。

医療部門と経営・事務部門

病院は、医師、歯科医師、看護師、薬剤師、管理栄養士、リハビリ職種、ソーシャルワーカー、事務職などさまざまな専門職種が働く、労働集約型の職場です。全国の病院の従事者数はすべての職種を合わせて常勤換算で約182万人。一般診療所では約70万人（重複あり）が働いています。

多くの専門資格を持つ人々が連携・協力し、医療サービスを提供する場が病院です。病院の組織は、大きく、患者の治療や療養を担う「**医療部門**」と経営や運営を担当する「**経営・事務部門**」に分けられます。

チーム医療と専門分化

医療部門では、医学・医療の進歩とともに、たくさんの専門職が連携するチーム医療が必要になっています。それと共に、医師、看護師、薬剤師の仕事は専門分化し、管理栄養士、臨床検査技師、リハビリ職種、診療放射線技師など、医師や看護師以外の専門職種の活躍の場も広がってきました。いまのところ、診療報酬では評価されていませんが、患者サービスの向上のために、相談機能を担う医療ソーシャルワーカー、精神保健福祉士、臨床心理士などを置く病院も増えています。

一方、ほとんどの病院は保険診療を行っており、患者への応対、保険者にレセプト請求（医療費の請求、5-3）などを行う事務部門の役割も重要です。

長年続いた医療費削減政策による影響は大きく、多くの病院の経営は赤字です。病院経営の効率化、患者サービスの向上のためにも、経営・事務部門の職種の手腕が問われる時代なのです。

Point

- **病院はさまざまな専門職種が活躍する労働集約型の業界**
- **多職種チーム医療が進む**
- **医療の継続と経営安定には経営・事務部門の力も重要**

第3章 病院で働く人々

職種別にみた病院の従事者数

常勤換算	常勤換算人数	対前年比増減率
看護師	660,142.9	3.6
看護業務補助者	193,536.7	1.9
医師	191,125.3	1.7
事務職員	168,145.6	3.3
准看護師	166,546.0	−2.5
臨床検査技師	48,055.4	1.4
薬剤師	43,113.6	3.2
理学療法士（PT）	42,813.0	10.7
診療放射線技師	38,079.4	1.7
介護福祉士	30,600.9	11.4
作業療法士（OT）	27,616.0	12.9
助産師	18,881.5	4.1
管理栄養士	17,825.2	1.9
その他の技術員	16,274.9	2.4
臨床工学技士	12,837.8	7.6
歯科医師	9,993.1	0.1
医療社会事業従事者	9,206.0	0.1
言語聴覚士	8,666.2	10.1
精神保健福祉士	7,154.3	5.7
栄養士	5,776.3	−2.4
社会福祉士	5,183.4	13.1
保健師	4,459.9	12.0
歯科衛生士	4,409.7	3.4
視能訓練士	3,124.5	5.7
あん摩マッサージ指圧師	2,524.1	−8.0
歯科技工士	767.3	−1.8
柔道整復師	610.0	−3.2
診療エックス線技師	290.7	−7.1
衛生検査技師	164.2	−18.8
義肢装具士	58.0	−4.3
その他の職員	82,353.1	0.1
総数	1,820,335.0	2.8

（人）　（%）

（2009年10月1日現在　厚生労働省医療施設調査より）

3-2 勤務医の仕事

病院に雇われて働く医師が勤務医で、患者の治療やチーム医療、研究の中心になっています。

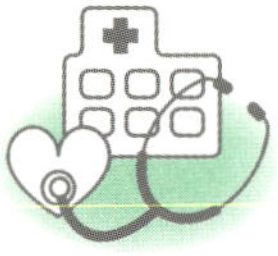

医師になるには

わが国の**医師**数は約29万人です。そのうち、病院で働く医師は、大学病院も含め17万4266人（2008年末現在、厚生労働省「医師・歯科医師・薬剤師調査」）です。

医師になるには、6年間医学部で勉強し**医師国家試験**に合格しなければなりません。さらに、病院・診療所での2年以上の研修が義務付けられています。初期研修を終えた医師のほとんどは、病院の**勤務医**になります。勤務医の平均年齢は42・9歳で、年々上昇傾向です。

当直回数は月平均2・35回

勤務医の主な仕事は、患者の外来診療、入院患者の回診、手術・処置、検査、当直、研究、その他事務作業、会議などです。ほかの科の医師や看護師、薬剤師などと治療内容を検討するカンファレンス（症例検討会）も重要な仕事の1つです。勤務医の過酷な労働環境を改善するため、これまで医師が行ってきた事務作業を医療クラーク（3-8）に任せるなど、業務範囲の見直しも進んできています。

一般的に、病院の勤務医には当直があります。「病院勤務医の負担軽減の実態調査」（08年）によると、全国の勤務医の月平均当直回数は2・35回でした。ただ、産婦人科3・68回、救急科3・67回、脳神経外科2・53回、小児科3・04回と科によって差があり、病院によっては月5〜10回当直が回ってくるところもあります。

診療所の開業医に比べると、より高度で先進的な医療や研究をする機会が多く、患者の診察・治療にやりがいを感じている勤務医も少なくありません。

Point

- **勤務医はチーム医療の中心となって治療、研究を行う**
- **当直回数は全国平均月2〜4回。月5〜10回の病院も**
- **先進医療や研究にやりがいを感じる勤務医も**

年齢階級別にみた病院に従事する医師数及び平均年齢の年次推移

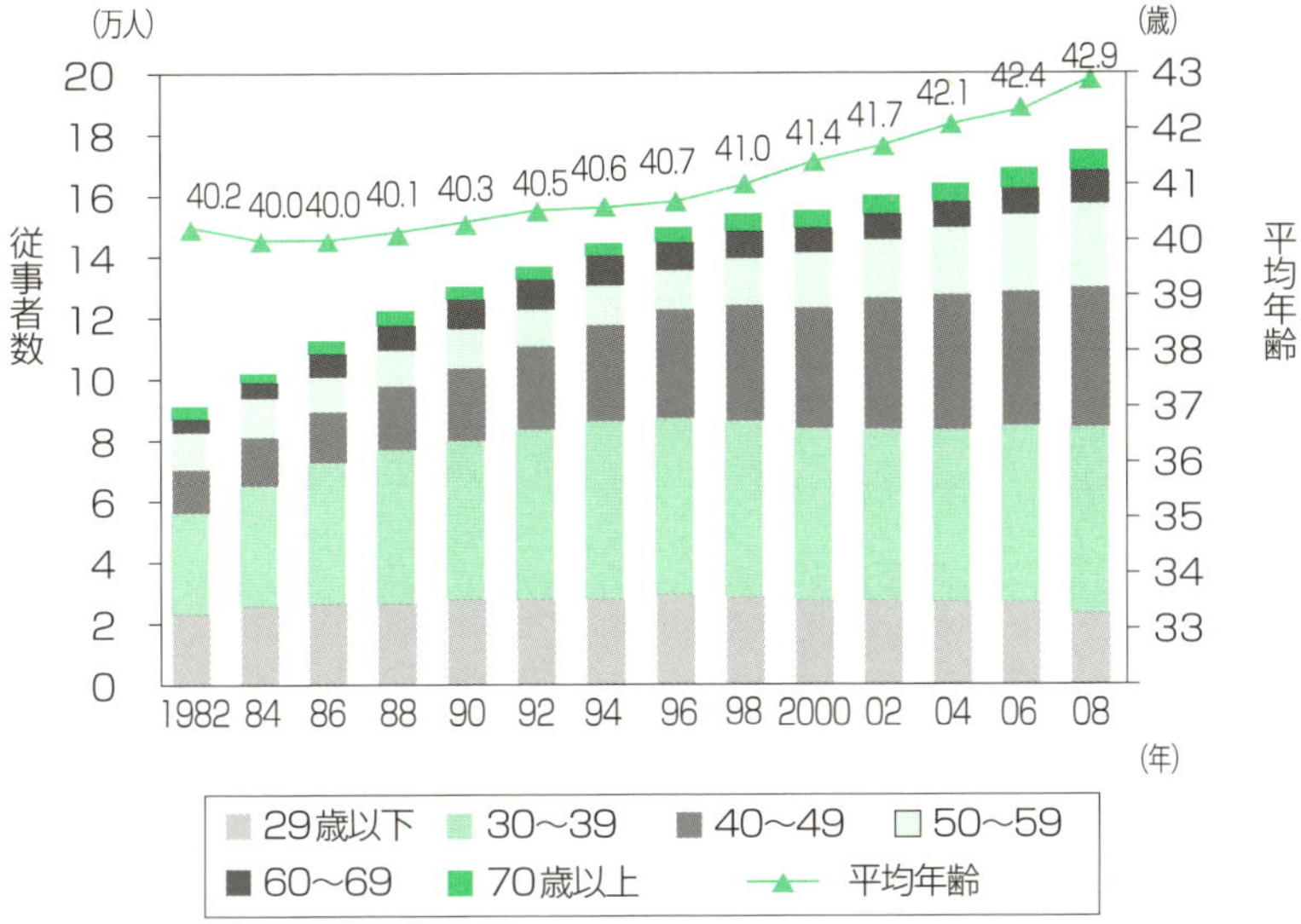

都道府県（従業地）別にみた医療施設に従事する人口10万対医師数

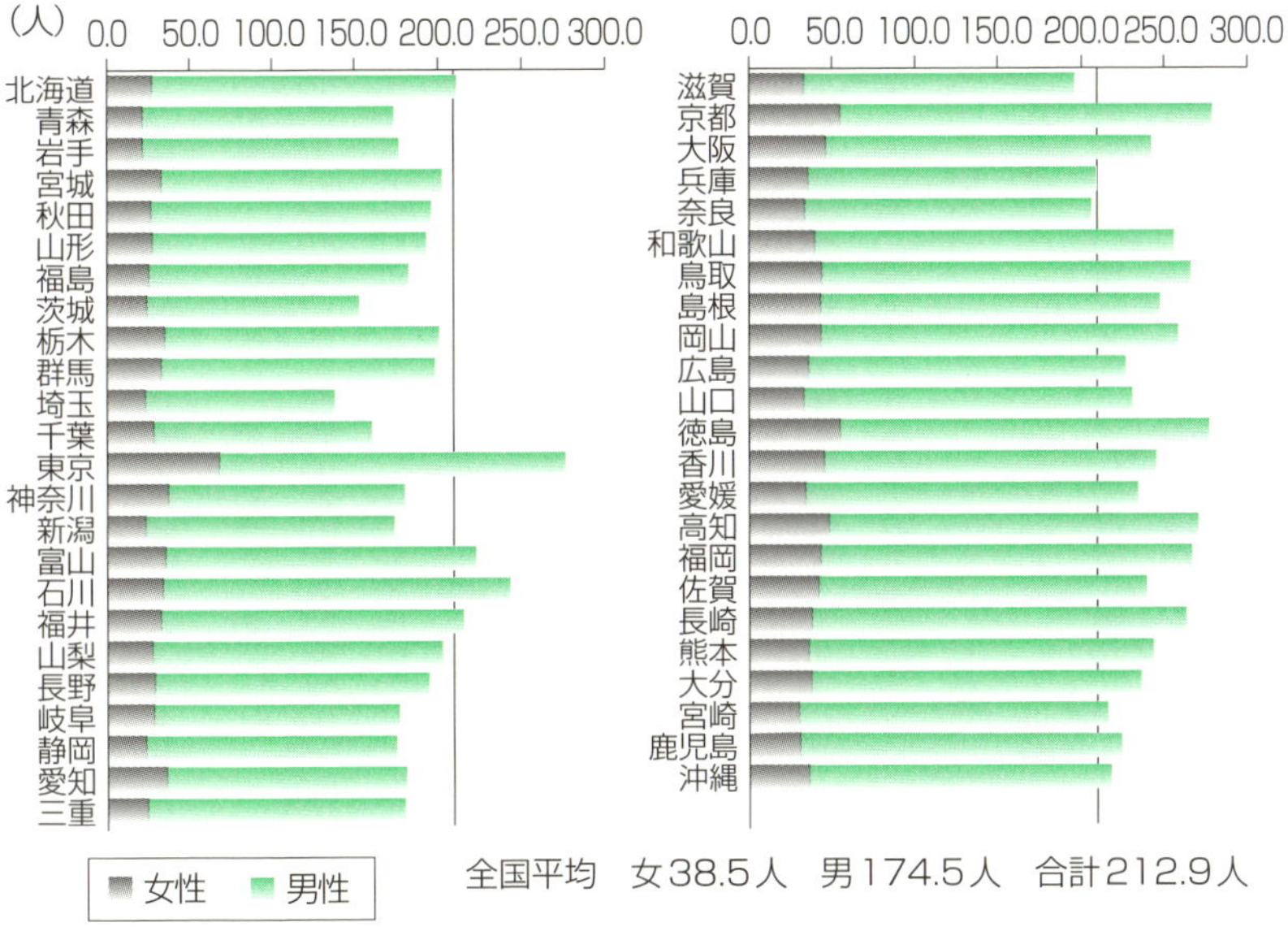

全国平均　女38.5人　男174.5人　合計212.9人

（2008年末現在　厚生労働省医師・歯科医師・薬剤師調査より）

3-3 開業医の仕事

将来開業を目指す若い医師も増えています。開業医の仕事の魅力とは——。

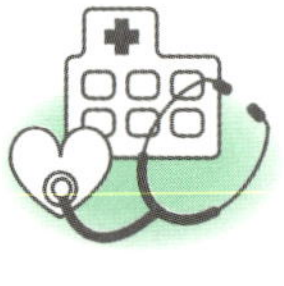

開業医の平均年収は2500万円?

開業医は、診療所や病院を自分で開設している医師です。診療所の開設者または法人の代表者である開業医は、2008年末現在、全国に約7万人います。医療経済実態調査によると、09年度の一般診療所開業医の平均年収は約2500万円です。

勤務医と比べると平均的な収入は多く、自分の理想の医療が追及できる可能性が高いのが開業医です。しかし、開業や改修、医療機器の導入には多大な資金が必要であり、新たに開業する場合には借金の返済に追われることも多いのが実態です。

家庭医としての役割重要

診療所の開業医は、病気やけがを最初にみる初期診療を担当する医師として、総合的にみて、どういう検査や治療が必要か、あるいは、専門医への紹介が必要な状態なのかを判断する**家庭医**の役割を期待されています。2010年から、質の高い総合家庭医を認定するプライマリ・ケア連合学会家庭医療専門医と認定医の認定が始まりました。初期診療は家庭医が行い、そこから病院の専門医に紹介されるような仕組みも検討されています。

具体的な仕事内容は、患者の診察・治療、学校や企業、自治体での健康診断、在宅医療、経営、スタッフの管理などです。また、地域の住民に対する医学・医療教育、地域の医療機関のネットワーク作りも開業医の重要な仕事です。

一方で、内視鏡治療、心臓カテーテル治療、手術など、病院と同じように最先端の治療を実施している開業医もいます。また、在宅療養をする患者を24時間体制で支える**在宅療養支援診療所**もあります。

Point

- **開業医は全国に約7万人**
- **総合的に診断・治療をする家庭医としての役割**
- **地域の中で自分の提供したい医療を提供できるのが強み**

ある開業医の1週間

8:30出勤　　帰宅

	9:00	12:00	14:00	19:30ごろ
月	診察	昼休み	診察	カルテなどの整理
火	診察	昼休み	診察	論文整理や講演の原稿作成
水	休み（ほかの病院で診察する場合も）			
木	診察	昼休み	診察	カルテなどの整理
金	診察	昼休み	診察	医師会などの勉強会
土	診察	休み（クリニックで患者向けセミナーを行うことも）		
日	休み（講演活動、学会など）			

昼休みを長くして
往診などをする開業医も

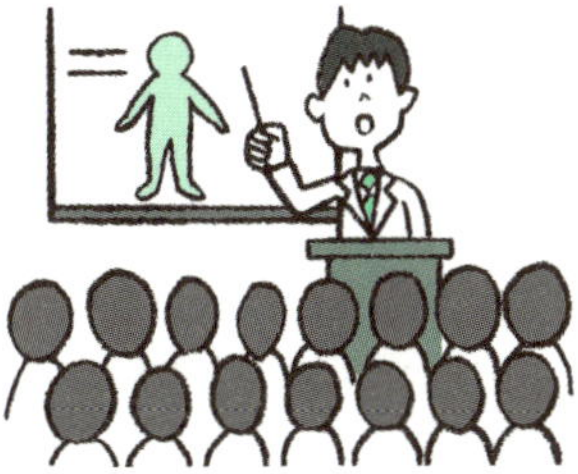

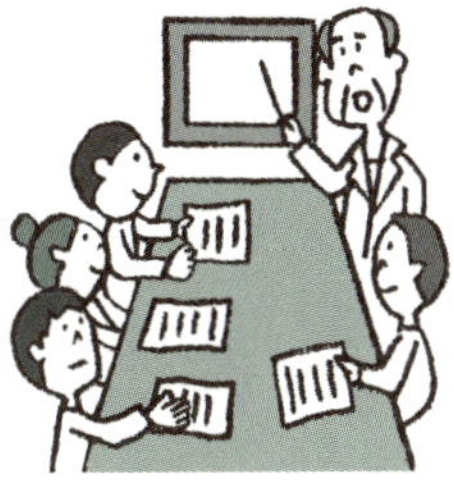

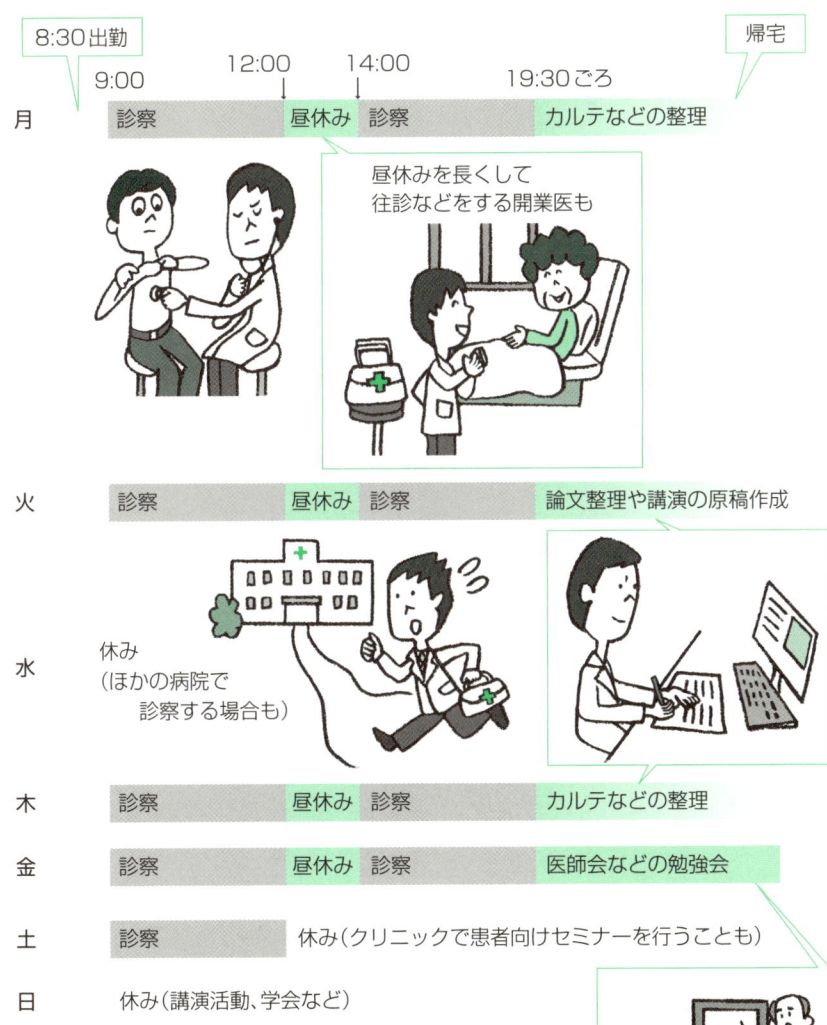

3-4 院長の仕事

院長は医療と病院経営のリーダー。病院の責任者である院長の役割は？

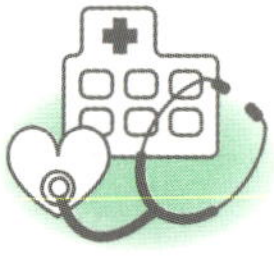

病院の責任者の役割

院長は、医療機関の代表であり責任者です。法人化している病院には、院長の上に**理事長**がいます。理事長が院長を兼ねている場合もあります。医療法上、病院・診療所の院長・理事長は、原則的に医師か歯科医師でなければならないことになっています。

医療機関の院長は、医療を提供する上でのリーダーであり、経営のリーダーでもあります。院長は医療の安全管理にも力を入れ、できる限り、病院経営が黒字になるように努力しています。診療報酬改定や医療経営の勉強会に積極的に参加して、経営努力を行っている院長もいます。

病院の理念、方針を明確に打ち出し、優秀かつ、チーム医療の一員として活躍できる医療スタッフを確保するのも院長の重要な仕事です。また、医師不足が起こらないようにし、患者や家族からの意見やクレームに対して、病院の責任者として最終的に対応するのも院長の役割の1つです。

時代の流れを読むことが重要

さらに、地域の医療機関や介護施設とのネットワークの構築も大切です。急性期病院の入院日数の短縮化が進んでいますし、慢性疾患を抱える患者も多いため、医療機関の地域連携の必要性が年々高まっているのです。

病院から退院して在宅医療に移行する患者のために、脳卒中、がん、大腿骨骨折など疾患ごとに、地域連携クリティカルパス（2-10）を作る動きも各地域で広がってきています。病院の責任者である院長が、こういった地域連携パス作りなどに積極的なところでは、医療機関の連携もスムーズに進んでいます。

Point

- **院長、理事長になれるのは原則的に医師、歯科医師のみ**
- **経営の舵を取り人材確保・人材育成も院長の重要な役割**
- **周囲の医療機関や介護施設とのネットワーク作りも**

ある院長の1日

7:00　受け持ち患者の回診

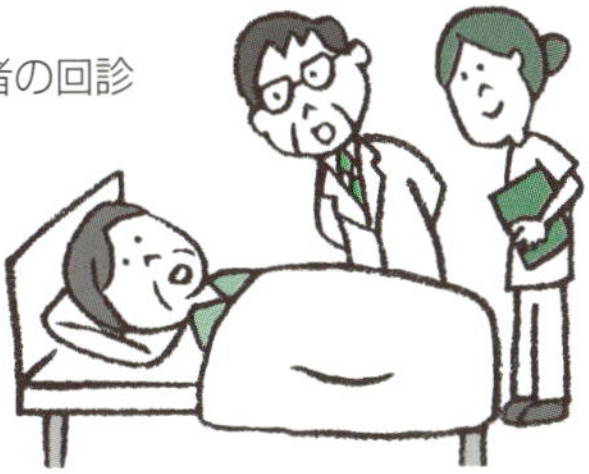

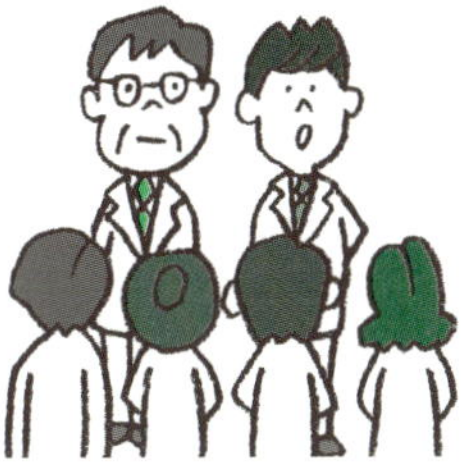

8:00　スタッフ会議・朝礼

9:00　外来診療

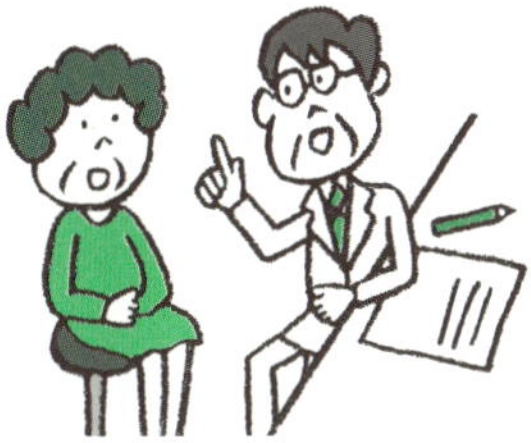

13:30　会議

15:00　手術

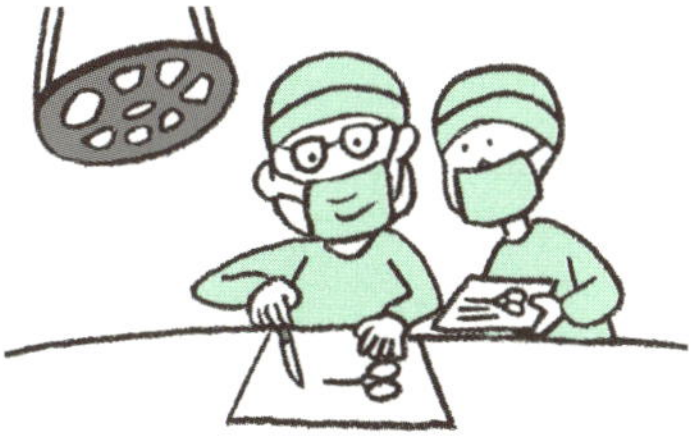

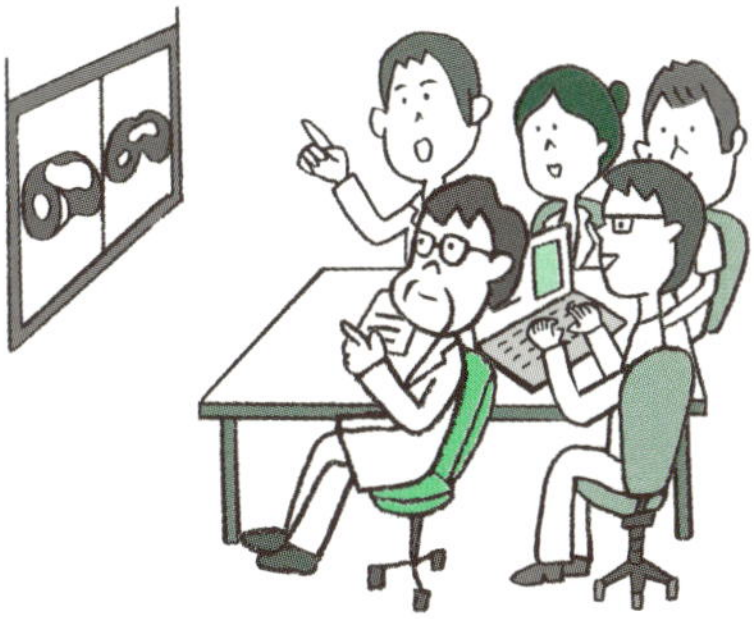

17:30　カンファレンス（症例検討会）

19:00　地域連携の会合

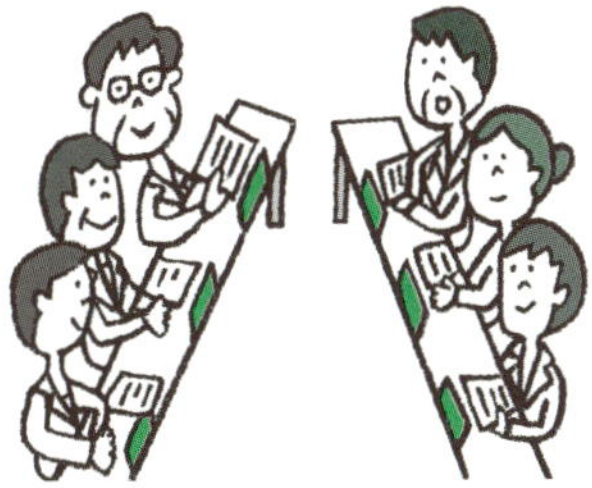

→ 帰宅

3-5 看護師の仕事

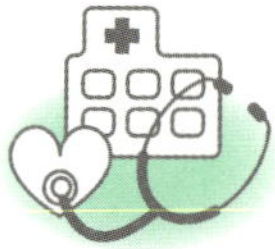

看護職員は医師と共に患者・家族をサポートする医療のキーパーソンです。

正看護師と准看護師

看護師は、病院の中で、最も従事者数の多い職種であり、患者やその家族にとっても一番身近な存在です。

看護職員として働く人の中には、国家資格である看護師（正看）と都道府県知事による免許を受けた**准看護師**、資格を持っていない**看護助手**（看護業務補助者）がいます。病院で働く看護師は約66万人、准看護師は約16万7000人、看護助手は約19万4000人（医療施設調査、2009年）です。訪問看護ステーション、介護・福祉施設、企業、看護学校など、看護師の活躍の場は広がってきています。

広がる守備範囲

法的に規定された業務は、傷病者もしくは妊産婦に対する療養上の世話、または診療の補助です。具体的には、医師の指示のもと注射をし、処置や手術の介助、バイタルサインのチェック、患者がきちんと薬を飲むように管理したり、点滴の管理、入院患者の病状変化の把握など、治療や療養の効果が高まるように患者のケアを行います。

また、医師と患者のコミュニケーションがスムーズになるように橋渡しをするのも看護師の重要な仕事です。社会的な背景や家族の状況なども把握した上で患者に寄り添い、包括的なケアをすることが求められています。

さらに、チーム医療においても、看護師だけではなく、多くの医療スタッフをまとめてチーム力を高める役割も果たしています。

高度で専門的な知識、経験を身につけた**専門看護師**、**認定看護師**も増えてきています。

Point

- **療養上の世話をし、治療の効果向上をサポート**
- **医師と患者のコミュニケーションを円滑にする役割も**
- **看護師の専門分化も進行**

専門看護師の分布

全登録者数612名（2011年5月11日現在）

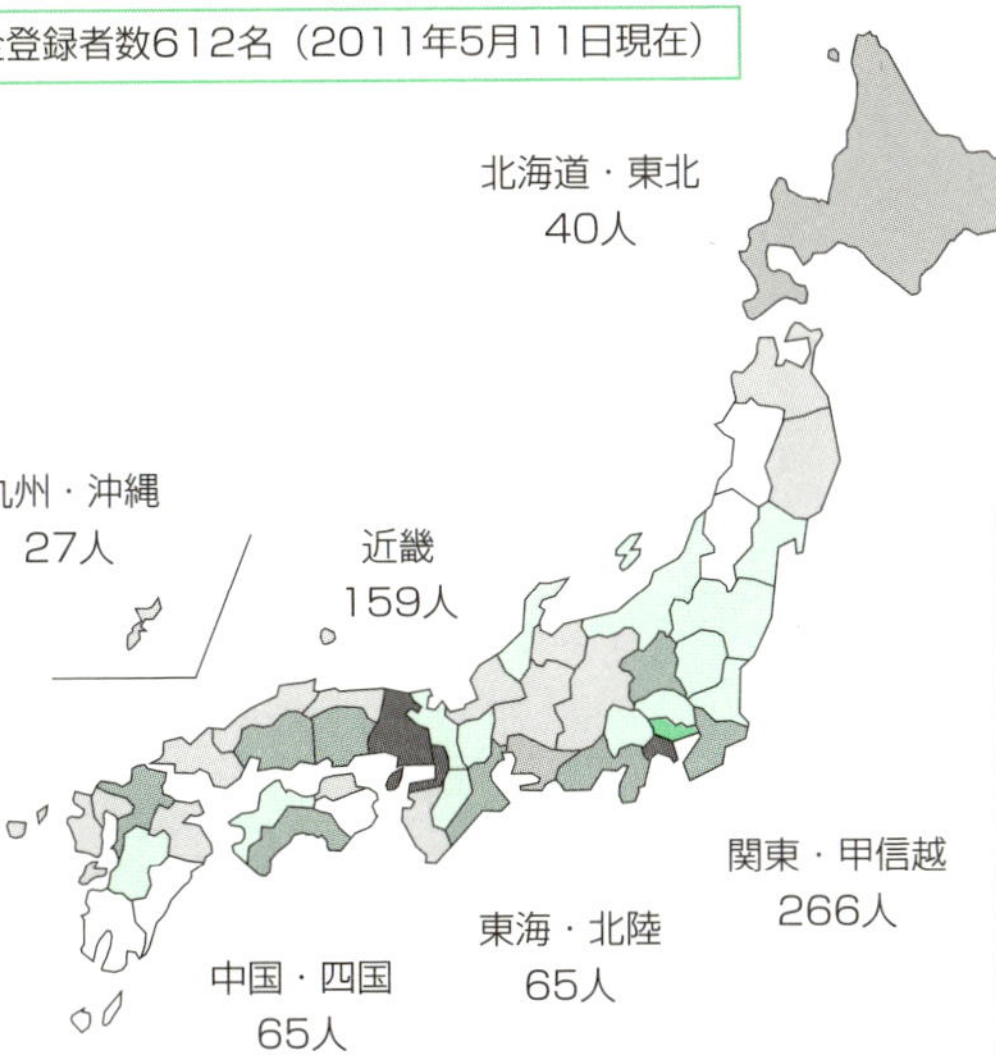

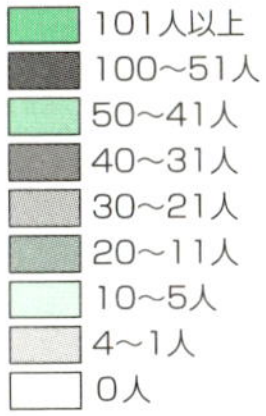
101人以上
100～51人
50～41人
40～31人
30～21人
20～11人
10～5人
4～1人
0人

分野	人数
がん看護	250
精神看護	93
地域看護	20
老人看護	31
小児看護	56
母性看護	35
慢性疾患看護	48
急性・重症患者看護	62
感染症看護	9
家族支援看護	8
総合計	612

認定看護師（19分野）の種類と人数

分野	人数
救急看護	506
皮膚・排泄ケア	1,389
集中ケア	531
緩和ケア	912
がん化学療法看護	625
がん性疼痛看護	458
感染管理	1,177
糖尿病看護	248
不妊症看護	100
新生児集中ケア	191
透析看護	113
手術看護	176
訪問看護	198
乳がん看護	135
摂食・嚥下障害看護	233
小児救急看護	111
認知症看護	122
脳卒中リハビリテーション看護	79
がん放射線療法看護	30
総合計	7,334

（2011年5月9日現在　日本看護協会ホームページより）

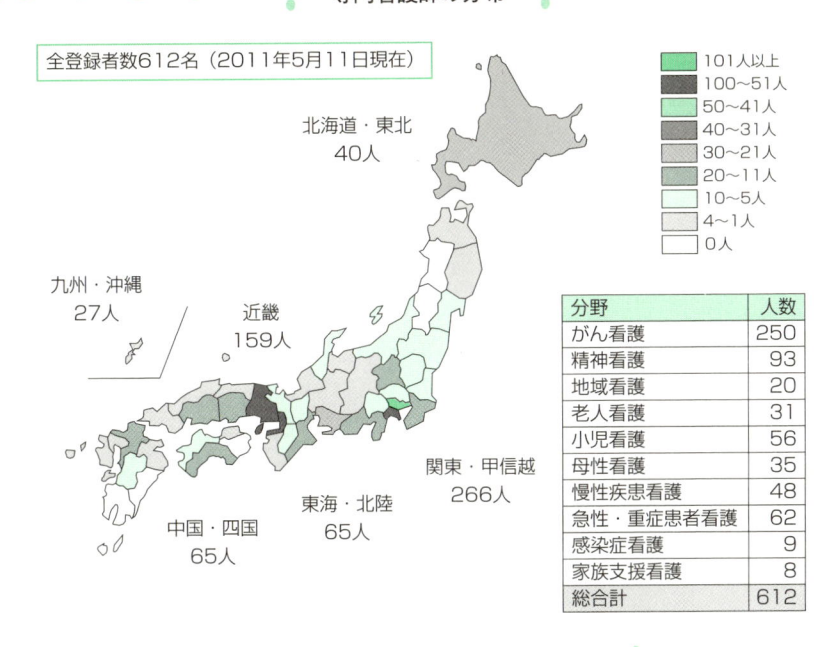

3-6 助産師・保健師

病院や地域で、助産師や保健師も重要な役割を果たしています。

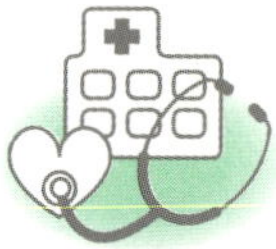

助産師になるには

助産師は、正常分娩の介助、妊娠中、産後の母子のケアを行い、母乳や育児に対するアドバイスを行う国家資格です。保健師助産師看護師法（１９４８年施行）では、「厚生労働大臣の免許を受けて、助産又は妊婦・じょく婦若しくは新生児の保健指導を行うことを業とする女子をいう」（第３条）と定められています。いまのところ女性にしか認められていない職種です。

助産師になるには、２～３年制の看護師学校の後、１年制の助産師学校で勉強したり、助産師過程もある４年制の看護大学や大学院を修了するなど、必要な助産師教育過程を経て、助産師と看護師の国家試験に合格する必要があります。

助産師には、特に異常のない、正常な妊娠・分娩の管理を独自の判断に基づいて行うことが認められており、助産所（助産院）の開業もできます。ハイリスク妊婦をいち早く見つけるのも助産師の大事な仕事です。助産師外来を開設する病院も増えています。

助産所は全国に約８００施設、就業助産師は約２万８０００人（２００８年末現在）います。

保健師とは

一方、**保健師**は、健康教育や保健指導を行う国家資格です。助産師と同じように、４年制の看護大学を修了した人、あるいは、看護教育を受けた上で、所定の保健師教育を受けた人が国家試験を受験できます。保健師の主な活躍の場は、保健センター、保健所、学校、企業などです。病院でも、患者の健康教育や保健指導の必要性は高まっており、相談業務などを担う保健師も増えてきています。

Point

- **助産師は開業もでき、正常な妊娠・分娩の管理を行う職種**
- **ハイリスク妊婦を見つけるのも助産師の重要な仕事**
- **保健師は病院、保健センター、学校などで活躍**

2交代勤務の例

8:00　16:45

月	日勤
火	日勤
水	休み
木	日勤
金	夜勤（16:00〜8:45）
土	休み
日	日勤

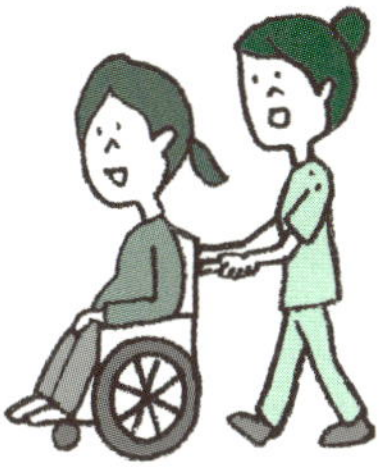

検査補助

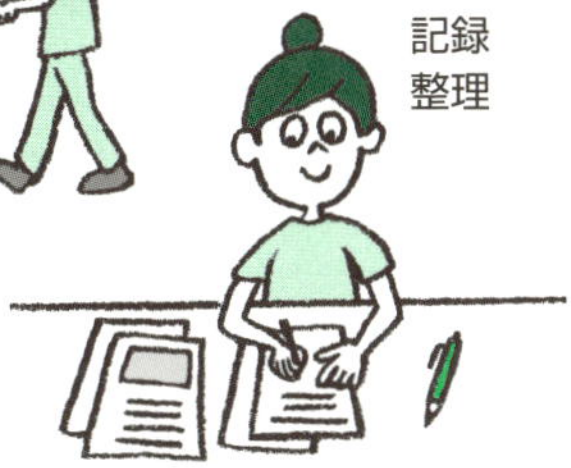

記録
整理

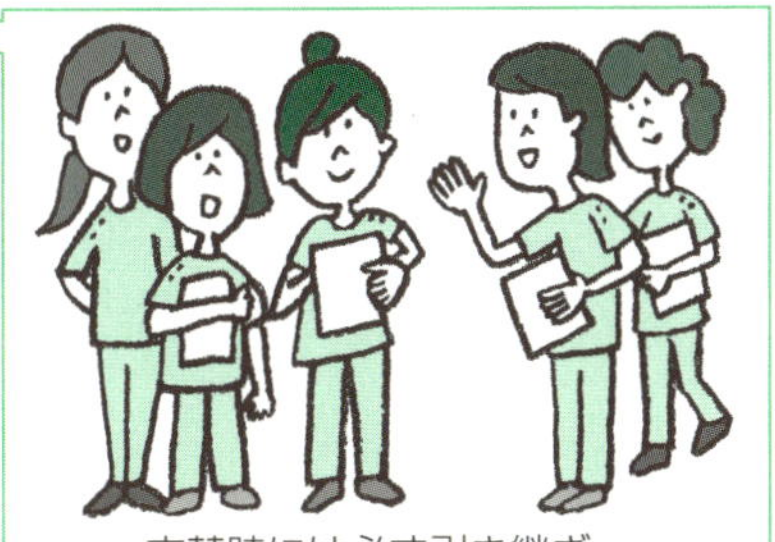
交替時には必ず引き継ぎ

3交代勤務の例

8:00　16:30

月	日勤
火	深夜勤（0:00〜8:30）
水	深夜勤（0:00〜8:30）
木	準夜勤（16:00〜0:30）
金	準夜勤（16:00〜0:30）
土	休み
日	日勤

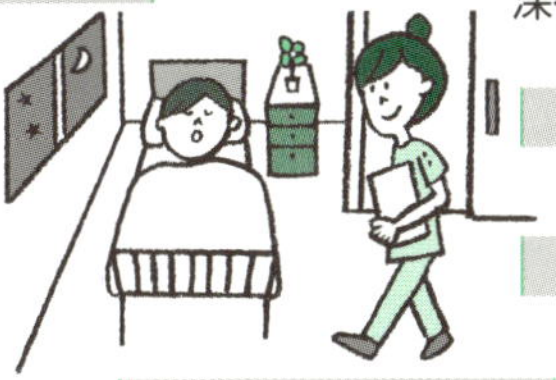

深夜見回り

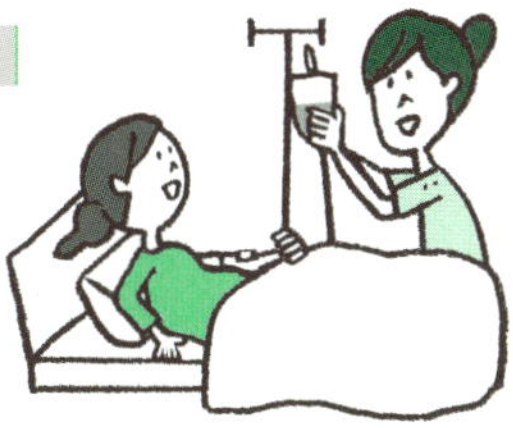

投薬補助

3-7 事務職

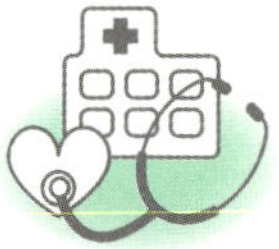

事務職員は、医療機関に欠かせない職種です。その雰囲気で病院のイメージが変わる〝病院の顔〟でもあります。

医事・保険業務を一手に担う

病院事務職は、経営、保険請求、医療スタッフ、情報、物品管理を支える縁の下の力持ちです。一般的に、病院には、事務職のトップである**事務長**がいます。院長ではなく事務長がマネジメントを担当し、経営手腕を発揮している病院もあります。

規模の大きい病院の事務部は、**医事課**、**総務課**、**人事課**、**経理課**、**庶務課**、**資材課**などに分かれています。中には、事務職員のほとんどが派遣スタッフの病院もあります。

国家資格は必要ないが認定資格も

医事課は、受付、治療費の計算、入退院事務、診療記録管理など、医療に関する事務を行う課です。また、毎月、レセプト（診療報酬請求明細書、5-3）の作成と請求を行うのも大事な仕事の1つです。一部の医療機関を除いて、レセプト請求はすべてオンライン化されています。これから就職する場合、特に、医事課の事務職になるには、コンピューターを使えることが必須条件になります。

窓口で患者や家族に接することも多い医事課の事務職員は、病院の顔でもあります。事務職は、資格社会である病院の中で、国家資格などが必要のない職種ですが、レセプト業務は専門的な知識を必要とするため、民間の**医療事務**認定資格を取得後に就職する職員も少なくありません。

総務課は、一般企業と同じように、病院内の一般事務を行います。総務課が、人事、経理、庶務、資材・施設管理を行っている病院もあります。院内の備品の管理、医療廃棄物の処理、消防設備点検、清掃点検なども事務職の仕事です。

Point

- **事務職が受付、レセプト請求、人事、経理、資材管理を担う**
- **事務長が経営に手腕ふるう病院も**
- **資格は必要ないがコンピューターや医療保険の知識必要**

医療事務の主な民間資格

試験・認定資格名	実施主体	特徴
診療報酬請求事務能力認定試験	(財) 日本医療保険事務協会 〒101-0047 東京都千代田区内神田2-5-3 児谷ビル	94年にスタートした厚生労働省認定資格。試験は年2回
医療事務技能審査試験	(財) 日本医療教育財団 〒101-0064 東京都千代田区猿楽町2-2-10	1級と2級がある。合格者にメディカルクラークの称号を付与
医療秘書技能認定試験		対象は、2級メディカルクラーク取得者で教育機関認定過程修了者のみ
医療事務管理士技能認定試験	技能認定振興協会 〒101-0024 東京都千代田区神田和泉町 1-12-17久保田ビル3F	合格者には「医療事務管理士」の認定資格を付与。年6回実施
保険請求事務技能検定試験	日本医療事務協会 〒160-0023 東京都新宿区西新宿1-23-7 新宿ファーストウェスト7階	年12回実施。受験者は日本医療事務協会の講座の修了者が多い
メディカルレセプションクラーク	日本メディカル・アカデミー協会 〒101-0041 東京都千代田区神田須田町 1-7神田セントラルビル2F 日本医薬学院内	対象は、日本医薬学院の日薬専門コース(6カ月)修了者のみ
医療保険士	医療保険学院 〒113-0034 東京都文京区湯島3-26-7 トキモ湯島ビル4F	対象は、医療保険学院の講座(4カ月)受講者のみ
医事管理士	(財) 日本病院管理教育協会・大学・短期大学医療教育協会 〒650-0011 兵庫県神戸市中央区下山手通5-1-1-602	対象は、日本病院管理教育協会の指定校の受講者、通学者のみ
医療管理秘書士		
医療事務士		
医療秘書認定試験	日本医師会 〒113-8621 東京都文京区本駒込2-28-16	対象は、日本医師会認定養成機関の修了者のみ

3-8 医療クラークと診療情報管理士

医療の向上、経営改善に欠かせないデータ入力・解析を担う専門職種とは。

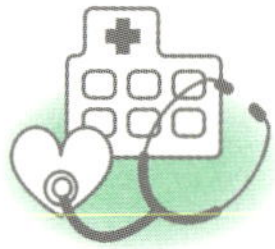

期待高まる医療クラーク

医療クラーク（医師事務作業補助者）は、医師の指示に従って、カルテや処方せん、入退院説明書、証明書などの作成を補助し、データ入力などの事務作業を行う職種です。勤務医の仕事量を軽減するために新たに位置づけられた職種で、２００８年度から診療報酬で、「**医師事務作業補助**体制加算（医療クラーク加算）」が点数化されています。

医療クラークには、一定の医療知識と事務処理能力が求められ、医師と患者とのパイプ役としての役割も期待されます。特定の資格を取らなければなれない職種ではありませんが、医療の専門知識がいることから、医療クラークの養成コースを設けている専門学校や短大も増えています。

診療情報管理士の役割

診療情報管理士は、医療事故防止、医療の質の向上のために、コンピューターで診療情報を管理し、活用するために必要な知識を持った職種です。診療録（カルテ）に記載されたデータの収集、分析は、経営管理や医学研究のためにも重要です。２０００年に診療報酬で診療録管理体制が整った病院に加算がついて以来、診療情報管理士のニーズが高まりました。

この職種は、４病院団体協議会（日本病院会、全日本病院協会、日本医療法人協会、日本精神科病院協会）と医療研修推進財団が認定する民間資格です。診療情報管理通信教育（２年制）や診療情報管理士養成校（専門学校または短大、３年制）で必修科目を履修し、認定試験に合格する必要があります。

Point

- **医療クラークは医師に代わりデータを処理し患者をサポート**
- **ＩＴ化で海外でも重要な職種と位置づけられる診療情報管理士**
- **医療の質向上、経営、研究にもデータ解析の専門家が重要**

診療情報管理士の地域分布

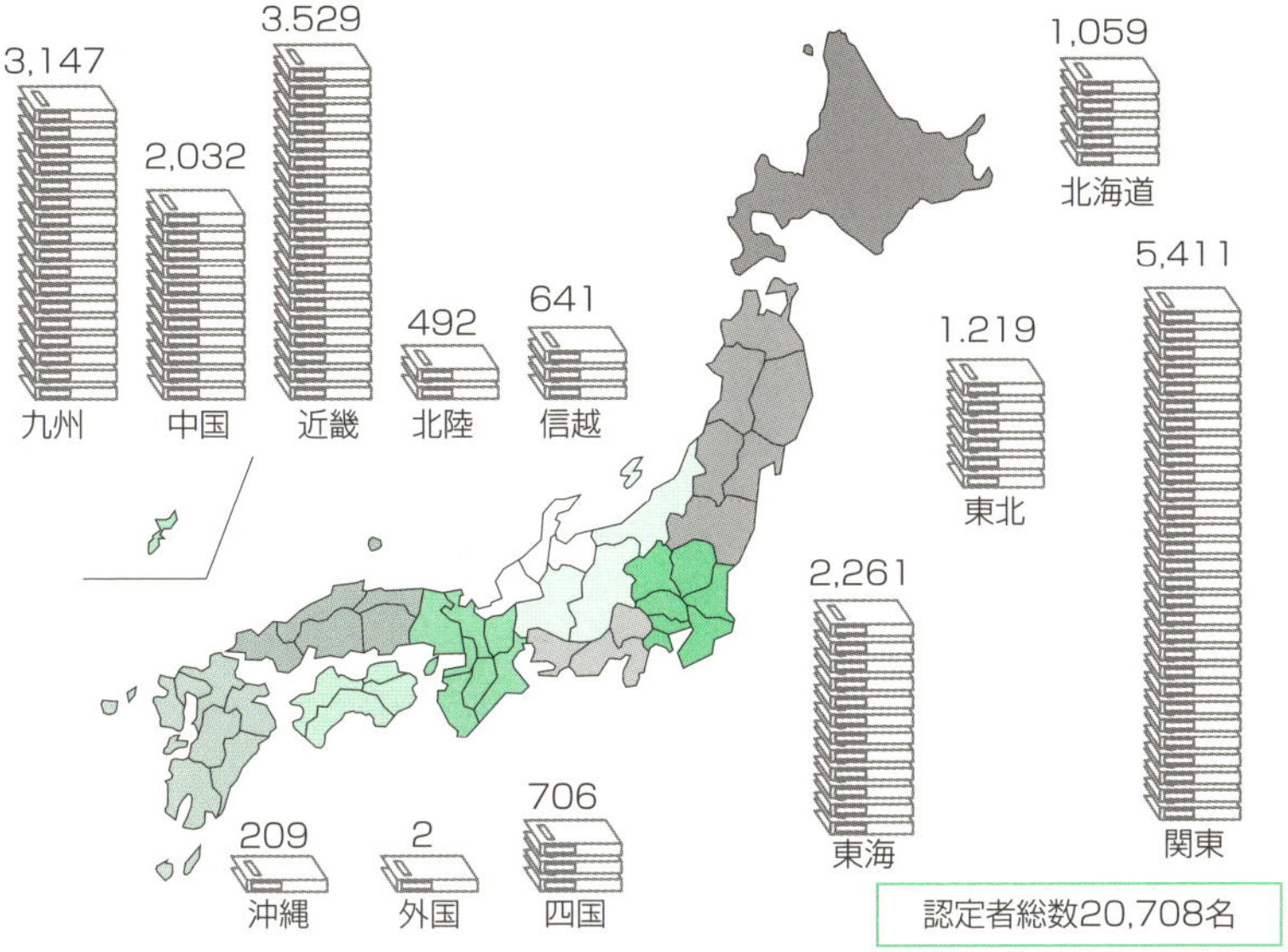

※診療録管理士から診療情報管理士への移行者1,015名除く
（2010年5月現在　日本病院会資料をもとに改訂）

診療録管理体制加算の施設基準

1. 診療記録（過去５年間の診療録並びに過去３年間の手術記録、看護記録等）の全てが保管・管理されている。
2. 中央病歴管理室が設置されている。
3. 診療録管理部門又は診療記録管理委員会が設置されている。
4. 診療記録の保管・管理のための規定が明文化されている。
5. １名以上の専任の診療記録管理者が配置されている。
6. 保管・管理された診療記録が疾病別に検索・抽出できる。
7. 入院患者についての疾病統計には、ICD 大分類程度以上の疾病分類がされている。
8. 全診療科において退院時要約が全患者について作成されている。
9. 患者に対し診療情報の提供が現に行われていること。なお、この場合、日本医師会が作成した「診療情報の提供に関する指針」を参考にする。

3-9 薬剤師

薬剤師は病院の中で古くから活躍する職種。新しい活躍の場も広がっています。

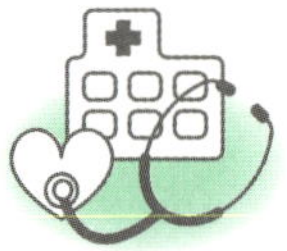

重要性増す病院薬剤師

薬剤師になるには、薬科大学や薬学部の6年制課程を卒業し、国家試験に合格する必要があります。

医師・歯科医師・薬剤師調査によると、２００８年末現在、薬剤師は26万７７５１人、そのうち医療機関で働いているのは5万３３６人（18・８％）、薬局が13万５７１６人（50・７％）です。医薬品関係の企業や大学、自治体などで働く薬剤師もいます。

病院の薬剤師の主な仕事は、薬の調剤、製剤、薬品の管理・選定、服薬指導、医薬品情報の提供、薬の血中濃度の測定、臨床試験の管理、研究などです。

医療事故・過誤の中でも多いのが、薬の投与量や処方内容の間違いです。薬の専門家として、適切な情報を提供し、投与量や薬の飲み合わせをチェックし、医療事故・過誤を防ぎ、副作用を防止、軽減するのも薬剤師の重要な仕事です。医療チームの一員として、患者に直接服薬指導を行ったり、副作用の相談などに応じたりする場面も増えてきています。

薬局で活躍する薬剤師

一方、薬局の薬剤師は、調剤はもちろん、患者への情報提供を行い、症状を聞いてどのような市販薬がよいかアドバイスし、必要に応じて医療機関への受診を促す役割を果たしています。かかりつけ薬局として、患者の身になって信頼できる情報を提供する薬剤師のニーズが高まっています。市販の第1種医薬品は、薬剤師でなければ販売できません。

医療の高度化、多様化に伴い、日本病院薬剤師会が、がん、感染制御、精神科、妊婦・授乳婦、ＨＩＶ感染症といった5分野の専門薬剤師、認定薬剤師の認定を行っています。

Point

- **全国で活躍する薬剤師は約27万人**
- **調剤、服薬指導、副作用の軽減、事故予防に奮闘**
- **薬局でも、薬の重複防止、情報提供のニーズ高まる**

専門薬剤師・認定薬剤師の種類と人数

名称	人数	名称	人数
がん薬物療法認定薬剤師	835	がん専門薬剤師	222
感染制御認定薬剤師	364	感染制御専門薬剤師	219
精神科薬物療法認定薬剤師	150	精神科専門薬剤師	18
妊婦・授乳婦薬物療法認定薬剤師	32	妊婦・授乳婦専門薬剤師	7
HIV感染症薬物療法認定薬剤師	33	HIV感染症専門薬剤師	14

（2011年4月1日現在　日本病院薬剤師会HPより）

薬剤師の活躍の場

病院・診療所

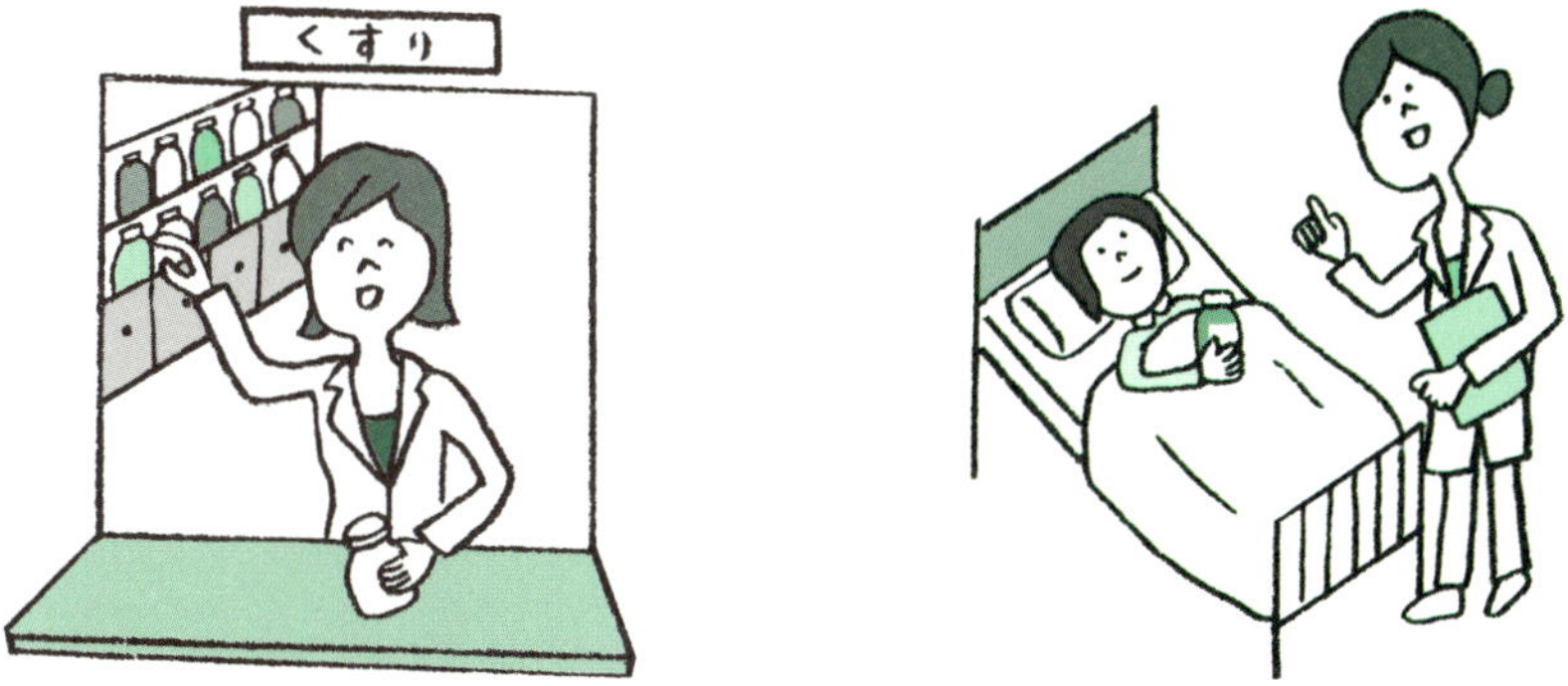

薬局

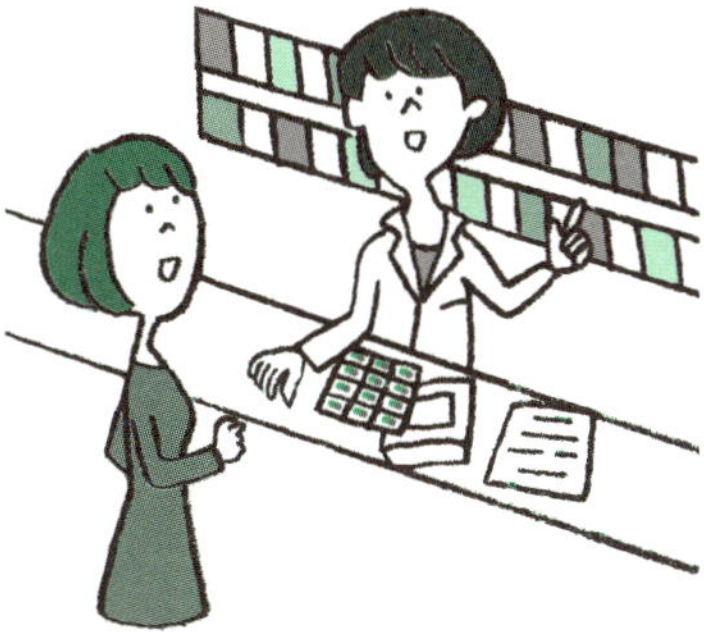

製薬会社

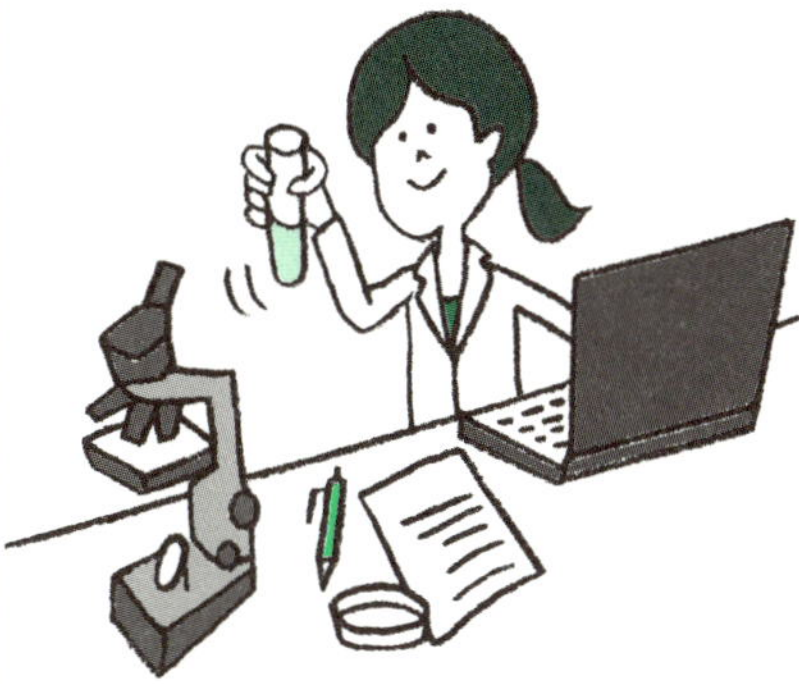

3-10 理学療法士

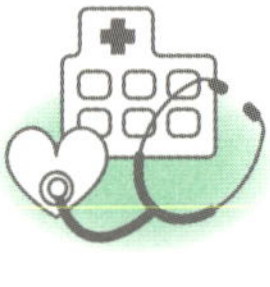

医療の進歩、高齢社会の進展と共に、リハビリ職種のニーズが高まっています。

理学療法士の役割

理学療法士（PT）は、身体に障害がある人や身体の機能が低下した人が、家庭での日常生活を継続し社会復帰できるように、医師の指示の下、歩行訓練や電気刺激、マッサージなどの**理学療法**を行う国家資格です。患者に生活動作能力の回復を促す**リハビリ**の指導を行い、補助器具の使用、自宅の改修等に対するアドバイスも行います。

理学療法の3本柱

理学療法の柱は、運動療法、物理療法、日常生活動作訓練の3つです。医学の進歩、高齢社会の進展と共に、さまざまな医療現場で、理学療法士をはじめとしたリハビリ専門職の必要性が高まっています。高齢者に対するリハビリはもちろん、脳卒中後の麻痺、心臓・呼吸器・難病疾患等による身体的な障害がある人の機能回復・維持、再発防止も、リハビリのやり方次第で大きな差が出るといわれ、理学療法士の力量が問われます。

理学療法士になるには、大学か短大、専門学校で3年以上学び、国家試験に合格する必要があります。一人ひとりの患者に合った治療計画を立て、手すりや器具の必要性など多少の障害や麻痺があっても自立して日常生活が送れるようにアドバイスするには、解剖学、運動学、生理学、基礎医学などの幅広い知識と経験が必要です。

また、理学療法士は、**訪問リハビリ**や**通所リハビリ**など在宅医療・介護を受ける人たちに対する理学療法も行います。ただし、自分で訪問リハビリステーションを開業するなど、医療保険を使う形での開業はできないことになっています。

Point

- 身体に障害がある人に運動療法、物理療法などを行う職種
- 3年以上の専門的な勉強と国家試験の合格が必要
- 病院、在宅医療でも理学療法士の活躍の場は広がっている

理学療法士が行う主なリハビリ手法

運動療法

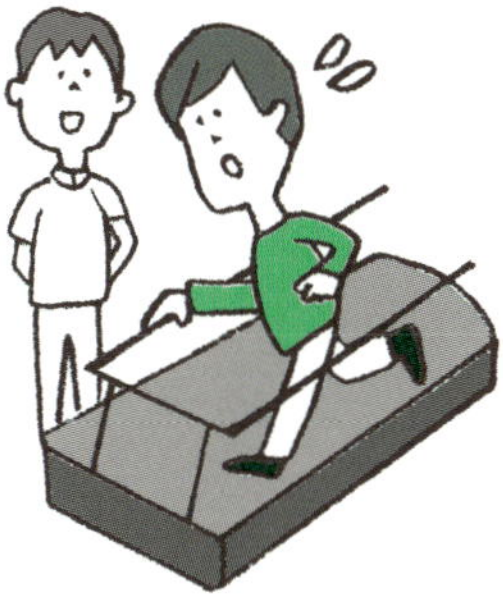

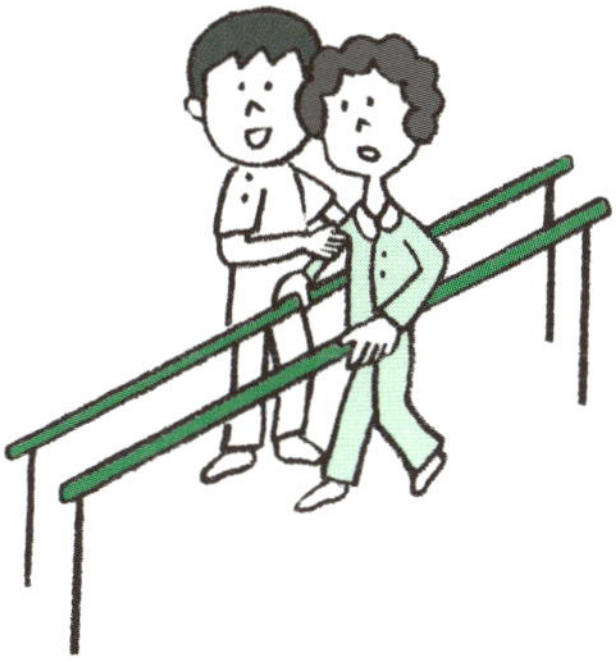

関節の曲げ伸ばしで関節の可動範囲を広げたり、歩行訓練など体を動かして筋力を増強し、運動の再学習を行う療法。
筋力強化訓練・関節可動域訓練・歩行訓練・基本動作訓練などがある。

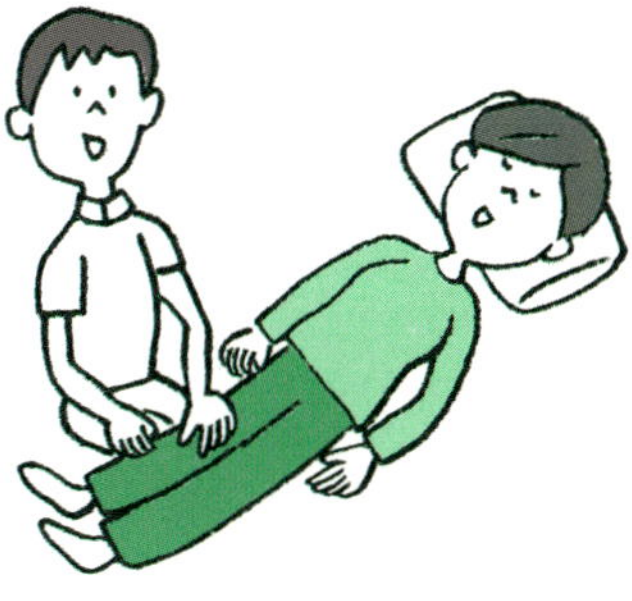

物理療法

マッサージや電気、温熱、光線等により痛みを和らげて関節の可動範囲を広げるなどして、生活動作を容易にする療法。

温熱療法・電気療法・光線療法・機械的療法などがある。

日常生活動作（ADL）訓練

病気などにより困難になった日常生活に必要な基本動作（移動、食事、トイレ、入浴など）を評価して、できるだけ自立できるようにする指導・訓練。必要であれば補助具の検討もする。

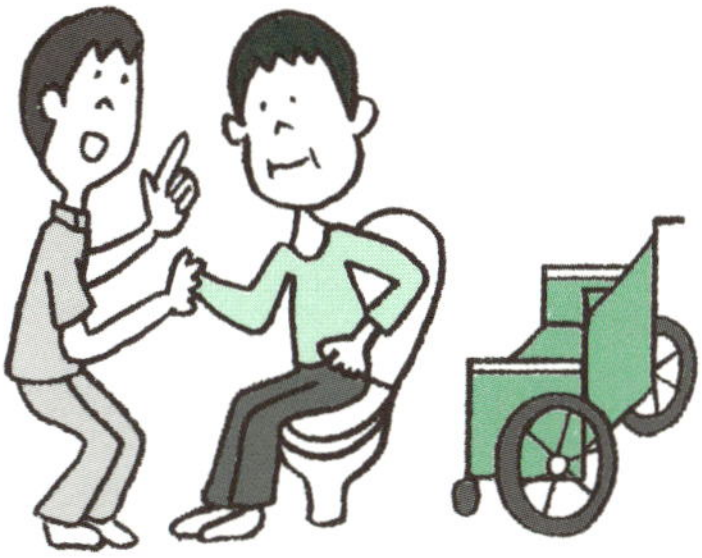

3-11 作業療法士・言語聴覚士ほか

作業療法士、言語聴覚士など、ほかにもリハビリの専門職種が医療現場で活躍しています。

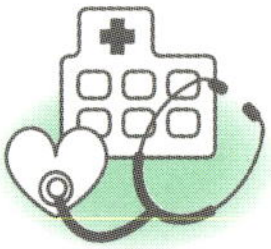

作業療法士とは

理学療法士のほかにも、リハビリ関連職種として、**作業療法士**（OT）、**言語聴覚士**（ST）、**視能訓練士**（ORT）、**義肢装具士**（PO）といった職種があり、リハビリに力を入れる病院や介護施設、在宅医療・介護の現場で働いています。すべて、チーム医療の中で、機能回復訓練や補助具の製作などを行う国家資格です。

作業療法士は、身体や精神に障害がある人に対して、手芸、陶芸、工作、音楽などの作業療法を行う職種です。食事や衣服の着脱、トイレなどが自分でできるように日常生活動作訓練を行い、手先を使ったリハビリやその人に合った道具の提案なども行います。病院、リハビリ施設、介護施設のほか、高齢者や精神障害者を対象にしたデイサービスセンターなどでも活躍しています。

義肢装具士と言語聴覚士

義肢装具士は、義手、義肢、ギプス、装具などの選定、製作をしています。義肢や装具をつけたときの不具合の調整や患者の不安の軽減も仕事の1つです。

また、視能訓練士は、弱視や斜視など眼の機能に障害を持つ人に対する訓練を行います。視力、視野、屈折、眼圧、眼球運動、色覚といった眼科の検査も実施します。

一方、言語聴覚士は、言語、音声、構音、聴覚、嚥下などに障害のある人の機能回復や維持のための訓練や検査を行います。喉頭がんなどで声帯を失いうまく話せない人のリハビリをサポートし、脳卒中後の言語障害、嚥下障害（うまく飲み込めない）のリハビリにも欠かせない職種になっています。

Point

- **作業療法士は障害がある人に日常生活動作訓練を実施**
- **言語聴覚士は言語障害、嚥下障害の改善をサポート**
- **リハビリは専門職種と医師、看護師のチームで行う**

リハビリ資格を取るには

作業療法士

作業療法士養成の専門学校、短大（3年）、大学（4年）を修了
（理学療法士資格を持つ人は2年でOK）

↓

国家試験に合格

↓

病院、介護施設などに就職

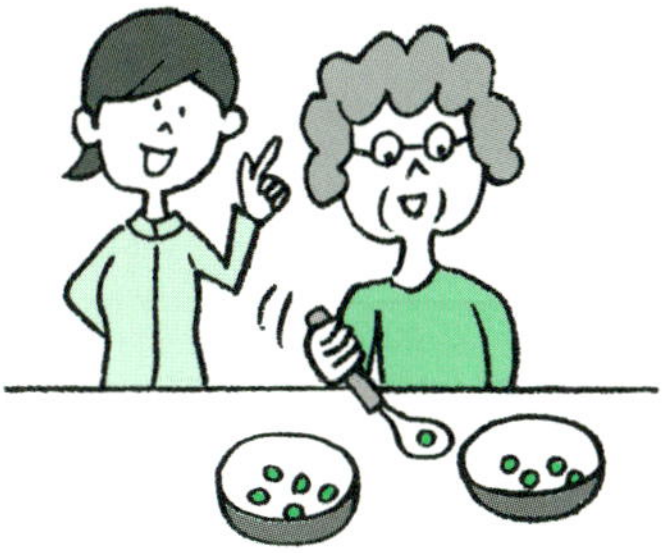

義肢装具士

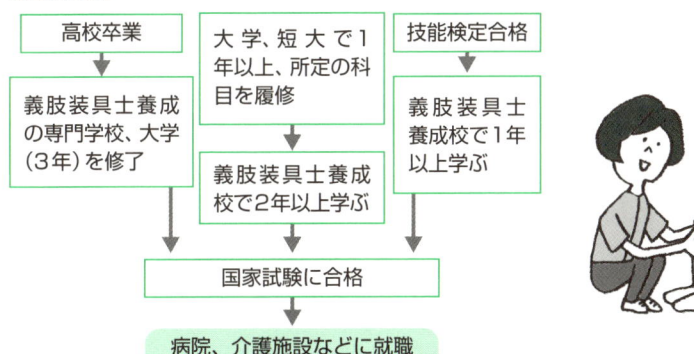

- 高校卒業 → 義肢装具士養成の専門学校、大学（3年）を修了
- 大学、短大で1年以上、所定の科目を履修 → 義肢装具士養成校で2年以上学ぶ
- 技能検定合格 → 義肢装具士養成校で1年以上学ぶ

↓

国家試験に合格

↓

病院、介護施設などに就職

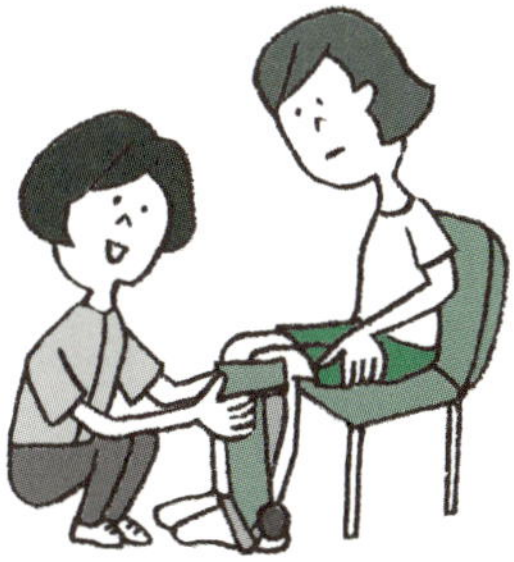

言語聴覚士

- 高校卒業 → 言語聴覚士養成の専門学校か短大（3年）、大学（4年）を卒業
- 大学卒業 → 言語聴覚士養成の専修学校（2年）を修了
- 大学指定校 → 書類審査

↓

国家試験に合格

↓

病院、介護施設などに就職

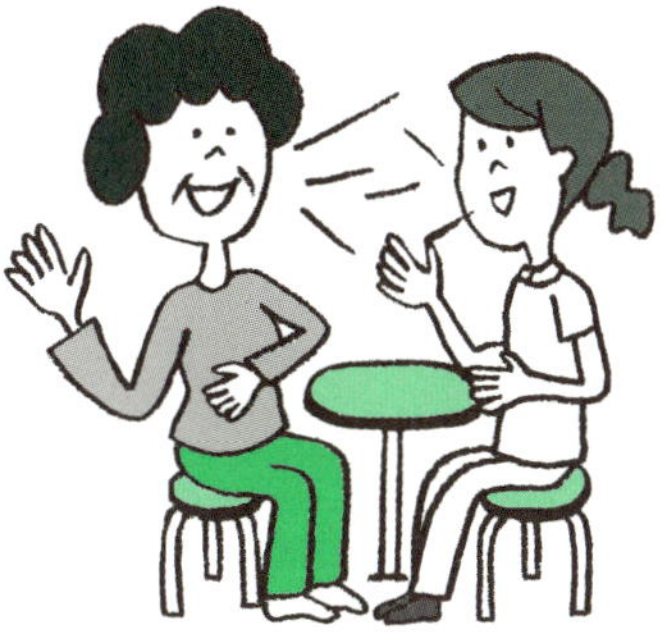

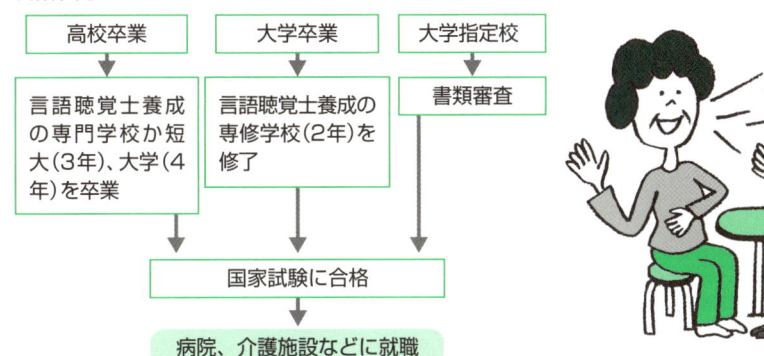

3-12 医療ソーシャルワーカー

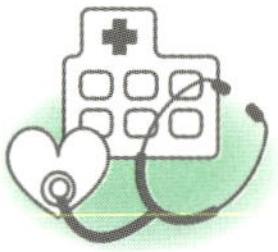

病院には、患者と家族の精神的、経済的、社会的な不安を解消するサポーターが必要です。

ソーシャルワーカーの役割

病気やけがをしたとき治療費が支払えるか、仕事はどうするかなど経済的な不安を抱える患者が増えてきました。そうした経済的な心配や精神的な不安、職場への復帰、転院、在宅医療への移行など、医療に関するさまざまな相談にのる職種が、**医療ソーシャルワーカー（MSW）**です。

この職種は、医療法上は、病院にいなければ医療が行えないというものではありません。それでも、国や自治体の患者支援制度に詳しく、ほかの医療機関や介護施設にも幅広いネットワークを持つ医療ソーシャルワーカーを置く病院が増えています。医療ソーシャルワーカーのいる相談窓口があるかどうかは、その病院の質を見極める機能評価の対象にもなっています。院内でのトラブルや行き違いが増える中で、そういったトラブルを解消し、患者と医療者との間の橋渡しをする医療ソーシャルワーカーの役割は重要になっているのです。

社会福祉士と精神保健福祉士

資格がなければ医療ソーシャルワーカーになれないわけではありませんが、この職種についている人の中には、**社会福祉士**の資格を持つ人が多いのが現状です。社会福祉士は、身体上もしくは精神上の障害がある人や環境上の理由で日常生活を営むのが困難な人に対して、福祉に関する相談、助言、指導を行う国家資格です。

また、精神病院など精神疾患や障害を抱える人が多い医療機関では、精神保健福祉領域のソーシャルワーカーの国家資格である**精神保健福祉士**が精神障害者の支援にあたっています。

Point

- **精神的・社会的・経済的悩みの解決を図るサポーター役**
- **転院、在宅医療への移行も橋渡し**
- **社会福祉士や精神保健福祉士の資格を持つMSWが多い**

医療ソーシャルワーカーに期待される業務の範囲

(1) 療養中の心理的・社会的問題の解決、調整援助

①受診や入院、在宅医療に伴う不安等の問題の解決を援助し、心理的に支援すること
②社会資源の活用を念頭に置いて、療養中の家事、育児、教育就労等の解決を援助
③在宅療養環境整備のため、患者の生活と傷病の状況に応じたサービスの活用を援助
④傷病や療養に伴う家族関係の葛藤や家族内の暴力に対応し、家族関係の調整を援助
⑤患者同士や職員との人間関係の調整を援助すること
⑥学校、職場、近隣等地域での人間関係の調整を援助すること
⑦がん、エイズ、難病等傷病の受容が困難な場合に、その問題の解決を援助すること
⑧患者の死による家族の精神的苦痛の軽減・克服、生活の再設計を援助すること
⑨心理的・社会的問題の解決援助のために患者会、家族会等を育成、支援すること

(2) 退院援助

①通院・退所する患者の生活及び療養の場の確保について話し合いを行い、傷病や障害の状況に応じたサービスの利用の方向性を検討し、これに基づいた援助を行う
②介護保険制度の利用が予想される場合、制度の説明を行い、その利用の支援を行う
③転院のための医療機関、介護保険施設、社会福祉施設等の選定を援助すること
④転院、在宅医療等に伴う患者、家族の不安等の問題の解決を援助すること
⑤住居の確保、傷病や障害に適した改修等住居問題の解決を援助すること

(3) 社会復帰援助

(4) 受診・受療援助

(5) 経済的問題の解決、調整援助

入院、入院外を問わず、患者が医療費、生活費に困っている場合に、社会福祉、社会保険等の機関と連携を図りながら、福祉、保険等関係諸制度を活用できるように援助

(6) 地域活動

患者のニーズに合致したサービスが地域において提供されるよう、関係機関、関係職種等と連携し、地域の保健医療福祉システムづくりに参画する

（「医療ソーシャルワーカー業務指針」（厚生労働省保健局長通知）より一部省略）

3-13 臨床検査技師

診断に欠かせない検査の場でも専門職が活躍しています。

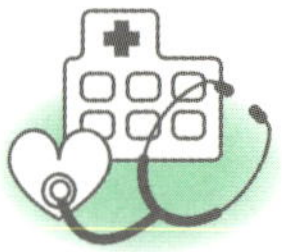

臨床検査技師の仕事

病気の診断を行うためには、さまざまな検査が必要になります。その検査を行う専門職が**臨床検査技師**です。臨床検査技師になるには、４年制の大学、３年制の短期大学、あるいは専門学校で、臨床検査技師の養成課程を修了し、国家試験に合格する必要があります。

臨床検査技師の業務は、医師または歯科医師の指示の下、微生物学的検査、血清学的検査、血液学的検査、病理学的検査、寄生虫学的検査、生化学的検査を行うことです。医師の診療の補助として患者の採血をすることもあります。

実施できる検査の範囲は、臨床検査技師等に関する法律で決められています。臨床検査技師が行えるのは、具体的には、①一般検査（尿検査、便検査など）、②血液検査、③生化学検査（血液を遠心分離器にかけ、血清中の物質を化学的に分析）、④感染の有無や腫瘍マーカーなどを調べる免疫検査、⑤微生物検査、⑥病理・細胞診検査などです。

医師の補助で行う検査

心電図、呼吸機能検査、脳波検査、超音波検査、眼底写真検査、眼振電図検査、聴力検査など、人体を検体とする生理学検査については、医師の補助として行う場合にのみ実施が認められています。

医療機関で働く臨床検査技師は約４万８０００人で、検査会社で働く技師もいます。がんの診断に欠かせない細胞診（スライドガラスにつけられた細胞を顕微鏡でみて悪性度をみる検査）を行う「**細胞検査士**」や「**超音波検査士**」といった、より専門的な認定資格を目指す技師も増えています。

Point

- **臨床検査技師が実施できる検査は法律で決められている**
- **検体検査は医師の補助としてのみ実施できる**
- **細胞検査士、超音波検査士といった高度な専門資格も出現**

臨床検査技師の活躍

臨床検査技師は病院、健診機関、検査会社で活躍している

一般検査…尿検査、便潜血検査、髄液検査、関節液検査など。

血液検査

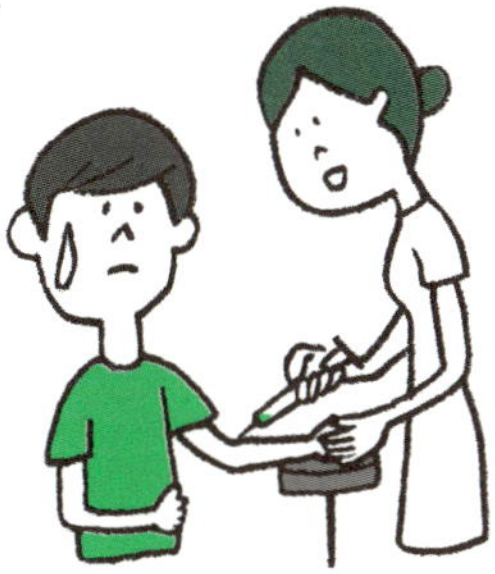

血液を採取し、病気の有無や病状を調べる。

病理検査

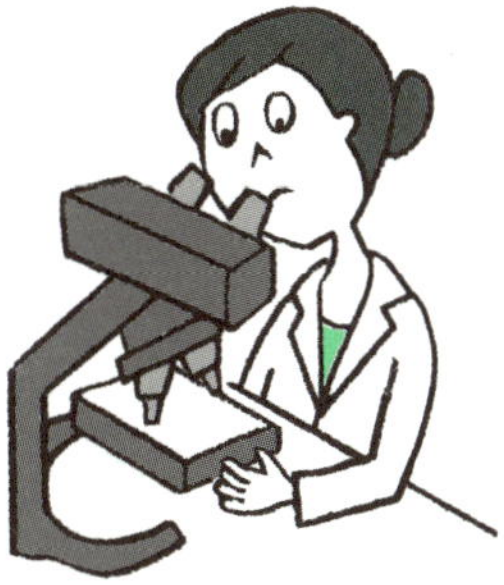

検査や手術で採取された細胞、組織、臓器の一部を顕微鏡でみて、良性か悪性かなどを判断する。

生化学検査

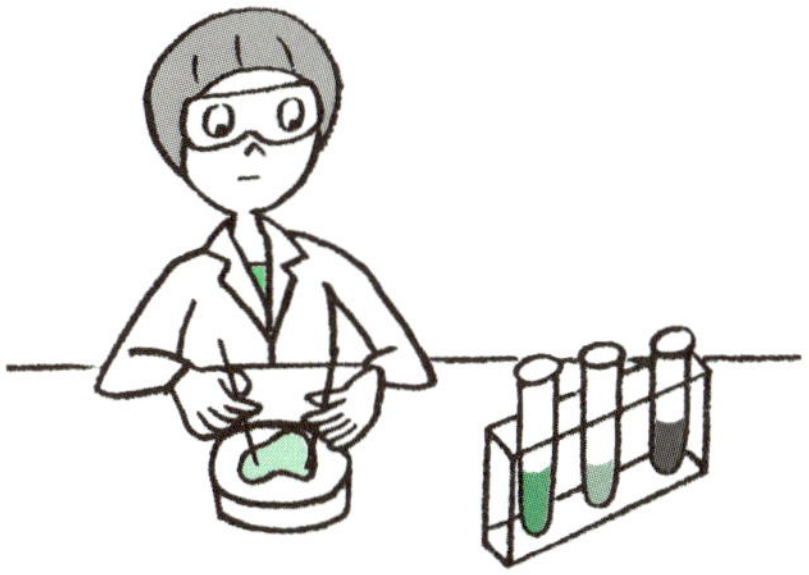

採取した血液を分析装置などで分析し数値化する。

生理学的検査

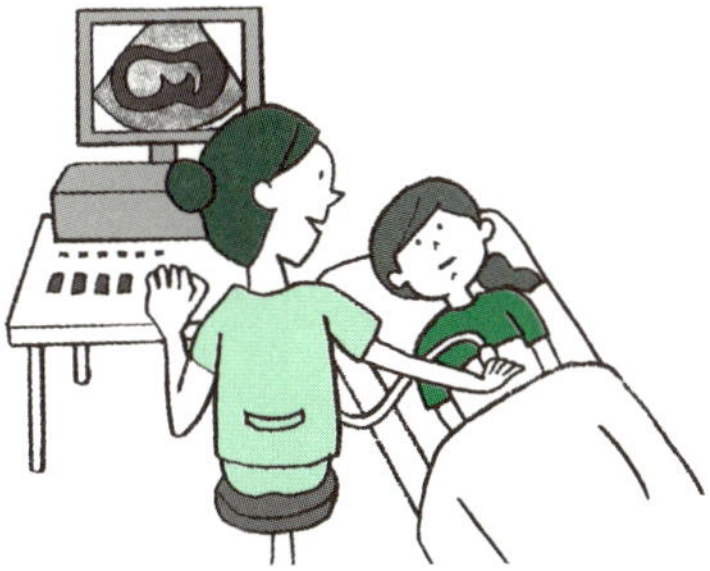

患者の体を直接調べる検体検査。心電図、超音波、脳波検査など。

免疫検査…液を調べ、感染によってできた抗体があるかどうかを調べたり、ホルモンの量などを分析する。

微生物検査…喀痰（痰）や便などを分析し、ウイルス、細菌、真菌の有無や感染の原因を調べる。

3-14 診療放射線技師・医学物理士

画像診断や放射線治療には技師や物理士の存在が不可欠です。

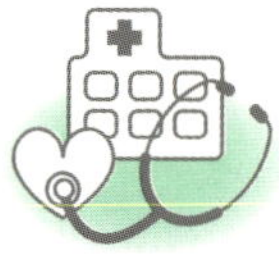

診療放射線技師とは

　診療放射線技師になるには、厚生労働省の定める養成機関を卒業し、国家試験に合格しなければなりません。養成機関には、３年制の短期大学または専門学校、４年制の大学があります。放射線検査機器の進歩や治療の高度化と共に、３年制教育機関の４年制への移行が進んでいます。

　診療放射線技師の業務は、主に、Ｘ線検査、ＣＴ検査、血管造影検査、核医学検査など放射線を使った検査と、がんなどの放射線治療です。放射線を使った検査や治療の実施は、診療放射線技師と医師、歯科医師にしか認められていません。

医学物理士とその課題

　がんの放射線治療は、コンピューター化され、複雑な計算が必要になってきています。放射線治療による事故を防止するためにも、特別な講習や認定試験を受け、**放射線治療品質管理士**の資格を取る診療放射線技師も増えてきています。

　また、最新の放射線治療を行う場合には、病巣にのみ強い放射線を当て、周囲の組織に後遺症が出ないように、コンピューターで細かい計算をする必要があります。**医学物理士**は専門的な知識をフルに生かして、そういった計算を行う新たな専門職種です。

　放射線治療には欠かせない職種になりつつありますが、国家資格ではなく、医学物理士がいなくても診療報酬は同じであるため、医学物理士がいる病院はまだ少ないのが実情です。診療放射線技師が専門性を高めるために、医学物理士の資格を取るケースもあります。アメリカでは大勢の医学物理士が放射線治療の現場で活躍しています。

Point

- **診療放射線技師は画像診断検査と放射線治療の担い手**
- **放射線検査ができるのは診療放射線技師、医師、歯科医師のみ**
- **放射線治療のＩＴ化で医学物理士の役割不可欠に**

医学物理士になるには

日本医学物理学会正会員で次のうちの１条件を満たす者。

1. 機構認定の医学物理学大学院教育課程（レジデントカリキュラムを含む）に在籍１年以上の者
2. 理工学系修士（取得見込みを含む）以上の学歴を有し、医学物理に関する業績を有する者
3. 放射線技術系の修士（取得見込みを含む）以上の学歴を有し、医学物理に関する業績を有する者
4. 放射線技術系の学士を有し、医学物理に関する業績を有する者で医学物理における経験年数７年以上の者
5. 放射線技術系の学歴（当該教育課程を修了した場合に限る）を有するが学士を有せず、かつ医学物理に関する業績を有する者で医学物理における経験年数８年以上の者
6. 学歴によらず医学物理学分野の業績を有し、医学物理の発展に寄与する者と機構が特に認めた者

↓

（財）医学物理士認定機構の認定試験に合格

↓

医学物理士

放射線治療品質管理士制度

以下の１と２を満たしている

1. 放射線治療の実務経験２年以上の者で、治療品質管理に１年以上従事した者
2. 下記のいずれかの資格を持つ者

(1) 医学物理士認定機構（日本医学放射線学会）の医学物理士

(2) 放射線治療専門技師認定機構の「放射線治療専門技師」

↓

放射線治療品質管理機構の講習を受け、試験に合格

↓

放射線治療品質管理士

3-15 栄養士・管理栄養士

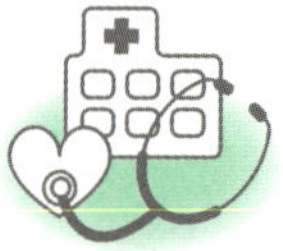

食事は治療の一環として重要な要素です。栄養指導、入院患者の献立作成を行う職種とは——。

栄養士になるには

病院では、入院患者が少しでも早く回復するように、病状に応じた食事を提供しています。また、生活習慣病の患者も増えており、病気の治療のために栄養指導の重要性は年々高まっています。

栄養士と**管理栄養士**は、医師の食事せんによる献立作成や栄養管理、栄養指導を行う専門職種です。栄養士の免許は、厚生労働省が指定した2年制あるいは3年制の短期大学か専門学校を卒業すれば取得できます。

高まる管理栄養士のニーズ

一方、管理栄養士になるには、4年制の大学などで管理栄養士養成課程を修了するか、栄養士として一定の実務経験を積み、国家試験に合格する必要があります。たとえ、給食の調理を外注している病院であっても、管理栄養士が入院患者や外来患者に対して行う栄養指導は、生活習慣病などの治療の一環として非常に重要です。自宅へ帰ってからの食事が心配な患者・家族に対して、食事の工夫をアドバイスし、栄養相談を行う場合もあります。

病院では、100床以上に1名の栄養士、1回300食以上または1日750食以上の施設では1名以上の管理栄養士の配置が努力規定になっています。

病院で働く栄養士は約6000人、管理栄養士は約1万8000人です。診療報酬で、医師の指示に基づき管理栄養士が栄養指導を行ったときのみ「外来栄養食事指導料」「入院栄養食事指導料」「集団栄養食事指導料」が算定できるなど、より専門的な栄養指導が求められるようになっているため、管理栄養士を置く病院が増えています。

Point

- **生活習慣病の増大で栄養管理・指導の役割が重要に**
- **管理栄養士は所定の教育を受け国家試験合格が必須**
- **専門的な栄養指導を行える管理栄養士を置く病院が増加**

管理栄養士になるには

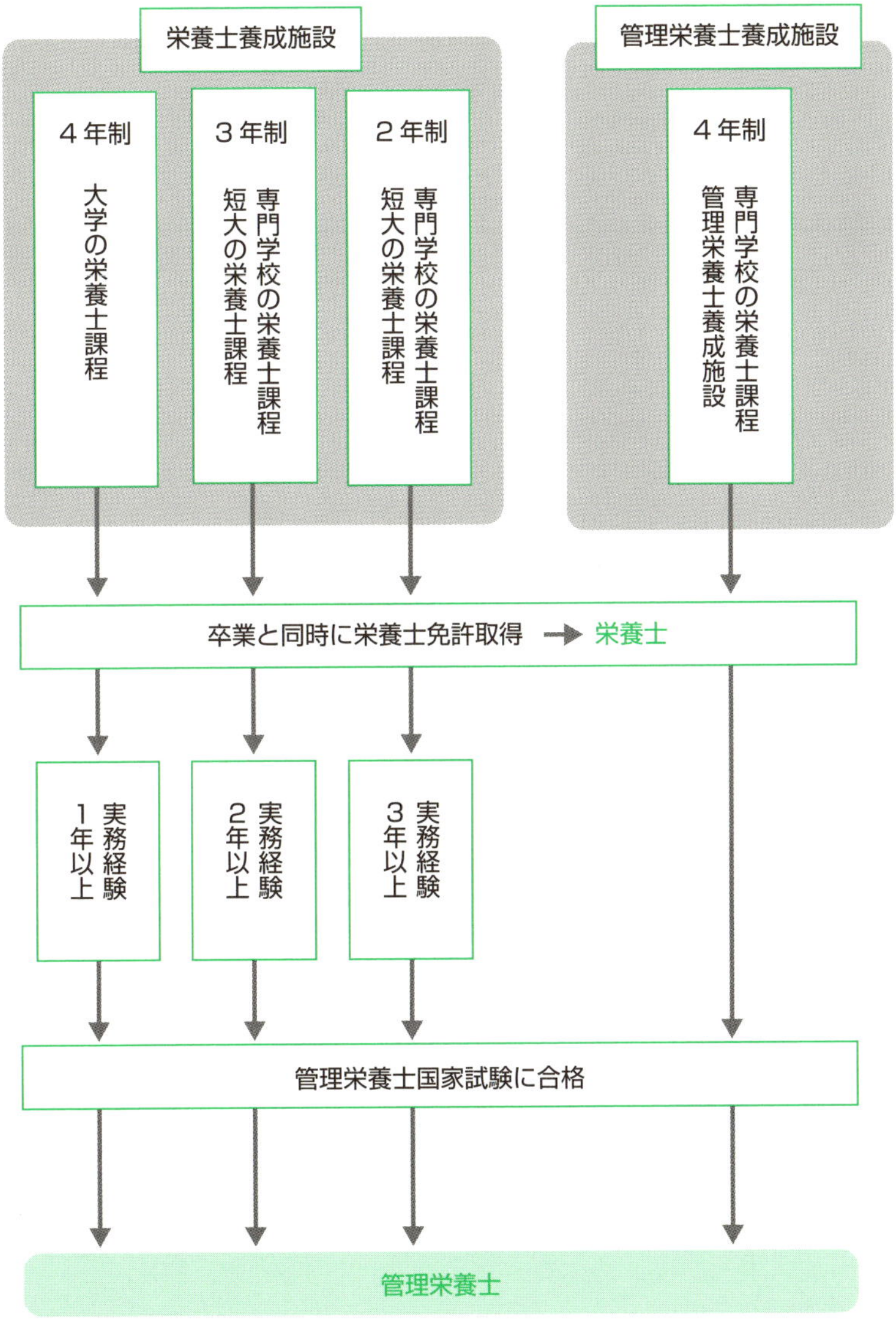
栄養士養成施設
4年制
大学の栄養士課程
3年制
専門学校の栄養士課程
短大の栄養士課程
2年制
専門学校の栄養士課程
短大の栄養士課程
管理栄養士養成施設
4年制
専門学校の栄養士課程
管理栄養士養成施設
卒業と同時に栄養士免許取得
栄養士
実務経験
1年以上
実務経験
2年以上
実務経験
3年以上
管理栄養士国家試験に合格
管理栄養士

3-16 介護福祉士

高齢社会の進展と共に介護専門職の活躍の場も広がりつつあります。

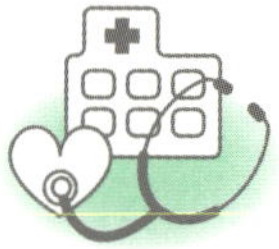

介護福祉士の役割

介護福祉士は、身体上あるいは精神上の障害がある人に対して、専門的な知識と技術を駆使して介護にあたる国家資格です。また、自宅に介護を必要とする人がいる家族への助言や指導、相談も介護福祉士の重要な仕事の1つです。

資格登録者は約90万人いますが、活躍の場は介護施設が中心です。医療機関では、療養型の病院やリハビリ施設などを中心に、約3万1000人の介護福祉士が働いています。急性期の治療を行う病院でも、特に高齢の患者で介護を必要とするケースが増えているため、がんのチーム医療にこの職種を加える病院もあるなど、介護福祉士の活躍の場は広がりつつあります。

この資格を取るには、3年以上介護施設などで働くか福祉系高校を卒業して実務経験を積み、国家試験に合格する必要があります。また、2～4年制の養成施設（専門学校、短大、大学）を卒業すれば、介護福祉士の資格が得られます（2011年まで）。

利用者の生活の質を高める職種

現在は、介護をホームヘルパーが担っている部分も大きいのですが、厚生労働省の社会福祉協議会介護保険部会は、「介護保険制度の見直しに関する意見」の中で、「介護職員については、まず、資格要件の観点からは、将来的には、任用資格は『介護福祉士』を基本とすべき」としています。施設や在宅での介護の質の向上を図るため、今後は、介護福祉士中心に介護が進められる可能性もあります。離職率が高いことが問題になっていますが、やりがいも大きい職種です。

Point

- 身体的、精神的な障害がある人を介護する専門家
- 活躍の場は介護施設中心。病院で働く介護福祉士は約4％
- 将来的にホームヘルパーより介護福祉士中心になる可能性大

介護福祉士になるには

【2011年度まで】

実務経験ルート
- 実務経験3年以上 → 介護福祉士国家試験受験者（受験申込時いずれかのコースを選択）
 - 筆記試験 → 実技試験 → 介護福祉士 資格取得（登録）

福祉系高校ルート
- 福祉系高校卒業 → 介護福祉士国家試験受験者（受験申込時いずれかのコースを選択）
 - 介護技術講習 → 筆記試験 →（実技試験免除）→ 介護福祉士 資格取得（登録）

養成施設ルート
- 高等学校卒業
 - 介護福祉士養成施設（2年以上）
 - 福祉系大学等 → 介護福祉士養成施設1年以上（社会福祉士）
 - 社会福祉士養成施設等 → 介護福祉士養成施設1年以上（社会福祉士）
 - 保育士養成施設等 → 介護福祉士養成施設1年以上（保育士）
- → 介護福祉士 資格取得（登録）

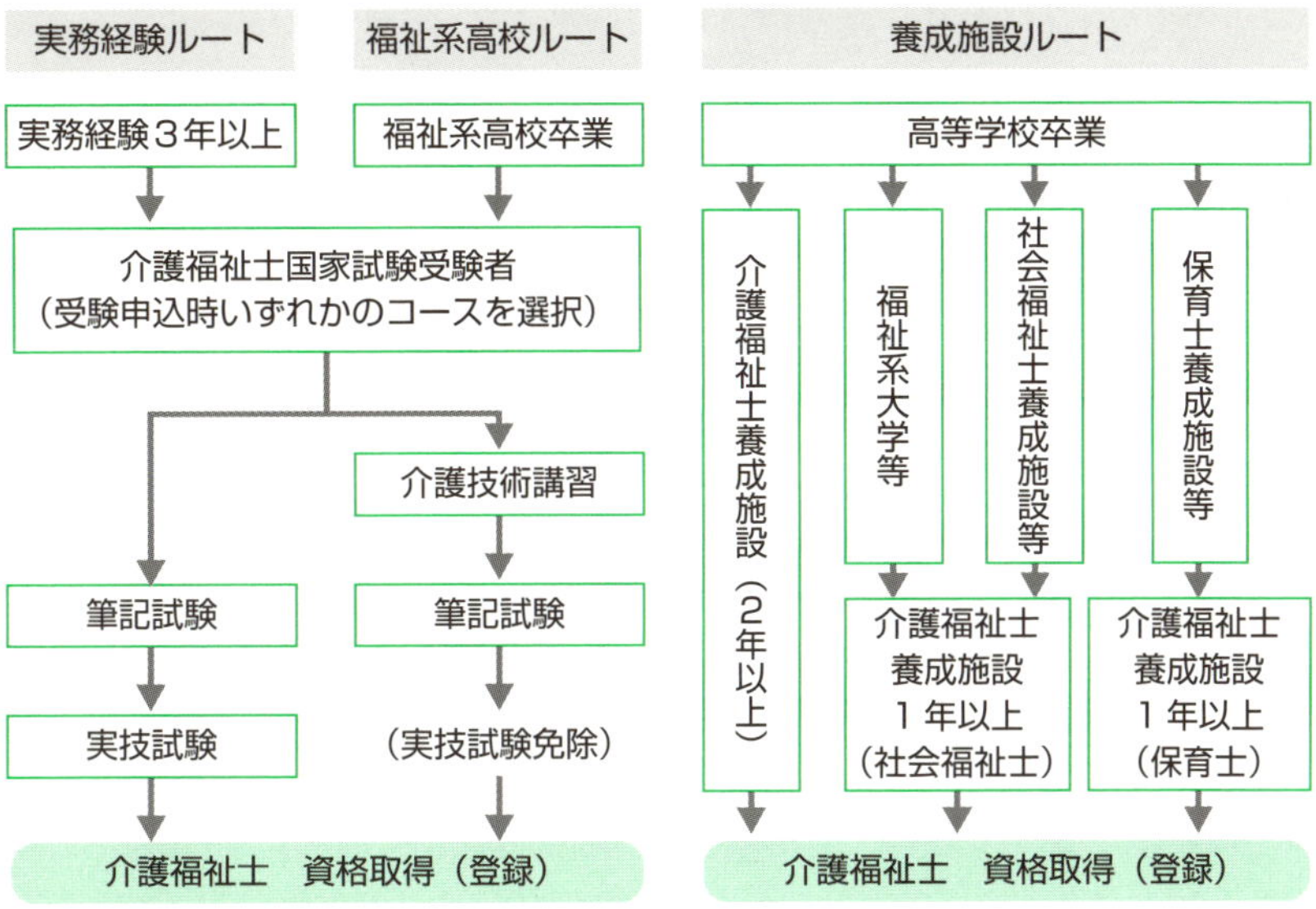

【2012年度以降】

実務経験ルート
- 実務経験3年以上 ＋ 養成施設6ヶ月以上

福祉系高校ルート
- 2008年度以前入学者
- 34単位（高校）33単位（専攻科）2009〜13年度入学者 → 実務経験9ヶ月以上
- 2008年度以前入学者

養成施設ルート
- 高等学校卒業
 - 介護福祉士養成施設（2年以上）
 - 福祉系大学等 → 介護福祉士養成施設1年以上（社会福祉士）
 - 社会福祉士養成施設等 → 介護福祉士養成施設1年以上（社会福祉士）
 - 保育士養成施設等 → 介護福祉士養成施設1年以上（保育士）

↓ 介護福祉士国家試験 → 介護福祉士 資格取得（登録）

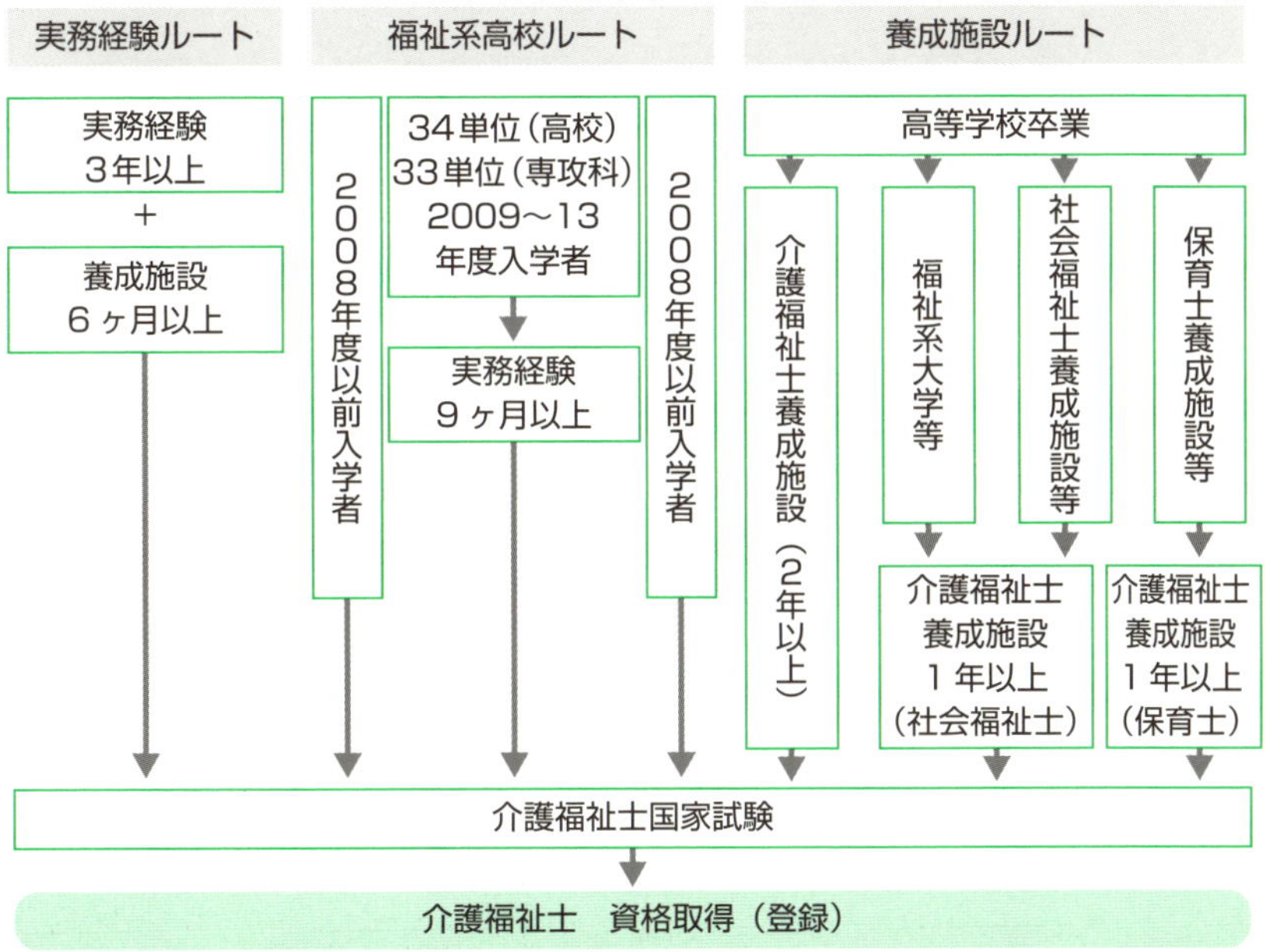

Column

薬物治療の一翼担う「MR」

病院の中で働いているわけではありませんが、製薬会社のMR（医薬情報担当者）は、医療関係者が薬を適切に使い、患者を薬害や副作用から守るために重要な職種です。

MRは製薬会社の営業職ですが、仕事内容は単なる新薬の販売促進ではありません。主な仕事は、病院や薬局を回って、医師や薬剤師などに自社の医薬品の品質、有効性、安全性に関する情報を提供し、副作用情報を収集することです。

製薬会社の営業職ははかつてプロパーと呼ばれていました。プロパーには価格決定権があったため、医師の接待、景品販売、添付販売が横行していた時代がありました。しかし、1991年に独占禁止法の改正によってプロパーの価格決定が禁止され、製薬会社は大きな転換を迫られました。業界団体の日本製薬団体連合会は、93年、医療機関への金銭の提供を禁止し、医薬品の品質、有効性、安全性に関する情報を最もよく知っている薬情報のプロであるMRが誕生したのです。

MRになるには国家資格などは必要ありませんが、業界が自主的に行っている認定制度があります。試験は年1回で、疾病と治療、薬理学、薬剤学、添付文書などの知識が問われます。MRは全国に約6万人。MR認定証がなくても製薬会社の営業にはなれますが、最近では、認定証のないMRの出入りを禁じている病院もあるくらいです。

医師や薬剤師の中には、適切な情報を提供してくれるMRがいる会社の薬を選ぶ人もおり、薬を選択する際、MRの提供情報を非常に重視しています。医薬品の情報は複雑になる一方で、作用機序、他国での使用状況、副作用も含めて情報を提供するMRは、薬物治療の一翼を担っているといってもよいでしょう。

第4章

病院にある検査・治療機器

医療の大きな進歩は、医療機器やコンピューターの発達のお陰でもあります。検査や治療に使う医療機器は、患者の体や心への負担、侵襲を減らす方向へ進歩してきています。

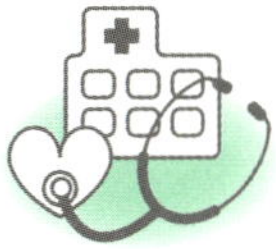

4-1 X線検査

X線検査は病気やけがの診断のために古くから使われている簡便な検査法です。

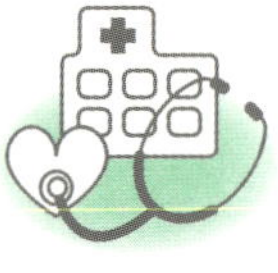

画像検査の基本中の基本

X線検査は、体の内部を可視化する画像診断の中で、最も簡単で経済的な検査法です。発見者で、第1回ノーベル物理学賞を受賞したヴェルヘルム・コンラート・レントゲンの名前にちなんで、レントゲン検査とも呼ばれます。**X線**は、空港などでの手荷物検査にも使われていますが、病院では、骨、肺、腹部の状態や腫瘍の有無などを調べるために使います。現在は、フィルムはほとんど使われず、イメージプレートを使ってコンピューターに画像を写し出す方法が主流になっています。

X線検査では、体がX線を阻止した部分が白く写り、通過した部分は黒く写ります。人間の組織の中で透過度が低く白く写るのは骨や歯、逆に透過度が高く黒くなるのは皮膚、肺、筋肉などです。

検査機器は部位・目的別に多様化

検査機器は、**胸部X線装置**、**腹部X線装置**など、撮影する部位によって異なります。胸部X線装置は、主に、肺炎、肺がん、結核、気胸、心肥大など肺、心臓、縦隔の病気の診断のために使われます。また、腹部X線装置は、胆石、尿路結石、胃がん、腸閉そくなどの診断のために胃腸の様子を撮影する機器です。一方、乳がんの診断や早期発見に役立つ**マンモグラフィー**は乳房専用のX線撮影装置です。

さらにX線検査は、バリウムなどの造影剤を口や静脈から入れて撮影する**造影X線写真**と、薬を使わない**単純X線写真**とに分けられます。造影剤を使うと、単純X線撮影では写らない血管や消化管の状態まで撮影できます。

Point

- X線を使って骨の状態や腫瘍の有無を画像化
- 胸部X線装置、腹部X線装置、乳房X線装置など機器は多様化
- 造影剤を使う造影X線写真と単純X線写真がある

多様化するX線撮影装置

一般X線撮影装置

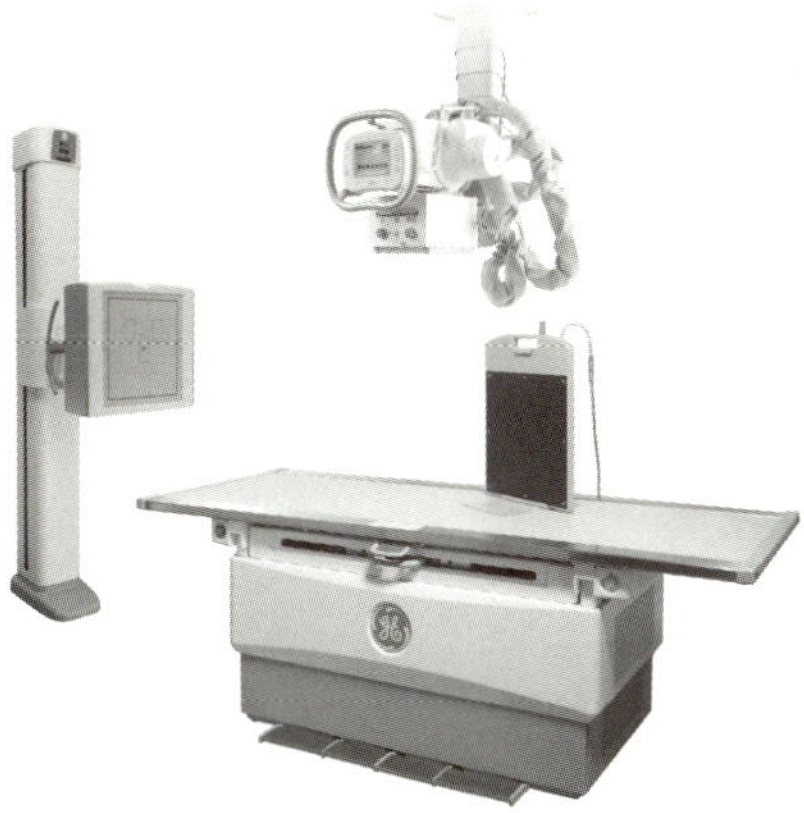

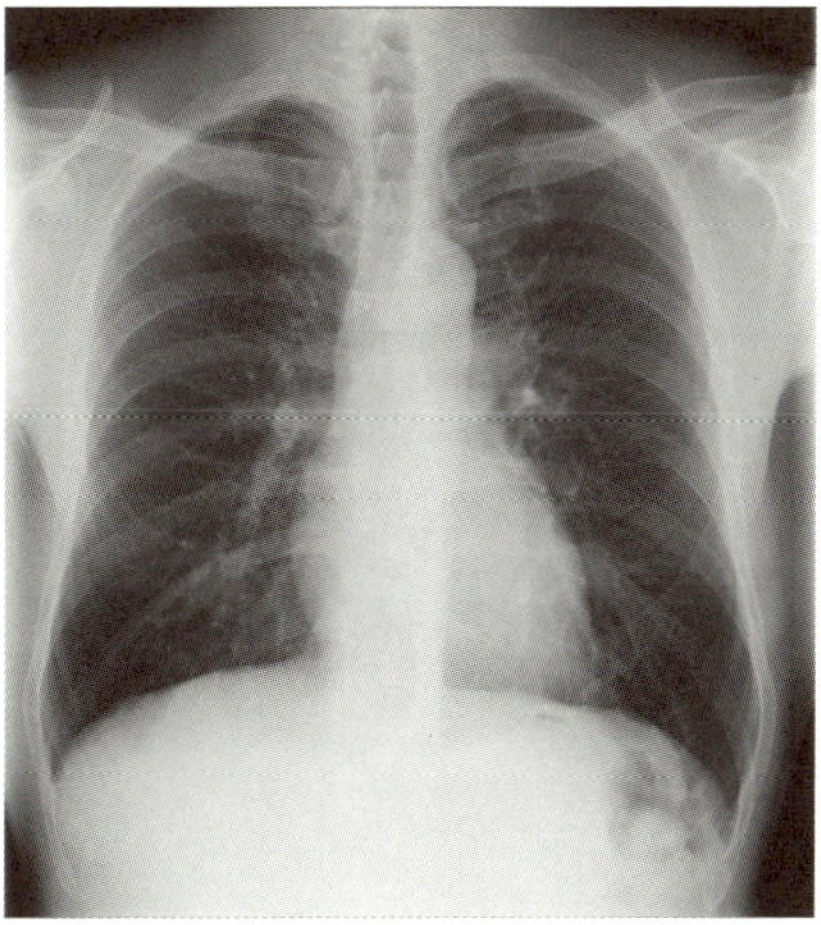

体がX線を阻止した部分が白く写り、通過した部分は黒く写る。

X線骨密度測定装置

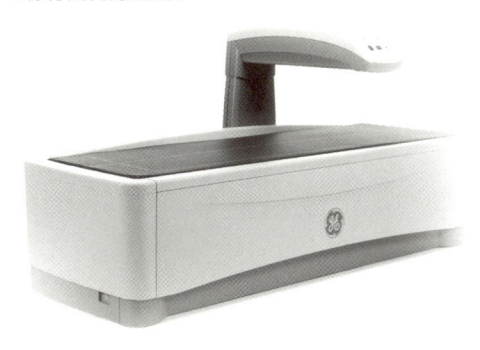

2種類の異なるエネルギーのX線を用いることによって、筋肉や脂肪などに関係なく骨成分だけを測定するDXA法により、骨密度の減少を早期に発見することができる。

マンモグラフィー（乳房X線撮影装置）

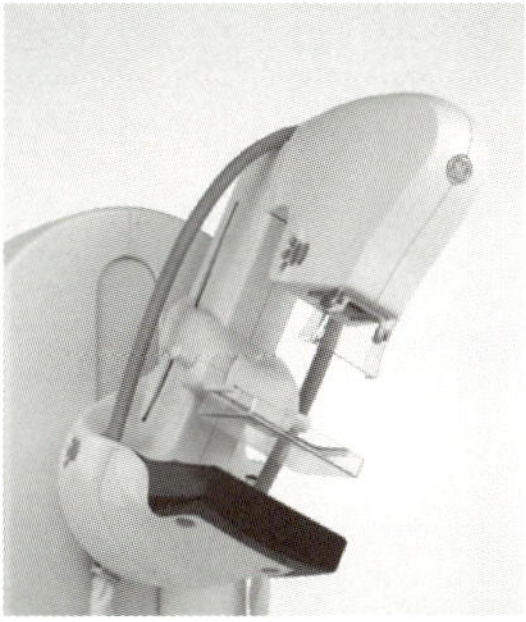

乳房はほぼX線透過性に差のない組織で構成されているため、専用のX線装置を使って撮影する。撮影の際には、乳房の厚さを均一にするため、乳房を圧迫するので多少の痛みを伴うことがある。

写真提供；GEヘルスケア・ジャパン株式会社

4-2 CT・MRI検査

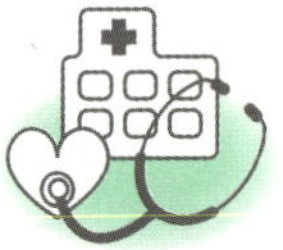

画像診断の発達で、メスや針を使わなくても、体内の状態がわかるようになってきました。

CTとは

CT（Computed Tomography：コンピューター断層撮影装置）は、さまざまな方向からX線を当てて体の断面を撮影し、コンピューター上でみる装置です。世界初のCTは、1953年、弘前大学の教授だった故高橋信次教授によって開発されました。広い意味では、**MRI**、**PET**（ポジトロン断層装置）など、コンピューターを使って体の断面図を撮影する検査法の総称をCTと呼ぶ場合もあります。一般的に、CT検査は、通常のX線検査で異常が見つかったとき、心臓、肺、肝臓、腎臓、骨などの状態を、さらに詳しくみるために行われます。

CT装置は短時間で多方向から、より精密な画像が得られる形に進化しています。中でも、ヘリカルCTは、寝台を動かしてらせん状に撮影する装置で、肺がんの早期発見に使われています。また、マルチスライスCTは、非常に短時間に0・5ミリ刻みの断面が撮れ、従来は難しかった縦方向の画像も得られる装置です。画像を撮影する検出器が64列、256列、320列といった高性能のタイプは、造影剤を使えば、常に動いている心臓や血管の状態も撮影できるので、心臓病の検査などに活用されています。

磁力を使った画像診断

MRI（Magnetic Resonance Imaging：核磁気共鳴画像装置）は、磁力を使って臓器などの断面図を撮影する装置で、特に脳や脊椎、子宮、卵巣、前立腺などの病変の診断に活用されています。放射線被ばくがないというメリットがありますが、磁気なので、ペースメーカーを使っている人などは利用できません。

Point

- **CTは日本人が発明した体の断面を撮影する装置**
- **短時間でより精密な画像が得られるように進化**
- **MRIは放射線被ばくがなくCTの苦手分野克服**

CT

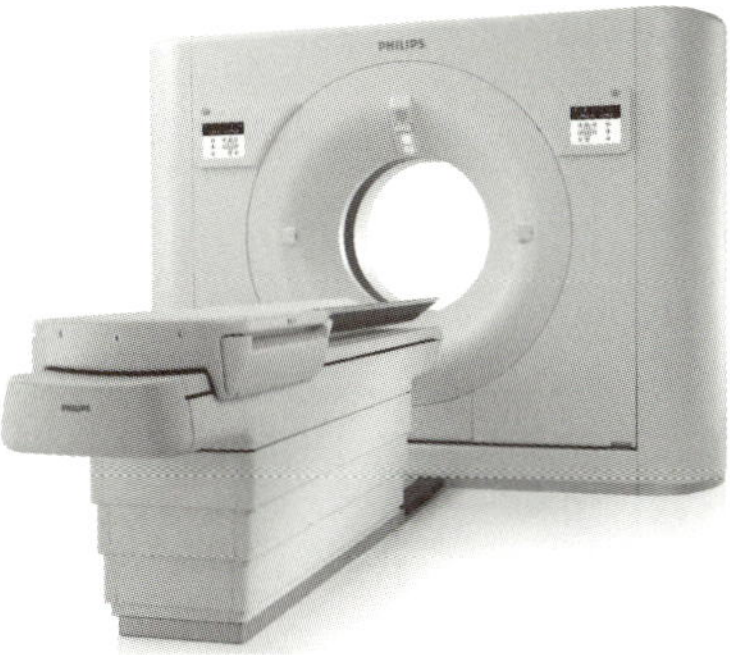

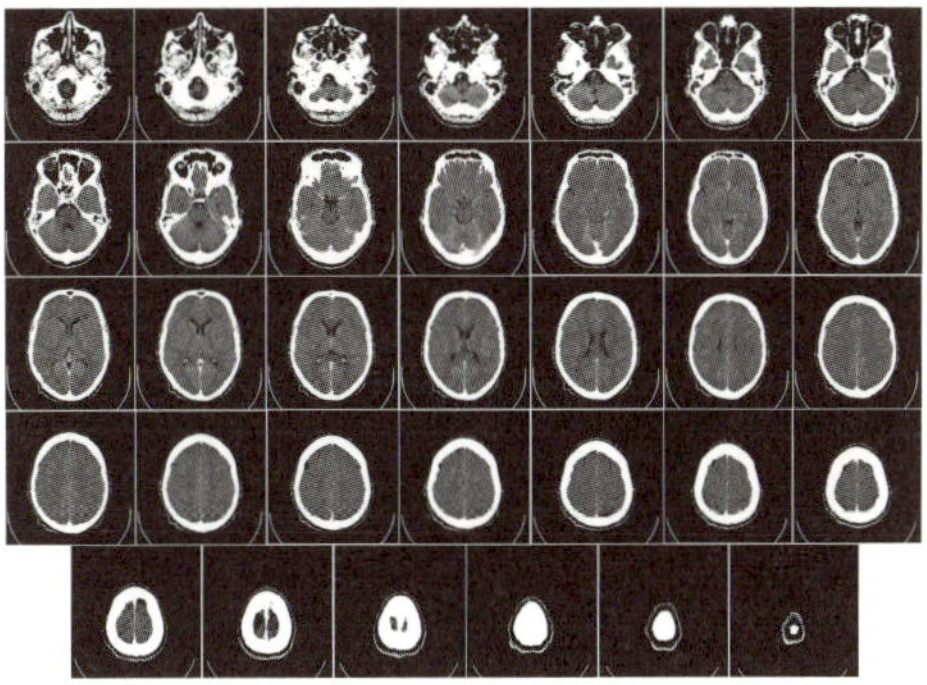

いろいろな角度からＸ線をあて、水平方向に輪切りにした断面画像をコンピューター上に示す。

MRI

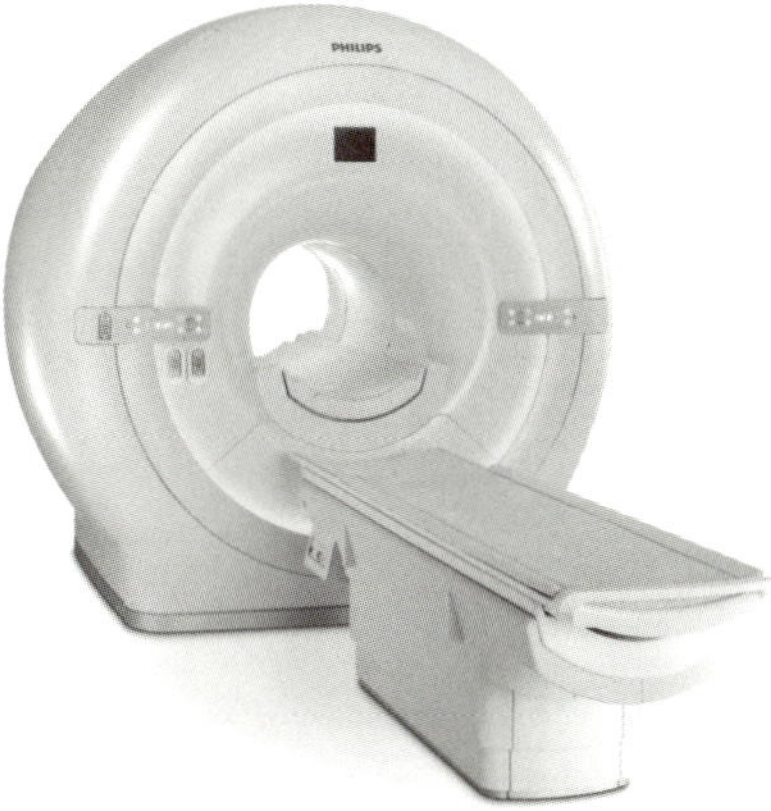

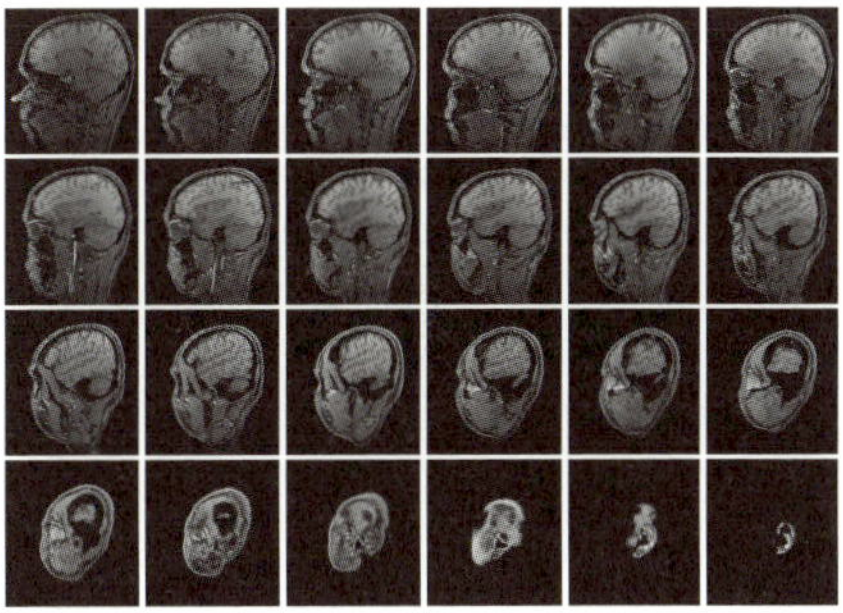

磁場と電波を用いて体内などの画像を撮影する。
被ばくの心配がなく、CTが苦手とする脳内や脊椎などの断面画像を撮影することができる。

機器写真提供：株式会社フィリップスエレクトロニクスジャパン
（※画像は当該機器で撮影したものではない）

4-3 超音波（エコー）検査

超音波検査は、最も侵襲の少ない画像診断検査。各科で活用されています。

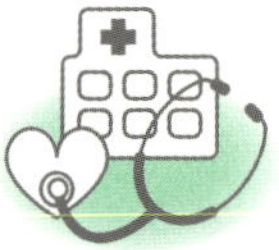

超音波検査装置の仕組み

超音波検査装置は、放射線や磁気も使わず、簡便で体への負担が非常に少ない画像診断検査法の1つです。検査機器自体も比較的小型なため、多くの医療機関に超音波検査機器が普及しています。

超音波検査装置は、人間の耳には聞こえない高い周波の**超音波**を発信し、返ってくる反射波（エコー）をコンピューターで処理して体の内部を画像化する機械です。

甲状腺、肝臓、腎臓、乳房、心臓、前立腺、卵巣、子宮、膀胱など、頭がい骨に包まれた脳以外、ほとんどの臓器の状態を調べることができます。リアルタイムで臓器の動きをみることができるので、臓器や病変の位置を確認しながら行う検査や治療に使われる場合もあります。

検査のやり方

検査の際には、通常、寝台に横になった状態で、みたい臓器の辺りの皮膚の上から**プローブ**を当て、それを上下左右に動かしながらモニターに映し出された画像や血流量を観察します。検査の前には、皮膚とプローブの間に空気が入らないように、超音波ゼリーを塗ります。調べたい部位によっては、座ったまま検査を受ける場合もあります。検査を受けるときに、痛みなどを感じることはありません。

腫瘍や炎症、ポリープ、結石などの病変がある場合には、正常な組織との境に影のようなコントラストができます。病変の大きさや深さを測ることも可能です。

また、妊婦健診の際に、胎児の成長をみる上で、超音波は欠かせない検査です。

Point

- **侵襲が少なく体の内部が画像化できるのがメリット**
- **脳以外ほとんどの臓器の検査に使用**
- **病変の大きさや深さも測れる**

超音波（エコー）装置と画像

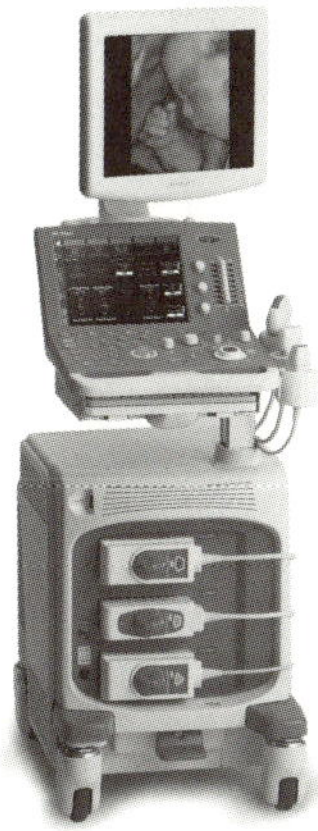

写真提供；日立アロカメディカル株式会社

高い周波の超音波を発信し、返ってくる反射波（エコー）をコンピューターで処理し、体の内部を画像化する。

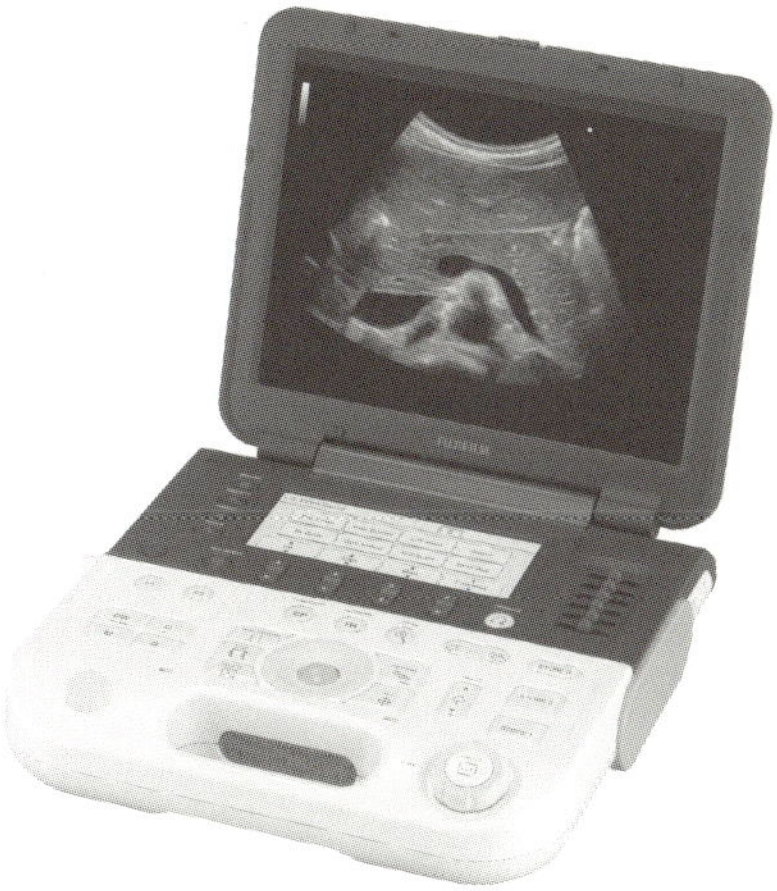

写真提供：富士フイルムメディカル株式会社

ポータブル式の超音波装置も出てきている。

エコー検査

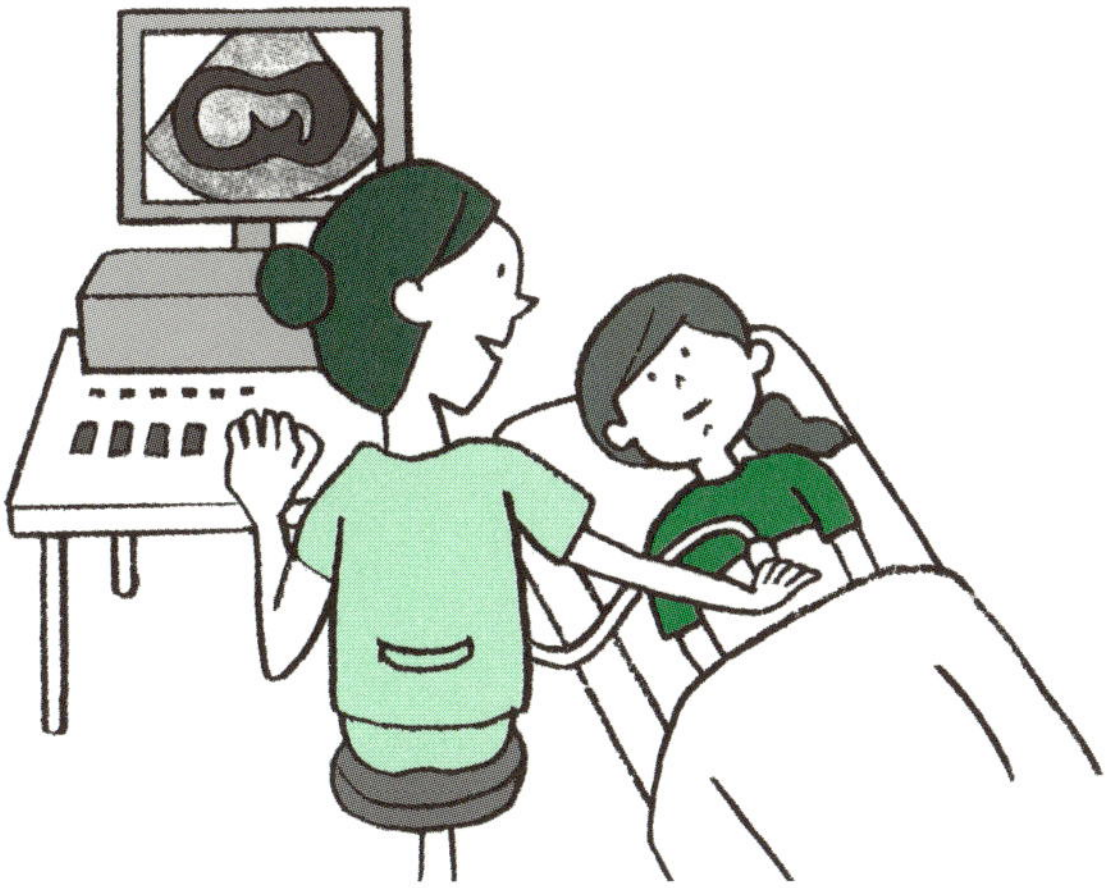

胎児の様子を確認するときや人間ドック、病変の有無、大きさを見るときなどによく使われる。

4-4 PET検査

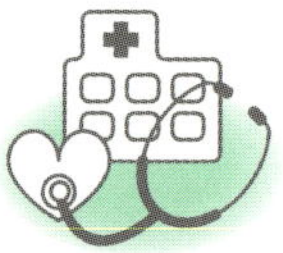

がんや認知症の診断に使われるPETは陽電子を利用した最新型の画像診断機器です。

PET検査の仕組みとメリット

PET（Positron Emission Tomography：陽電子放射断層撮影法、**ポジトロン**CT）装置は、ポジトロン（**陽電子**）というごく微量の放射線を出す物質を利用した画像診断機器です。ポジトロンを含んだ薬を注射し、PET装置を全身に当てて、ポジトロンから出た放射線の分布を画像化します。主に、がん、脳腫瘍、認知症、心臓病などの病気の診断に使われています。

PET検査では、全身を短時間で一度にみられるので、がんの早期発見や全身への転移の有無をみるために、この装置を活用する医療機関が増えています。ブドウ糖を含む薬を注射して、PET装置を全身に当てると、がん細胞の部分にブドウ糖が集中して画像化されます。特に、頭頸部のがんの検査にPETが役立つといわれており、PETを使ったがん検診も行われています。

PETの限界

ただ、国立がん研究センター（当時・国立がんセンター）の研究では、PET検診だけでは、肺、胃、大腸などの早期がんを見逃す恐れがあるという結果が出ています。PET検診だけで一般的ながん検診を受けないのでは片手落ちです。

装置が高価であるため、PET検査を受けるにはかなり費用がかかります。この装置を使った検査に保険が使えるのは、がんの転移の診断時やてんかんで手術が必要なときなど限定的です。健康な人が、検診のために受けるときには、自費診療（保険外診療）になります。医療機関によりますが、PET検診だけで10万円かかる場合もあります。

Point

- **ポジトロンを含む薬を注射し、放射線の分布を画像化**
- **脳、心臓、がんの診断に利用**
- **がんの転移の有無、てんかんなど保険適用は限定的**

PET装置

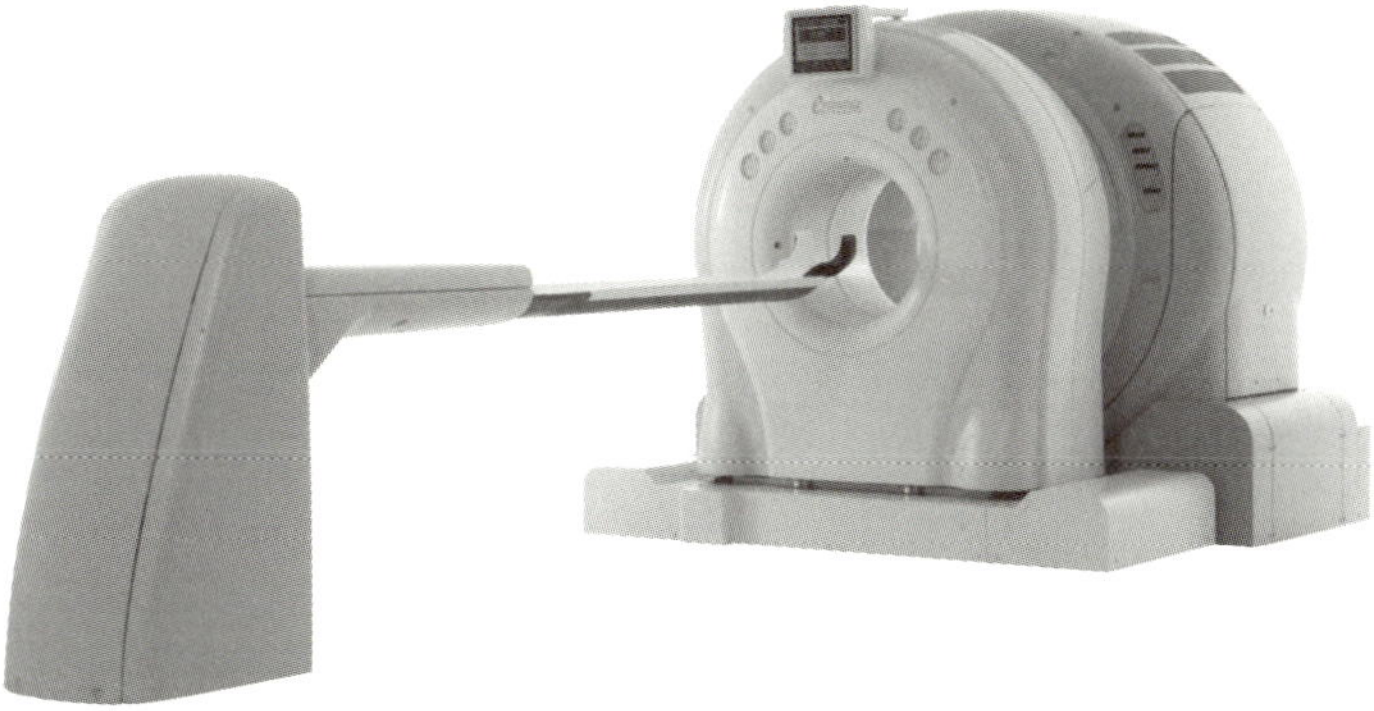

ポジトロンを含んだ薬を体内に注射し、ＰＥＴ装置を全身に当てて、ポジトロンから出た放射線の分布を画像化する。

写真提供：株式会社島津製作所

PET画像

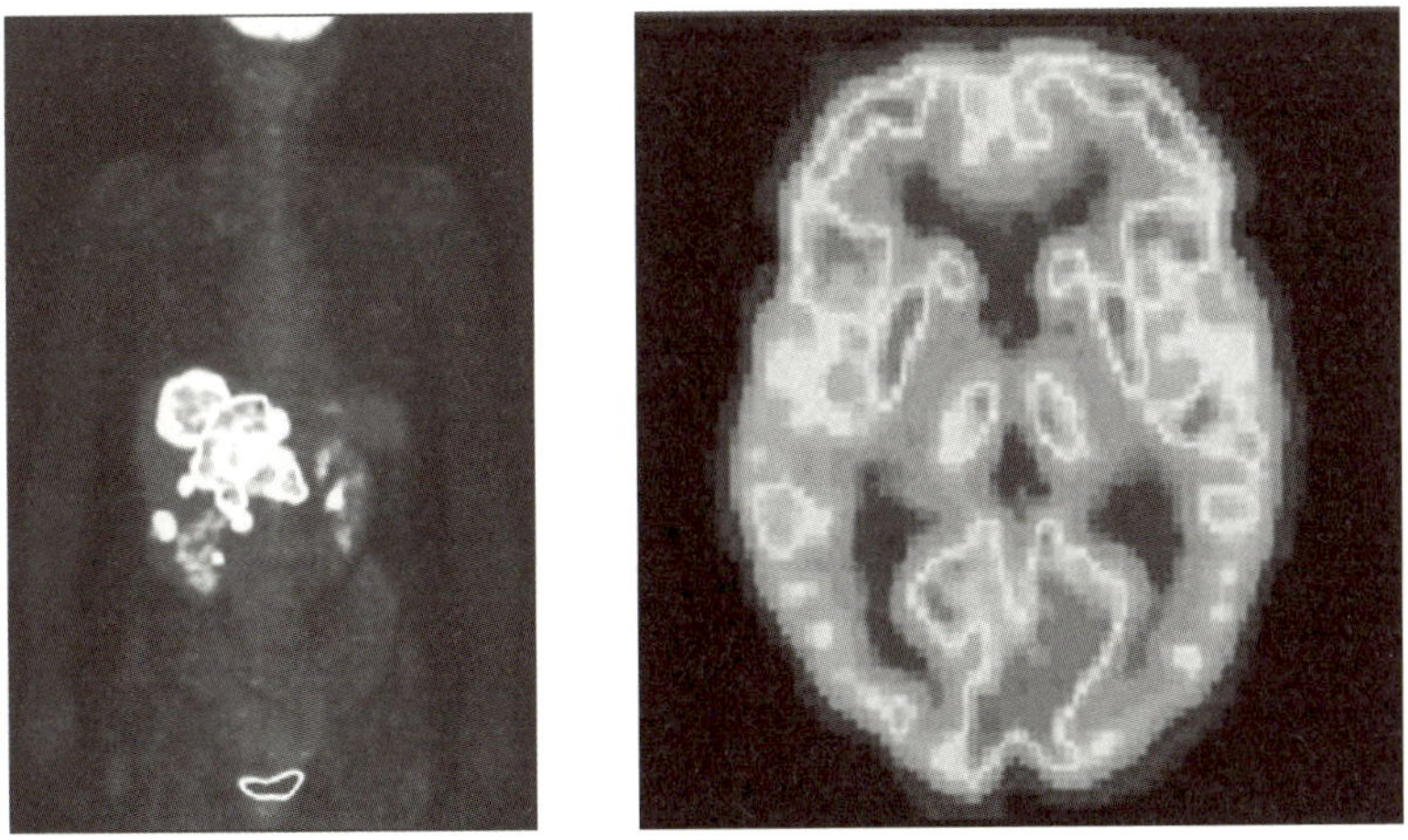

がん細胞がエネルギー源として多くのブドウ糖を取り込む特徴を利用。ポジトロンを含んだ薬（FDG）が多く集まっているところに、がんが疑われる。

4-5 内視鏡

消化管や気管に小型カメラと器具を入れる内視鏡は、特に消化器の病気の治療を大きく変えました。

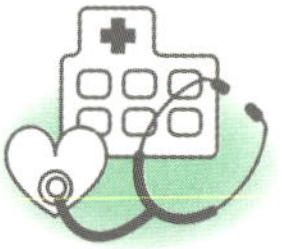

内視鏡の種類

体にメスを入れずに、がんや良性腫瘍を取り出せるのであれば、それにこしたことはありません。患者の体への負担や侵襲を減らすために、さまざまな機器や技術が開発されています。

内視鏡は、口や鼻、肛門などから、気管や消化管の内部に非常に小さいカメラと器具を入れ、テレビモニターをみながら患部の検査や治療ができる装置です。肺や気管の状態をみる**気管支鏡**、胃や食道などをみる**上部消化管内視鏡**、X線を組み合わせて膵臓や胆道をみる**膵臓・胆道内視鏡**、大腸をみる**大腸内視鏡**といった種類があります。胃の**内視鏡検査**は、従来、口から入れるものが一般的でしたが、痛みや抵抗感が少ない、鼻から入れる経鼻内視鏡検査も普及してきています。

検査だけではなく治療にも応用

ごく早期の食道がん、胃がんや大腸がんやポリープであれば、腹部にメスを入れずに、内視鏡を使って、病巣を焼き切ったり特殊なワイヤーやナイフで切除したりすることができます。食道や胃の治療の際には口から、大腸の場合には肛門から内視鏡を入れて治療します。また、早期の肺がんの治療法として、外科手術を行わずに、気管支鏡でみえる範囲にレーザー照射する方法もあります。

一方、消化管の内部から超音波（エコー）を当てて潰瘍や腫瘍の深達度などをみる**超音波内視鏡**（EUS）、**カプセル内視鏡**など新しいタイプの内視鏡も開発されています。カプセル内視鏡は、超小型の高感度カメラと無線送信機構の入ったカプセルで、小腸内部を観察する検査用の機器です。

Point

- **内視鏡は消化管や気管から器具を入れ検査、治療をする機器**
- **超早期がんは内視鏡で治療**
- **超音波内視鏡、カプセル内視鏡といった最新の内視鏡も**

内視鏡システム

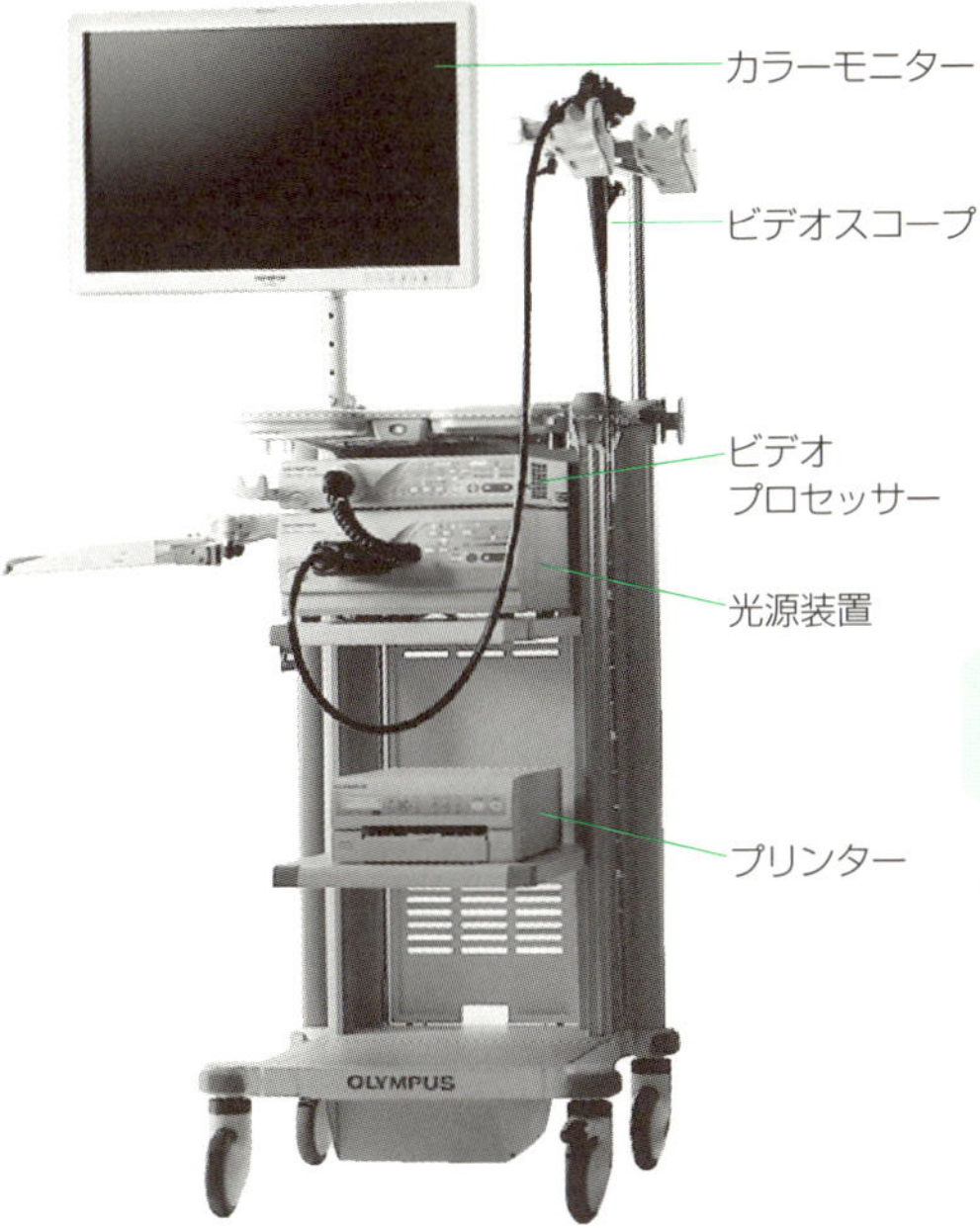

超音波内視鏡先端部・スコープ

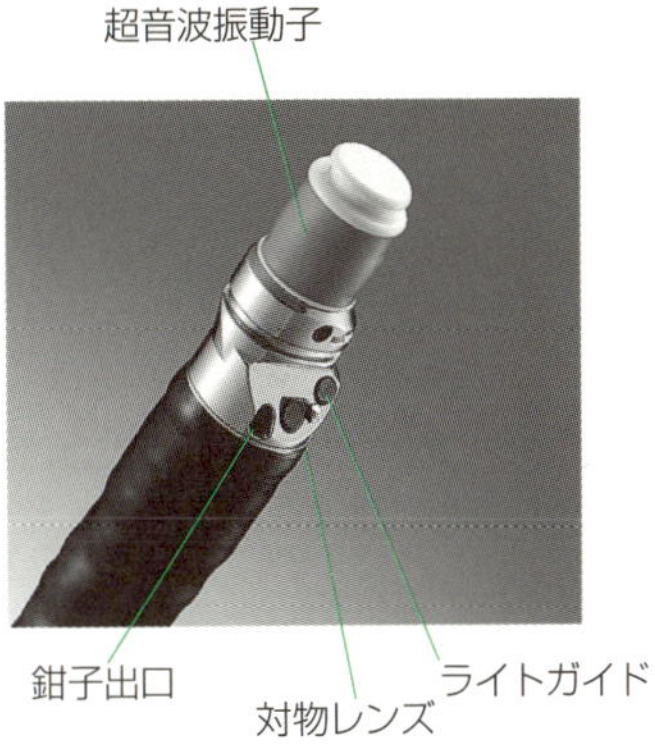

先端に小型カメラまたはレンズを内蔵した、太さ約1cmの細い管を口または肛門より挿入

カプセル内視鏡

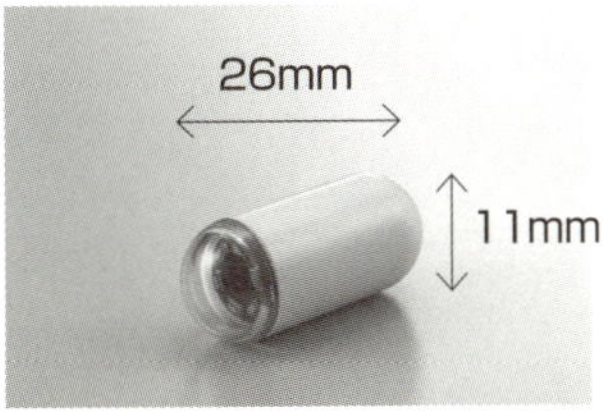

内視鏡治療室

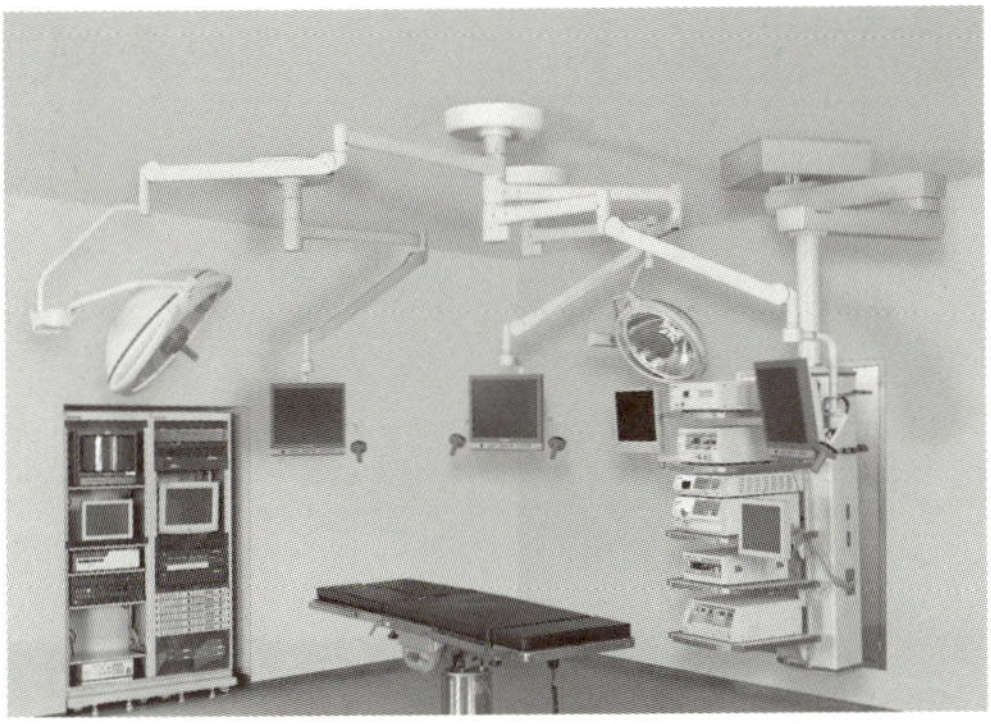

経鼻内視鏡検査の様子

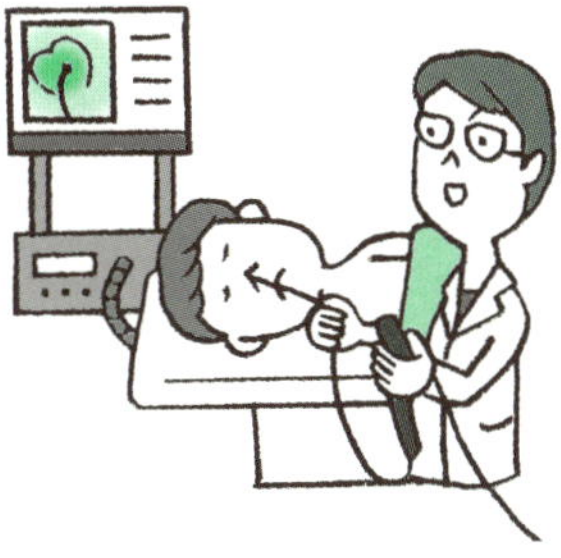

写真提供：オリンパス株式会社

4-6 胸腔鏡・腹腔鏡

内視鏡機器の発達で、手術も患者の身体への負担を軽減する方向へ進化しています。

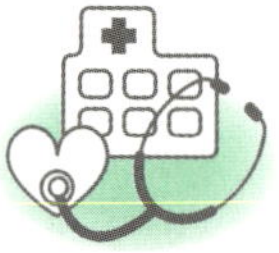

胸腔鏡・腹腔鏡って何？

体に小さな穴をいくつか開け、そこからカメラと器具を入れ、テレビモニターと手元をみながら手術を行う機器です。肺や食道などの治療を行う器具を**胸腔鏡**、胆のう、胃、大腸、子宮、腎臓、精巣などの手術をする器具を**腹腔鏡**と呼びます。体の中に超小型カメラや器具を入れるという意味では内視鏡の一種ですが、器具を入れ病巣を取り出すために、体にいくつか穴を開けなければならないため、前項で説明した口や肛門から内視鏡を入れる内視鏡治療とは分けて考える必要があります。

腹腔鏡とロボット手術

胸腔鏡手術、**腹腔鏡手術は**、一般的な外科手術よりも患者の負担が少ない治療として注目されています。しかし、ひとたび出血が起こって対処が遅れると大きな事故につながる恐れがありますし、がんの治療では、部位によっては、従来の手術に比べて本当にメリットが高いのかどうか専門家の間でも意見が分かれています。海外や日本の一部の病院では、腹腔鏡のロボット手術が普及し、より安全に手術が受けられるようになってきています。

さらに、欧米では、胆のう炎や虫垂炎の手術では、口や膣、肛門などから内視鏡を入れ、体の表面に傷をつけずに治療をする**NOTES（経管腔的内視鏡手術）**と呼ばれる手術法が一般的になりつつあります。例えば、胆のう手術の際には、口から内視鏡を入れて胃の壁を破り、そこから器具を入れて手術を行います。胃には、内視鏡を入れた段階で針と糸が通しておき、抜いたときにそれを絞めれば胃も修復される仕組みです。

Point

- **腹腔鏡手術は患者の負担が少ない手術法として注目**
- **ロボット手術で腹腔鏡のデメリットを克服**
- **体の表面に傷をつけないNOTESという方法も**

ロボット手術の機器

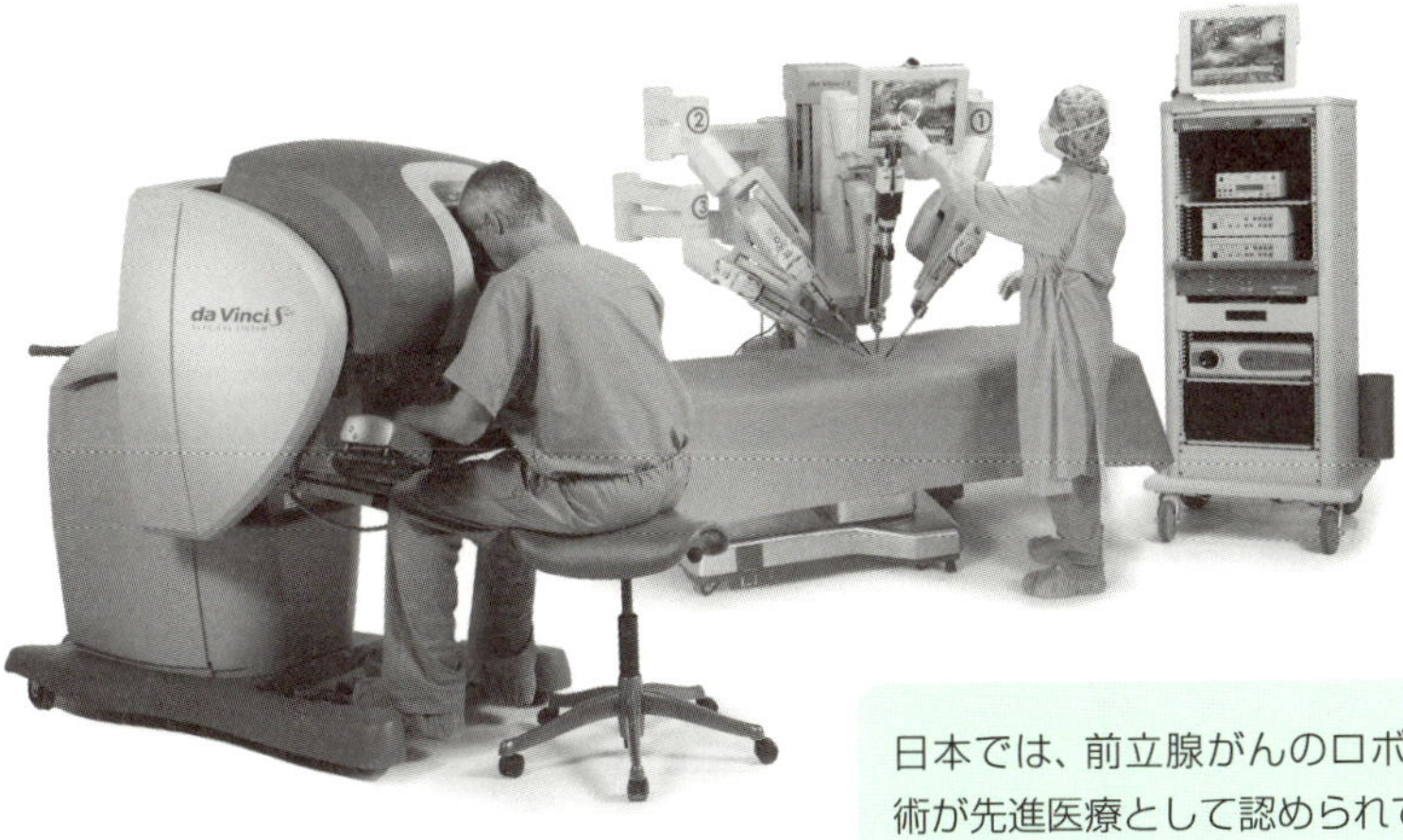

日本では、前立腺がんのロボット手術が先進医療として認められている。

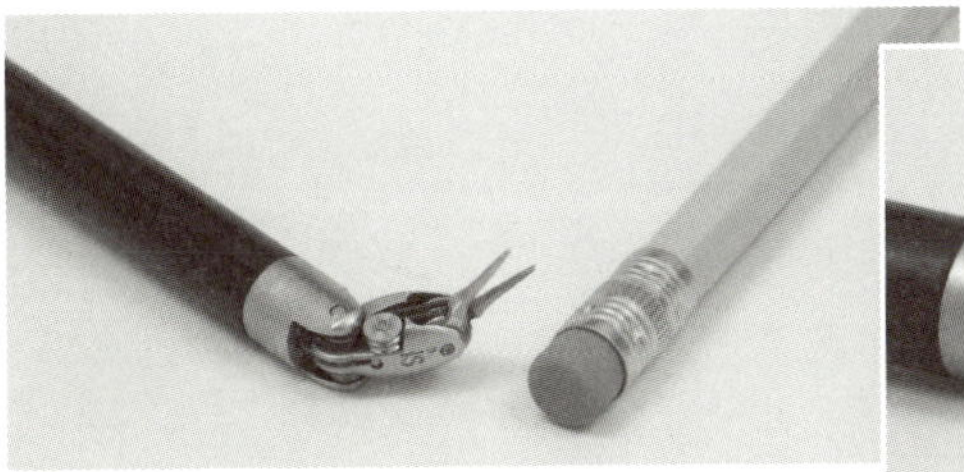

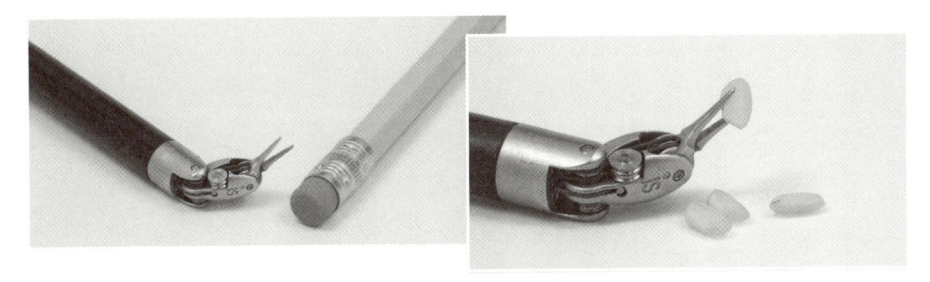

非常に細い鉗子を手のように動かし手術を行う。

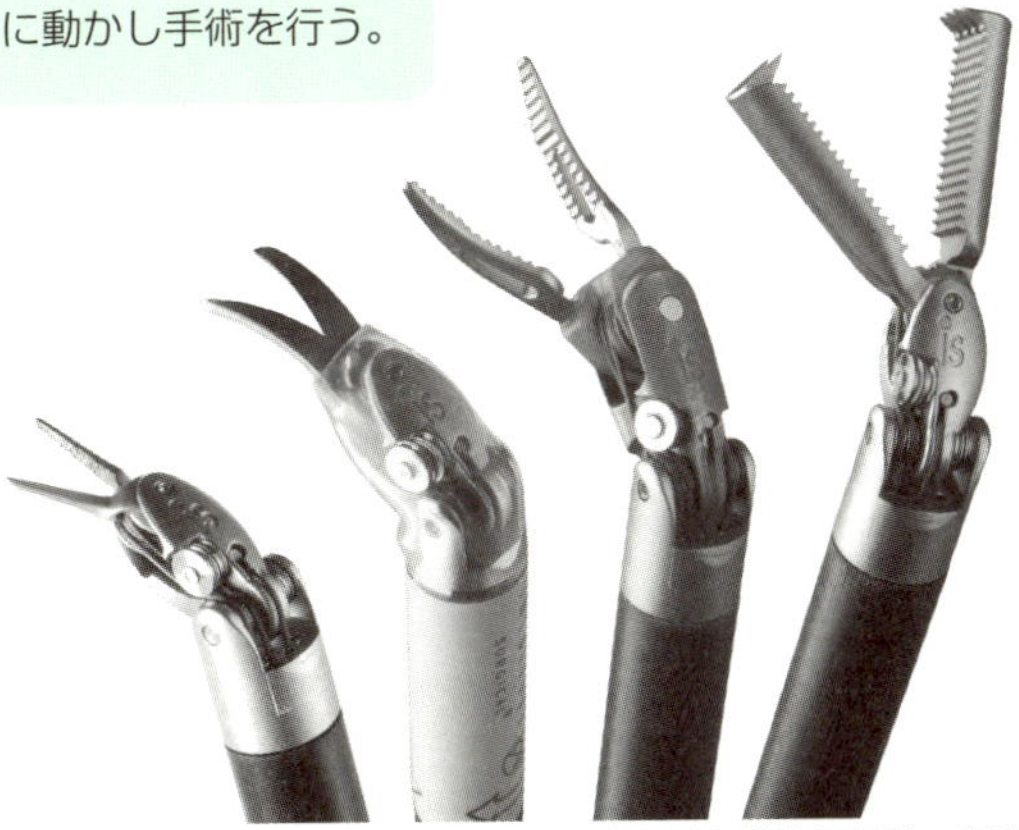

さまざまな形状の鉗子。

写真提供；Intuitive Surgical, Inc.　協力；東京医科大学泌尿器科　秦野直教授

4-7 カテーテル検査・治療

カテーテルを使って血管内の画像診断、治療も可能になっています。

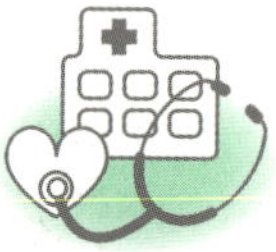

カテーテルを使った検査とは

カテーテル検査は、腕や足の付け根から心臓に直径１～２ミリほどの細い管（**カテーテル**）を入れ、心臓や血管の状態をみる検査法です。心臓の圧や血液の酸素濃度を測定したり、造影剤を注入してＸ線撮影し、血管の狭窄度や弁の状態をみることができます。

ただ、この検査法では、血管に管を入れるため、不整脈を起こしたり、まれに血管を破ったりするなど、およそ１０００人に１人の確率で、偶発症が起こる危険性もあります。マルチスライスＣＴなど画像機器の発達によって、カテーテル検査をしなくても治療方針が決められる場合もあり、医療機関によっては、カテーテル検査の頻度を減らすところも出てきています。

カテーテル治療のメリット

一方、この検査法を応用し、カテーテルを使って血管の中から患部に薬剤や器具を入れ、病気の治療を行うのが**カテーテル治療**です。最大のメリットは、外科治療よりも、患者の体への負担が少なく、治療後の回復も早いことです。もちろん、病変の場所や症状によっては外科手術が適している場合もあります。

ポピュラーなのは、手首や足の付け根の動脈から小さな風船やステント（網状の筒）などを入れ、血管が狭くなったり詰まったりしているところを広げる**冠動脈カテーテル治療**（経皮的冠動脈形成術：ＰＣＩ）です。カテーテルを使った治療法は、不整脈の発生源を焼き切る**高周波カテーテルアブレーション**や、腹部大動脈瘤、胸部大動脈瘤の治療としても広がってきています。

Point

- **カテーテル検査で血管や心臓の内部を画像化**
- **不整脈や出血など偶発症が起こるデメリットも**
- **カテーテルを使った血管内治療は体への負担少ない治療**

血管造影用カテーテル

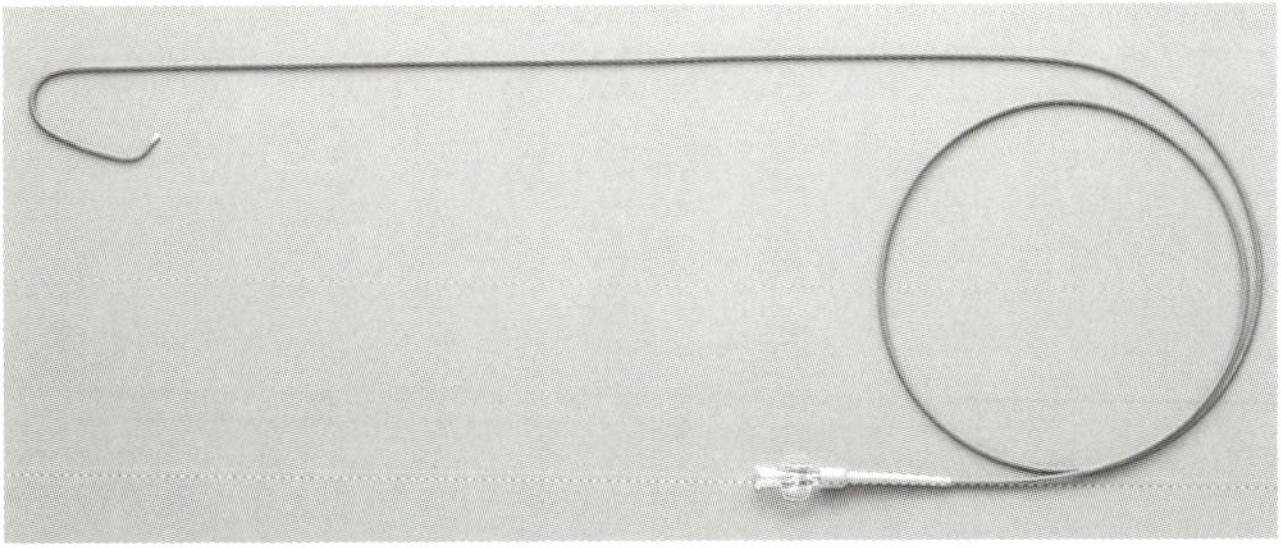

狭心症・心筋梗塞等の診断に用いる。直径約 1.0～2.0mm。

冠動脈治療に使うステント

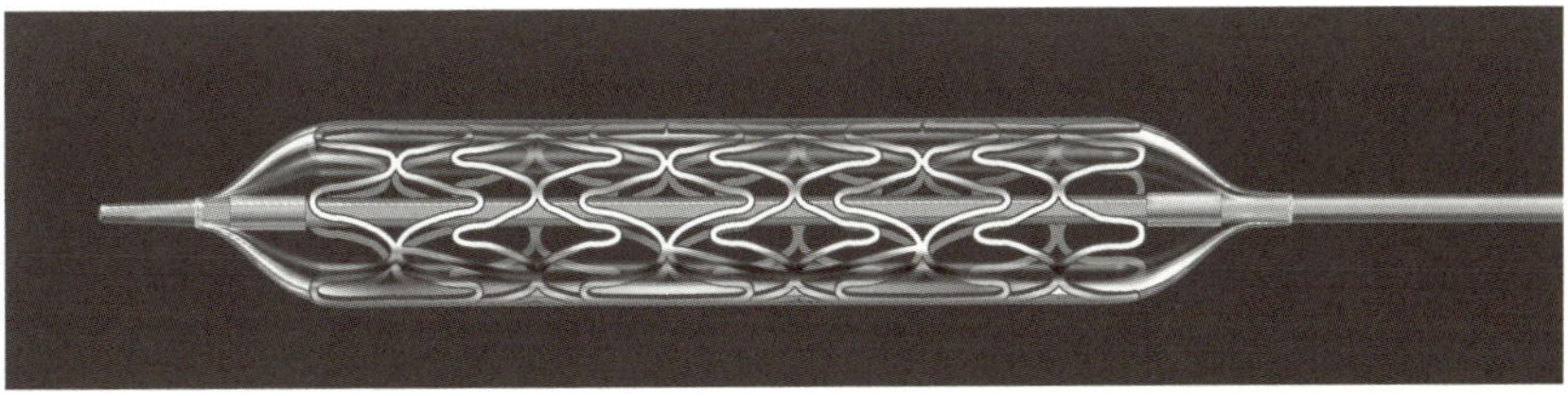

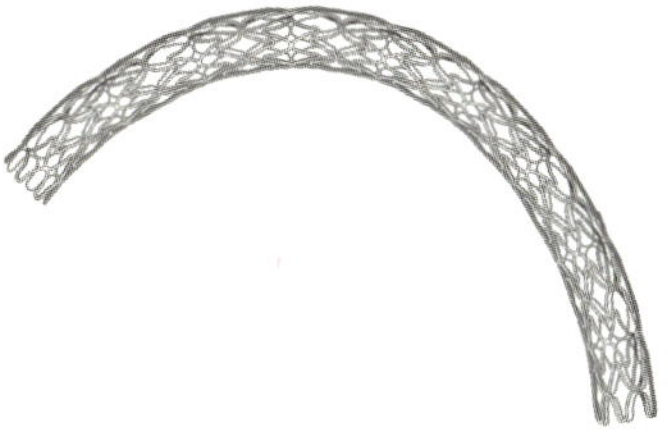

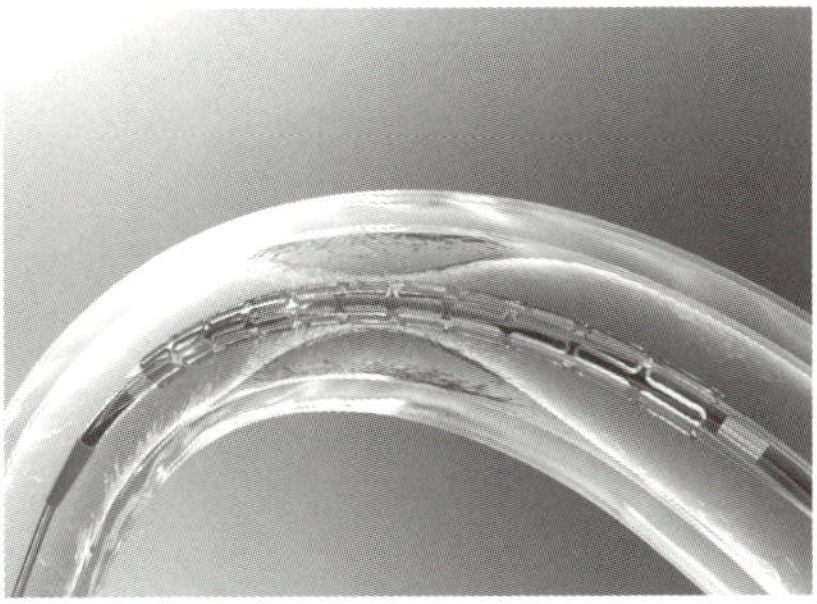

人体の管状の部分（血管、気管、食道など）を内部から広げ、血液などの通りを確保する。コロナリーステント（上・左下）や薬剤溶出ステント（右下）など、治療する部位に応じたものを用いる。

写真・図版提供；テルモ株式会社

4-8 脳の血管内治療機器

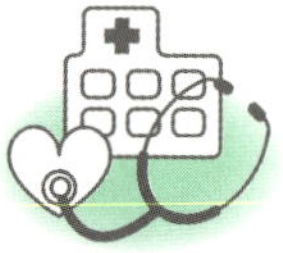

脳の病気でも、血管内にカテーテルを入れる検査や治療法が活用されています。

アンギオと血管内治療

脳の病気の検査でも、足の付け根や腕から**カテーテル**を入れ、造影剤を使って血管の状態を映し出す患部の状態をみる血管造影検査が行われます。この検査は、**アンギオ**とも呼ばれます。

この検査を応用して、開頭せずに、患者の負担を軽く済ませるのが脳の**血管内治療**です。例えば、くも膜下出血につながる危険性のある脳動脈瘤の治療では、足の付け根からカテーテルを入れ、血管の中から動脈瘤にコイルを詰めて出血を防ぐコイル塞栓術という方法があります。

血管内治療の長所・短所

また、脳梗塞を防ぐために、頸動脈にステントを置く血管内治療も広がってきています。開頭しなくても病気の治療や予防ができるのなら、それにこしたことはありません。この治療器具の登場で、手術が難しい場所の動脈瘤がある人や、開頭すればリスクの高い高齢者や合併疾患のある人の治療も行えるようになってきました。

しかし、ほかの治療法と同じように、この治療にもメリットとデメリットがあります。例えば、脳動脈瘤の血管内治療は、体への負担が少ないですが、瘤が完全にふさがらなかった場合などには再治療が必要になります。

脳血管内治療と手術のどちらが適しているかは動脈瘤の場所や形、患者の年齢などによっても異なります。脳ドックなどで、未破裂の動脈瘤が見つかった場合には、治療が必要かどうか、治療が必要だとすれば、手術か脳血管内治療かなど、両方できる病院でよく吟味する必要があります。

Point

- **脳の病気の診断にも血管造影検査を活用**
- **血管内治療は手術が難しい場所の治療や高齢者に恩恵**
- **再治療が多いデメリットも**

血管造影検査（アンギオ）による画像

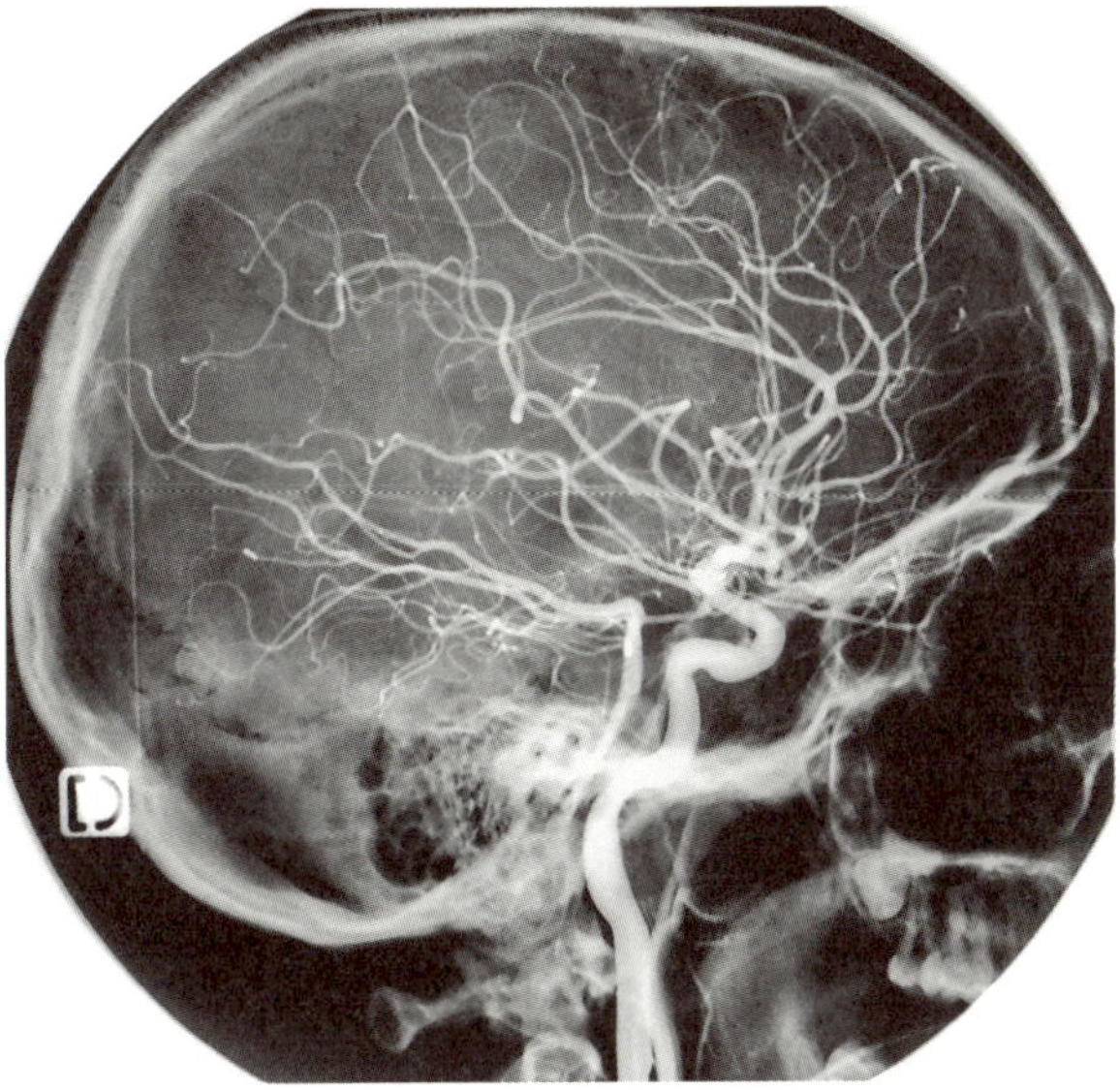

© Dr Michel Royon / Wikimedia Commons

脳動脈瘤の血管内治療用コイル

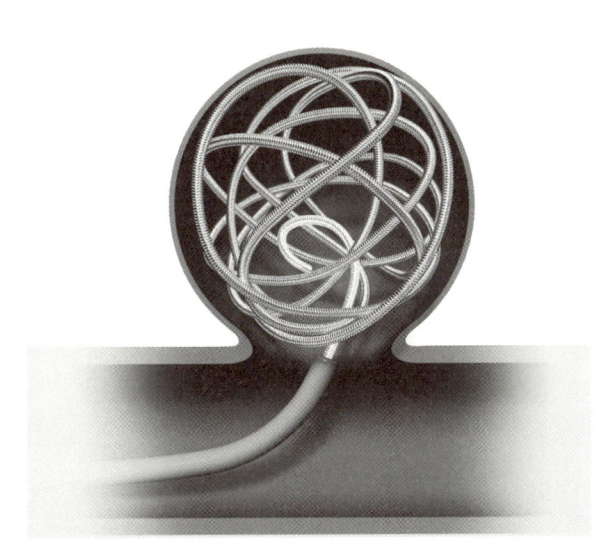

写真提供；テルモ株式会社

4-9 放射線治療装置

放射線治療装置も目的や部位によって、さまざまなものが医療に応用されています。

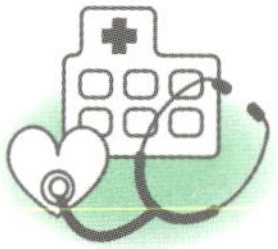

進化する放射線治療装置

放射線治療は、手術、化学療法と共にがんの3大療法の1つです。その治療法には、体の外側から放射線を当てる**外照射**と、内部から放射線を当てる**内照射**があります。

外照射に使われているのが、**リニアック**（直線加速器）と呼ばれる高エネルギーX線治療装置です。リニアックによる外照射をする際には、CTシミュレーターを使い、治療計画を立てます。リニアック、CTシミュレーター、治療計画コンピューター、マルチリーフコリメーターの発達で、正常な細胞にはあまり放射線を当てずに、病巣部に集中的に放射線をかける三次元照射が可能になってきています。

また、コンピューターで緻密な計算を行い、細かく放射線の強度を変えて、正常な細胞に対する副作用を最小限に抑える**強度変調放射線治療**（IMRT）を行っている病院もあります。リニアックによる外照射は、骨転移による痛みの緩和にも有効です。

最新機器と内照射

さらに、コバルト60を利用し、ガンマ線を脳の病巣部のみに集中的に照射するガンマナイフ、3次元画像とロボット技術を組み合わせてより正確にピンポイント照射ができるサイバーナイフも普及してきています。

一方、内照射は、小さな線源（放射性物質）を病巣部に入れ、体の中から放射線を当てる方法です。頭頸部、子宮頸部、前立腺のがんなどの治療に有効です。例えば、前立腺がんの**小線源治療**（内照射）では、ヨード125という放射線物質を前立腺内に挿入しがんを死滅させます。

Point

- **病巣部にのみ強い放射線を当て副作用少ない装置の開発進む**
- **病巣部に放射線を集中照射する脳専用機器も普及**
- **体の中に放射線を当てる内照射が有効な病気も**

リニアック

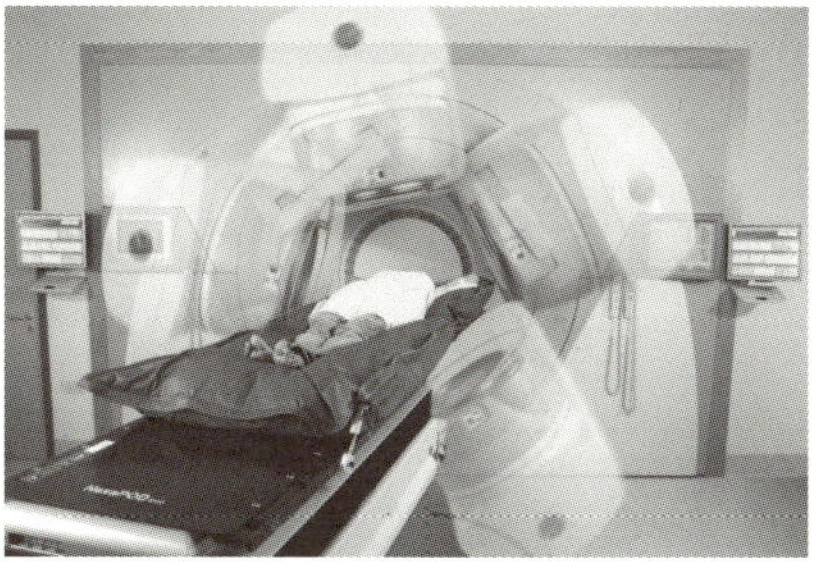

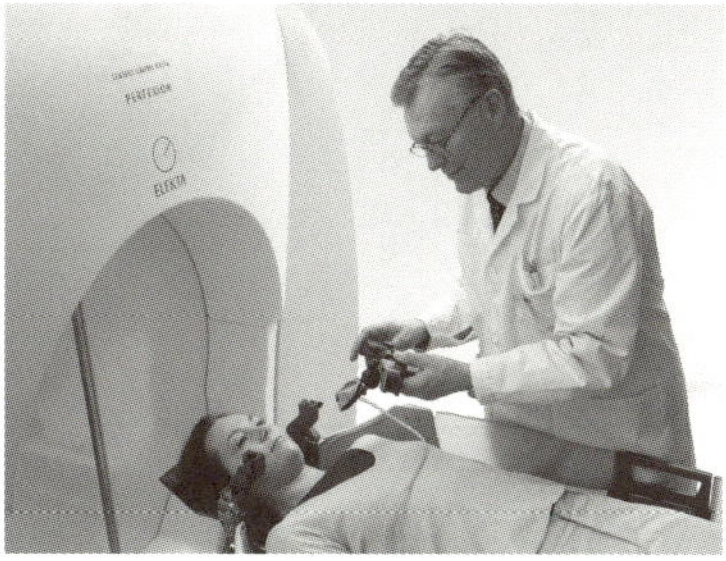

電子を高速に加速して金属に当てＸ線を発生させる。出力量が大きいため、短時間の照射でも広域にわたる治療ができ、正常組織が受けるダメージは比較的少ない。全身に使用できる。

ガンマナイフ

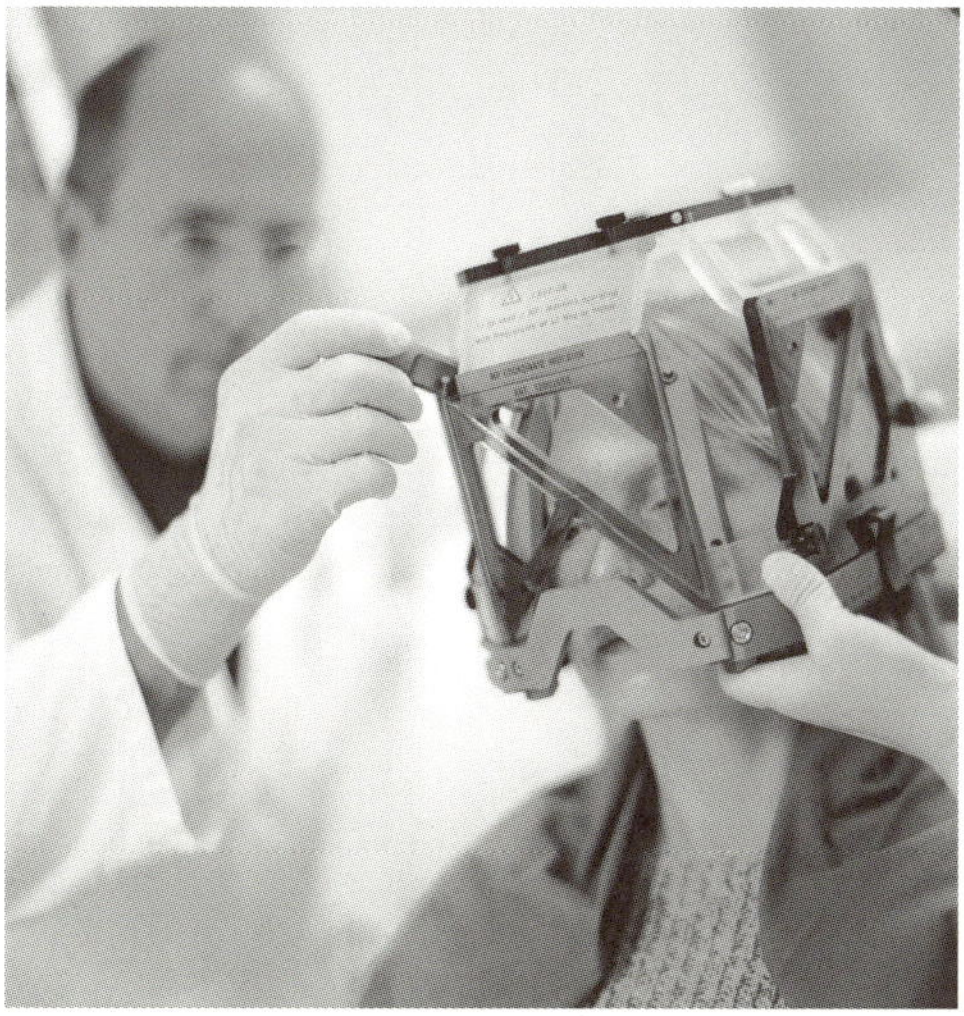

（「エレクタ株式会社製Leksell Gamma Knife Perfexion」）

脳専用の定位放射線治療装置で、ガンマナイフは商品名。脳の深い部分や重要な機能を担う部分に病変がある場合、機能を温存して病変部だけを選択的に治療できる。聴神経腫瘍、髄膜腫、下垂体腫瘍、脳転移などの治療に多用されている。

写真提供：エレクタ株式会社

4-10 重粒子・陽子線治療装置

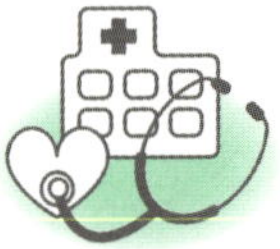

重粒子や陽子線を使った最先端の放射線治療もがん治療に使われています。

重粒子線、陽子線のメリット

重粒子・陽子線治療装置は、前項と同様にがんの治療のために使われる放射線治療装置の1つです。サイクロトロンやシンクロトロンなどの加速器から得られる重粒子（重イオン）線や陽子線を病巣に標的を絞って照射します。陽子を使っているのが陽子線治療装置で、重粒子線治療装置は、粒子として炭素を使います。

粒子線は、一定の深さ以上には進まず、ある深さで最も強い作用を発揮するので、がんの周囲の正常な細胞にほとんどダメージを与えずに、病巣に十分な線量の放射線を照射できるといわれます。これまで、重粒子線、陽子線治療の有効性が明らかになっているのは、眼球内の悪性黒色腫、軟骨肉腫、一部の頭頸部がん、非小細胞肺がん（Ⅰ期）、肝細胞がん、前立腺がんなどです。進行したがんではなく、1つの部位に限局したがんの治療に適しているといわれます。

高額な治療費がデメリット

陽子線装置があるのは、国立がん研究センター東病院、筑波大学陽子線医学利用研究センター、兵庫県立粒子線医療センター、静岡県立静岡がんセンターなど、重粒子線装置があるのは、放射線医学総合研究所、群馬大学などです。新たに治療装置を備える施設も増えています。

ただ、先進医療の1つであり、患者の自己負担額が約300万円かかるのが大きな欠点です。リニアックの進歩で、周囲の正常な細胞にあまりダメージを当てずに患部に強力な放射線を照射できるようになっており、粒子線治療装置の必要性自体を疑問視する声も出ています。

Point

- **正常な組織へのダメージが少ないのが利点**
- **頭頸部がん、悪性黒色腫、前立腺がんなどに適す**
- **難点は高額な治療費**

X線、γ線、重粒子線と陽子線の画像へのアプローチの差

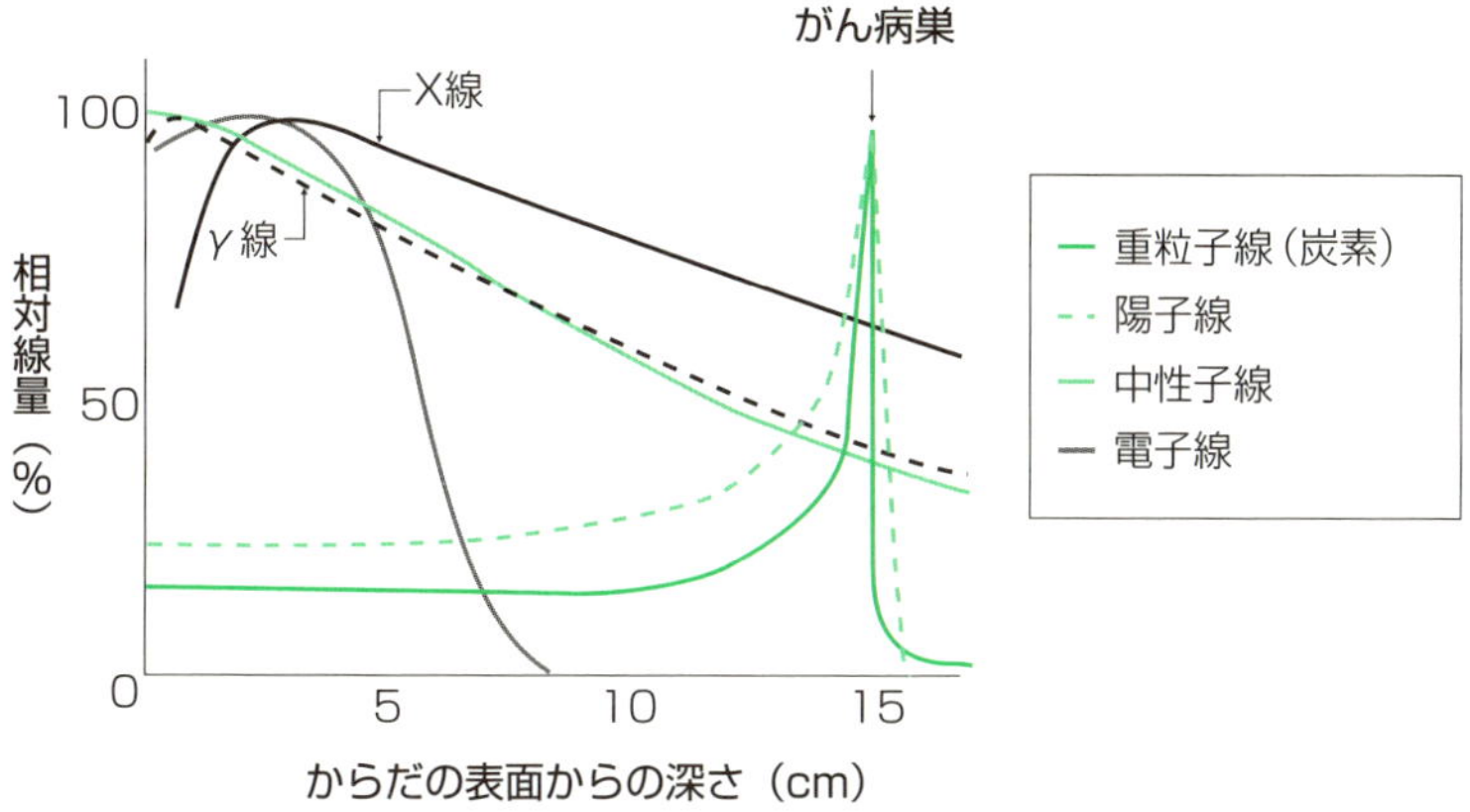

重粒子線と陽子線はがん病巣のみに照射される。重粒子線は体内での散乱が陽子線よりも小さいので、がん組織と周辺正常組織をさらに区別して効果を出すことができるとされる。

放射線治療の種類と特徴

X線・γ線治療

陽子線治療

- 線量分布の向上で正常組織への被ばく量減少
- がん細胞の死滅効果はX線やγ線と同程度

速中性子線治療

- 線量分布はX線・γ線と同じ程度。病巣への集中度はあまりよくない
- がん細胞の死滅効果は高い（特に低酸素腫瘍細胞）

重粒子（炭素イオン）線治療

- 病巣への放射線の集中度が高い（陽子線と同程度）
- がん細胞の死滅効果は高い（中性子線と同程度）

（放射線医学総合研究所　重粒子医科学センター病院HPより改変）

4-11 レーザー

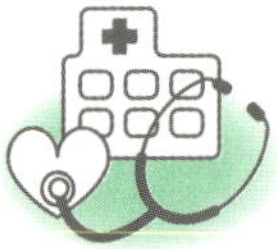

工業用や軍事の世界で多用されるレーザー。眼科や美容外科、歯周病やがん治療でも活用されています。

レーザーメスの仕組み

レーザーは、1960年にアメリカの科学者メイマンが開発した人工的な光の束です。太陽の光は、赤から紫まで多数の色に分かれますが、そのうち1色だけを取り出して増幅させたものです。レーザー光線は工学、軍事用としても使われていますが、医学の分野では、特に眼科で網膜はく離の手術に早くからレーザーが使われてきました。自然の光とは異なり、必要に応じて強いエネルギーを一点に集中することができるのが特徴です。通常、医療現場で使われているレーザーは、当てられても熱や痛みを感じることはほとんどありません。

主なレーザー機器には、**炭酸ガスレーザー**、**ルビーレーザー**、**アレキサンドライトレーザー**、**ダイオードレーザー**などがあります。炭酸ガスレーザーは、**赤外線レーザー**の一種で、水分に反応して熱エネルギーに変換される性質を利用し、レーザーメスとして使われています。また、ほくろやイボを取る治療にも利用されます。

宝石を使ったレーザーも

ルビーレーザーは、文字通り宝石のルビーを使っており、メラニン色素に反応する性質を利用して、シミやアザの治療に使われています。アレキサンドライトも宝石を利用したレーザーであり、やはりメラニン色素に反応します。シミの治療のほか、脱毛レーザーとしても活用されています。

一方、ダイオードレーザーは、半導体を利用しており、毛細血管拡張症の治療用にもなります。レーザーは早期の肺がんや歯周病、花粉症、前立腺肥大症などの治療にも使われています。

Point

- **一点に集中する強いエネルギーを利用した治療法**
- **当てられても熱や痛みは感じない**
- **花粉症、歯周病、毛細血管拡張症の治療にも応用**

レーザー治療の様子

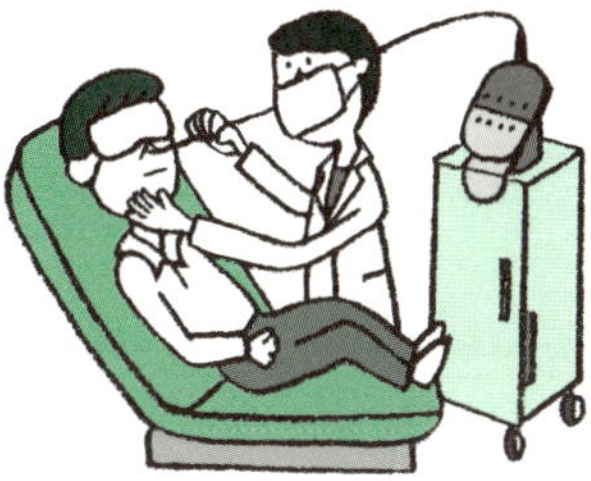

鼻腔内の粘膜をレーザーで凝固・変成させ、アレルギー性鼻炎・花粉症などを緩和する。

レーザー光の特徴

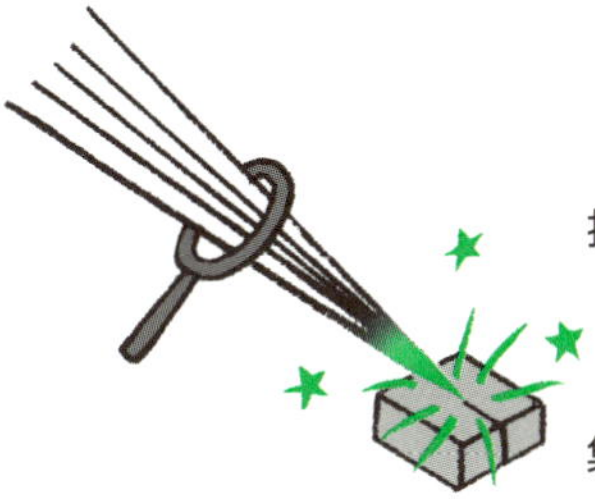

単色性…光の色は波長で決まる。レーザー光は同じ波長の光子の集まりで単色（単波長）

指向性…通常光は四方八方に広がるが、レーザー光は平行して同じ方向に進む

集光性…レンズで強いレーザー光を一点に絞ることができる

太陽光はレンズで絞ると焦点はほぼきまるが、実際は一点に集光しておらず、像を結んでいる。比べて、レーザー光は、波長のオーダーまで（回折限界まで）レンズで絞って金属をも溶かす高いエネルギー集中が可能。

さまざまな部位・分野で利用されるレーザー治療

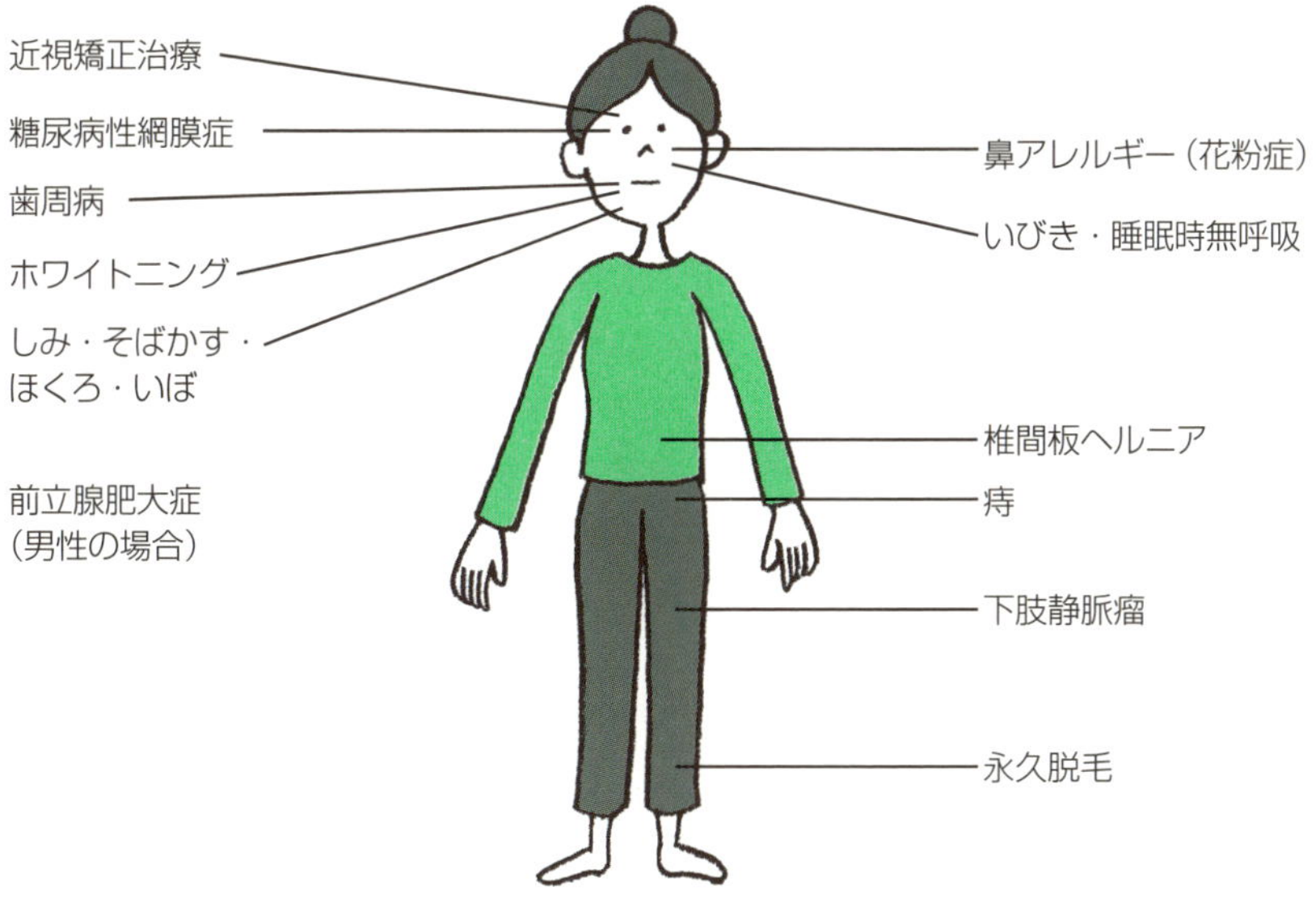

4-12 電子カルテ

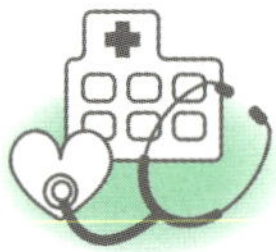

カルテのＩＴ化で医療情報の効率化と共有化が加速。一方で波に乗れない医療機関も。

情報の効率化が加速

電子カルテは、従来手書きで記入していた診療録（カルテ）を、コンピュータを使って電子的に記録・保存するシステムです。その内容はメーカーによってさまざまですが、多くの電子カルテは、医療機関が保険者に医療費の請求を行う明細書（レセプト）のオンライン請求システムや、薬などのオーダリングシステムと結びついています。

電子カルテの主なメリットは、情報の効率化と共有化です。電子カルテの利用で、医師、看護師や薬剤師などさまざまな専門職や患者も情報を共有できるようになります。また、ほかの医療機関へ紹介する際も、検査情報やこれまでの経過などを簡単に取り出したり、電子媒体で送ったりすることができます。患者が自分のカルテをパソコンで自由に閲覧できる病院もあります。

電子カルテ市場は拡大？

厚生労働省（当時厚生省）は、１９９９年に電子カルテの使用を認め、２００６年までに４００床以上の病院と全診療所の６割以上への普及を目指して、貸付金・補助金制度を設けてきました。

しかし、電子カルテの普及はあまり進んでいません。コンサルティング会社のシード・プランニングが０９年４～６月に行った調査によると、０８年の電子カルテの普及率は推定で、病院が17・8%、診療所は13%です。とはいえ、レセプトのオンライン請求義務化（診療所は一部免除・最長２０１５年度まで猶予）に伴い、電子カルテの普及は加速されるとみられています。電子カルテの市場は１３年に１３２４億円になるとの予測もあります。

Point

- **電子カルテの導入で医療機関、職種を超えて患者情報を共有**
- **患者が自分のカルテをパソコンで自由に閲覧できる病院も**
- **診療所の電子カルテ導入は遅れ気味**

電子カルテの院内共有モデル

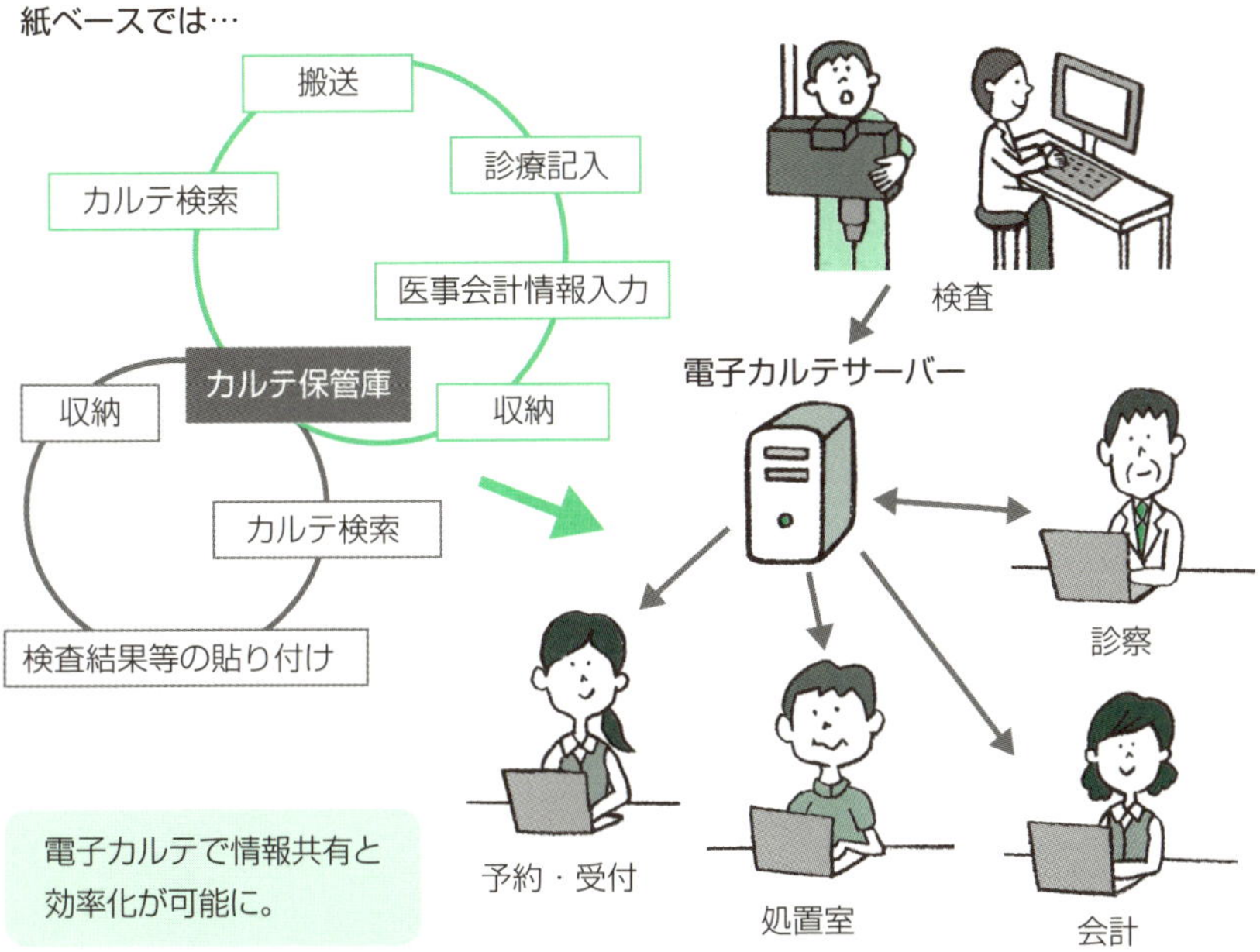

電子カルテで情報共有と
効率化が可能に。

電子カルテの活用

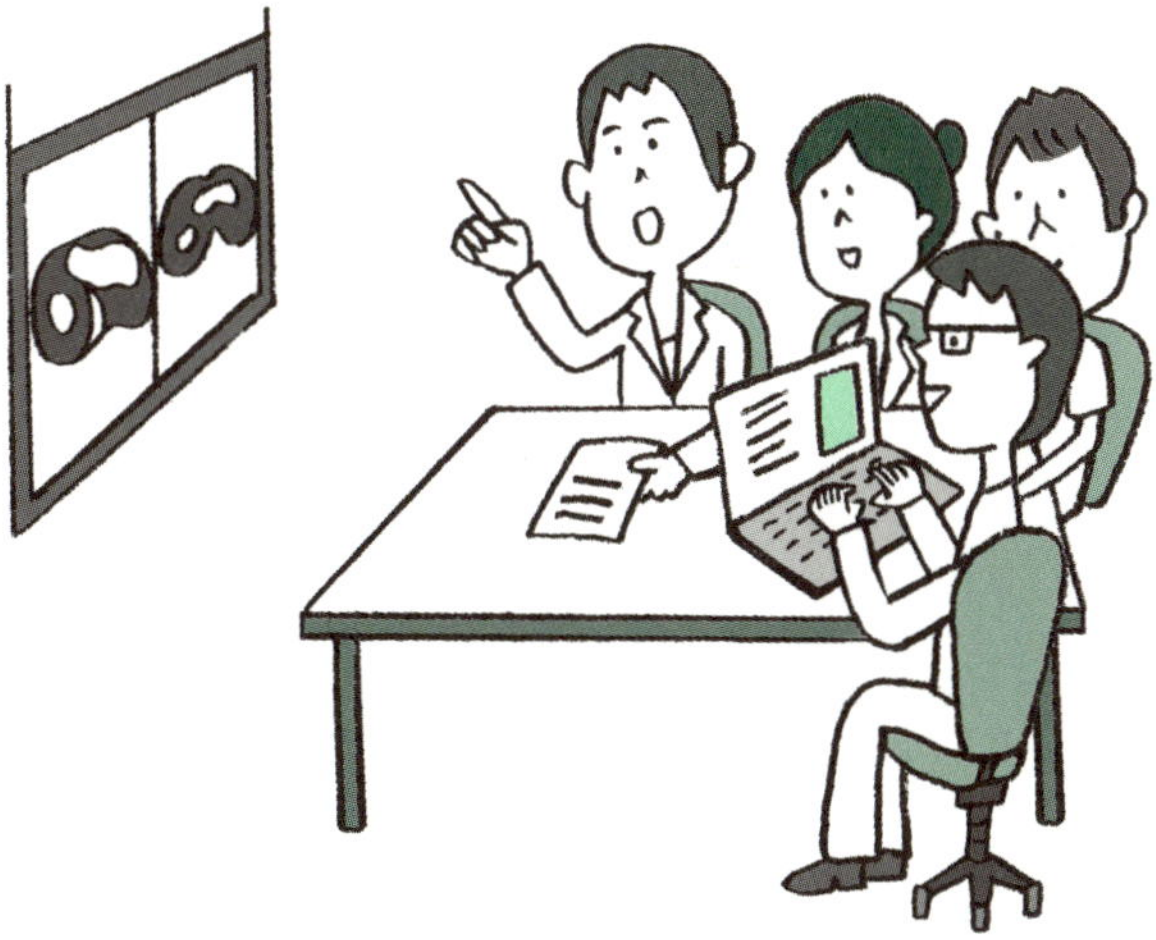

電子カルテを使って症例検討を行う病院も。画像や検査データがすぐに取り出せ、画面に映し出せるので情報を共有できる。

Column

CT、MRIってこんなに必要？

　どこの病院でも、精度が高く、患者にとって負担の少ない最新の検査機器、治療機器を揃えたいと考えるのは当然のことです。しかし、日本では急性期病院の数が多く、診療所などでも高度な検査機器、治療機器を備えるところもあるため、人口に対して、高度な医療機器の設置数が異常に多いといった現象が起きています。

　医療費の高騰につながる高度・高額な医療機器の代表例としてデータが公表されているのは、CT、MRI（4－2）の設置数です。日本のMRI設置数は人口100万人に対して43・1台、CTはなんと97・3台もあります。OECD加盟国平均はMRIが12・8台、CTが23・9台で、2位のアメリカでさえ日本とは大きな差があります。平均値が適切な数値かどうかはわかりませんが、高額な機器を買えば、その費用を回収しようとして不必要な検査や治療が増えるリスクもあります。今後は、病院間の連携を強め、検査機器や治療機器の共同利用、そして、無駄な検査を減らすための患者データの共有をさらに進めていく必要があるのではないでしょうか。

CTの設置数（人口100万人対、2008年）

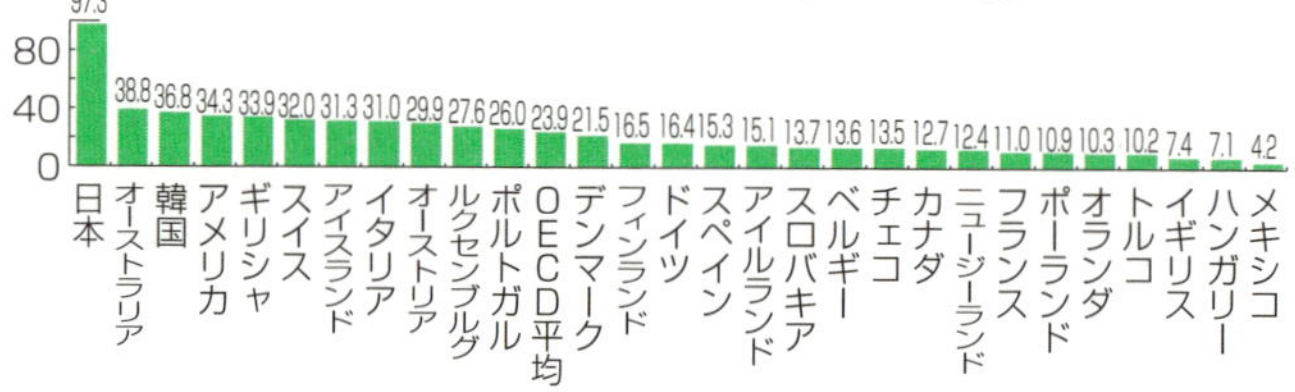

MRIの設置数（人口100万人対、2008年）

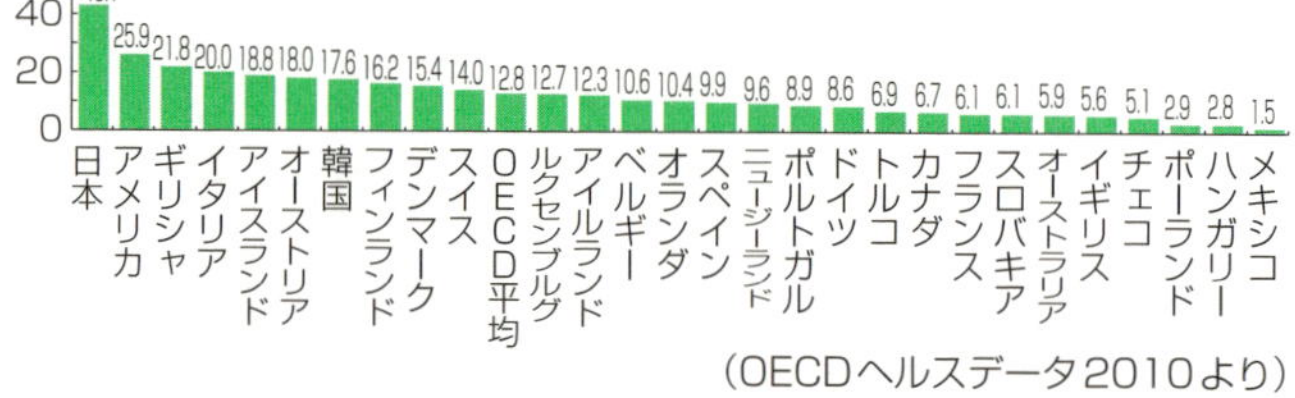

（OECDヘルスデータ2010より）

第5章

病院をめぐるお金

病院の収入と支出、お金の流れはどうなっているのでしょうか。病院の収入の中で大きなウエイトを占める診療報酬の仕組み、収入の多い診療科、病院の経営状態を探ります。

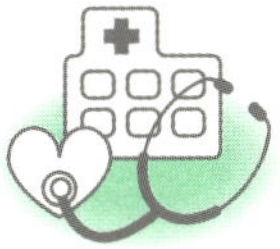

5-1 診療報酬と病院のお金の流れ

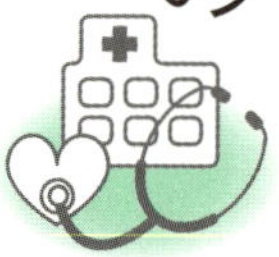

病院の収入源は患者自己負担額と支払基金からの診療報酬。お金の流れを知っておくことが重要です。

診療報酬は保険診療の料金表

病院の主な**収入源**は、検査、診断、治療、看護、投薬といった医療サービスの提供による外来収入、入院収入です。これらは、患者の自己負担額と公的医療保険から支払われる**診療報酬**によって賄われています。そのほか病院には、人間ドックや健康診断、予防注射といった予防医療、差額ベッド代など、保険外の収入もあります。

保険診療で行われる医療行為については、全国一律の診療報酬で金額が決められています。保険診療の患者の**自己負担割合**は年齢によって異なり、0～3歳未満が2割、3～69歳は3割、70歳以上は1割（一定所得以上の人は3割）です（2011年現在）。乳幼児や小中学生に関しては、自治体が医療費補助制度を設けており、所得によって、実際の自己負担金額が軽減されています。

支出の5割以上が人件費

患者の自己負担分を除いた医療費は、病院の請求に基づき支払基金から1～2カ月後に支払われます。**支払基金**の資金は保険料と国庫補助（税金）です。保険料は、加入している健康保険組合によって異なります。会社員などが加入する被用者保険は、会社が保険料の半分以上を負担しています。

一方、病院の**支出**の中でも最も大きいのは人件費です。全国公私病院連盟と日本病院協会の「病院運営実態分析調査（10年6月）」によると、医業収益を100とした場合の人件費率は54・0％、次に多いのが材料費（薬品費と医療材料）で25・7％、委託費などの経費が15・7％です。病院によっては減価償却費も大きなウエイトを占めています。

Point

- **病院の収入は支払基金からの支払い＋患者自己負担医療費**
- **患者の自己負担割合は年齢と収入によって異なる**
- **支出の54％が人件費、26％が材料費、16％が経費**

保険診療の概念図

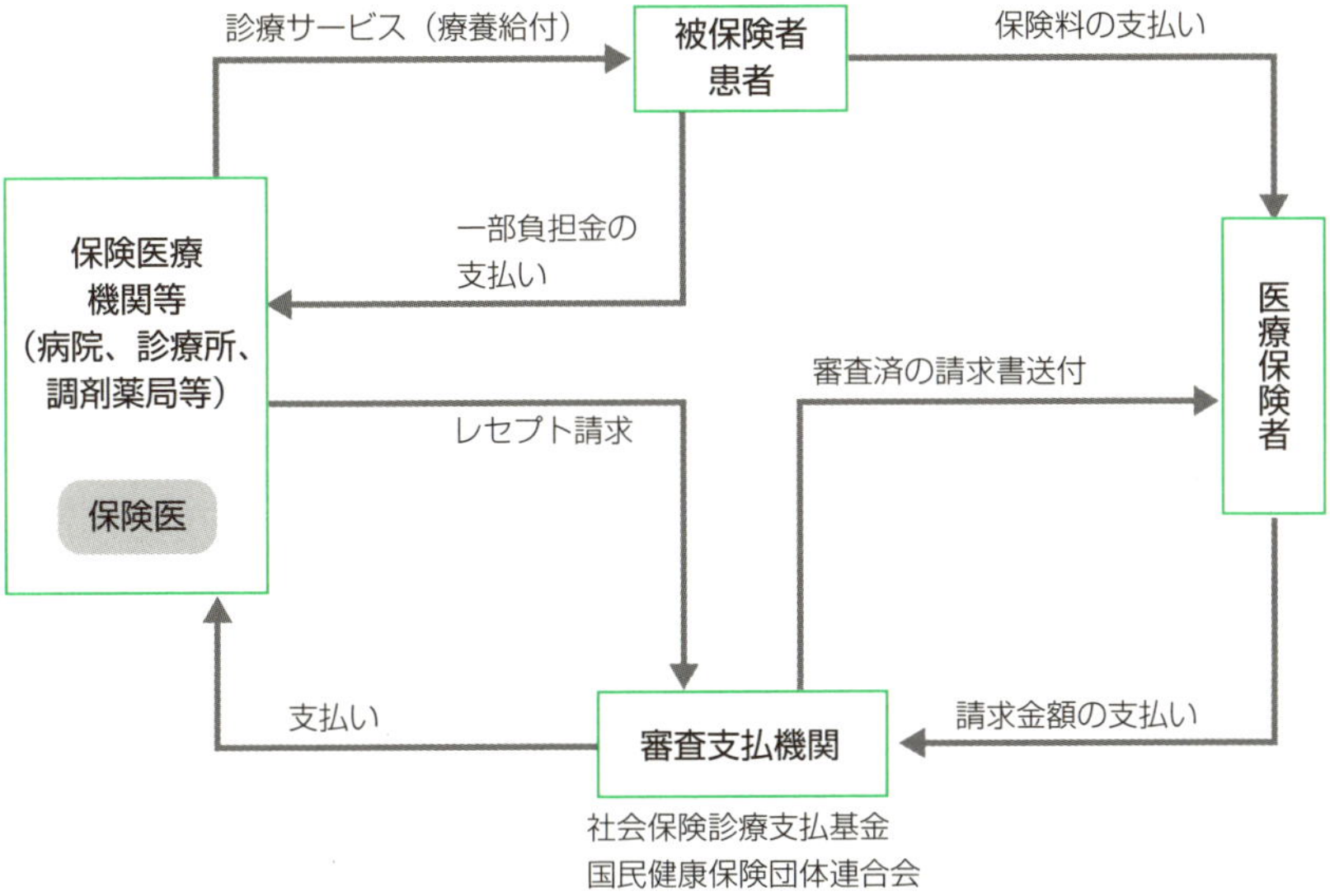

医療行為に対応した診療報酬点数を、1点単価 10 円として計算。合計金額から患者の一部負担分を差し引いた金額を審査支払機関から受け取る。

自己負担割合

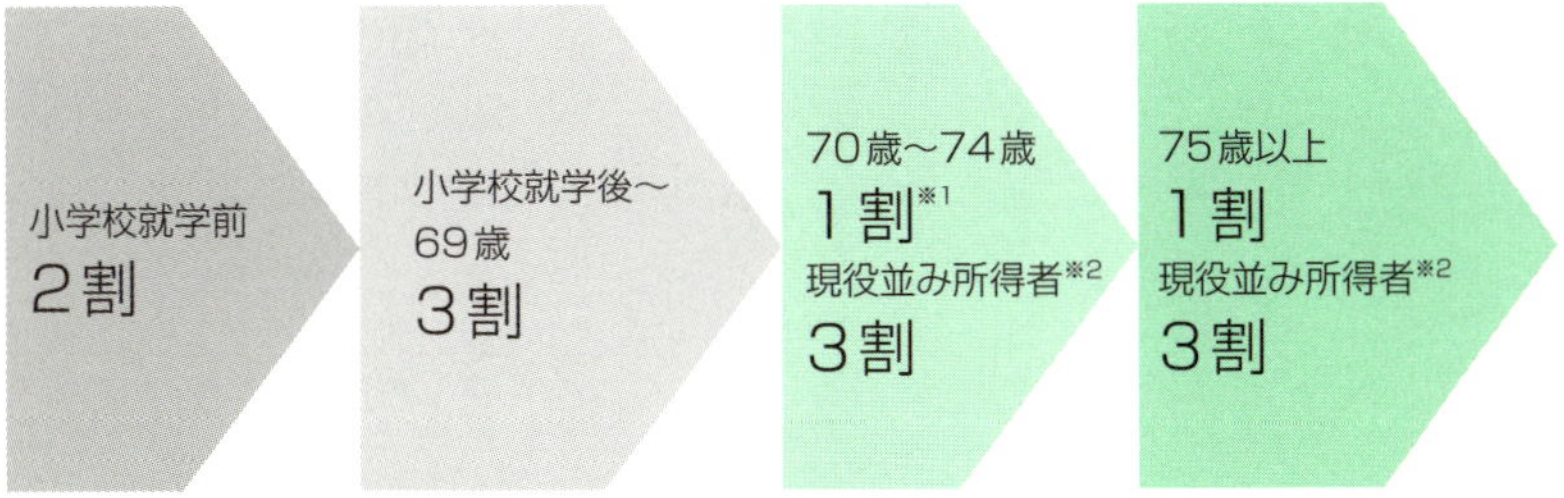

※1　2013年4月から段階的に2割になる予定
※2　課税所得が145万円以上で、年収が複数世帯で520万円（被保険者1人なら383万円）以上

5-2 診療報酬の決まり方

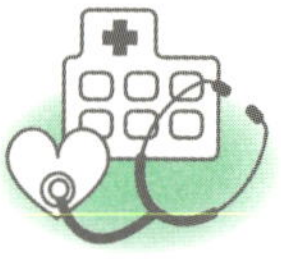

2年に1度改定される診療報酬は誰がどうやって決めているのでしょうか。

診療報酬1点イコール10円

診療報酬は、検査、処置、診察、手術、入院料、投薬といった医療行為の公定価格です。点数表は、医科、歯科、調剤の大きく3つに分けられ、1点＝10円で計算します。ほかに、DPCという包括支払い方式（→5-4）の診療報酬表もあります。

診療報酬点数は初診料、外来診療料、検査料、手術料、処方せん料など基本的な料金は全国一律で、公立病院でも民間病院でも金額は同じです。ただ入院料には地域加算がつきますし、技術の質を保つために一定の基準を満たした施設に加算を行っています。特に、入院医療の診療報酬は非常に複雑です。

改定率の配分は中医協が決定

物価、賃金水準、社会情勢などの変動に合わせるため、診療報酬は基本的に2年に1度改定が行われています。診療報酬の財源の枠を示す改定率は政府が決定します。この**改定率**は医療界の大きな関心事の1つ。入院料や医師の技術料などの本体部分と、薬価部分に分けられています。

診療報酬改定の基本方針は**社会保障審議会**で策定し、具体的な点数は**中央社会保険医療協議会**（中医協）で審議します。中医協は、保険者、経営者、自治体の首長、患者代表といった支払い側、医師、歯科医、病院団体、薬剤師といった医療側、利害関係のない公益委員（学者）、専門委員の4つの立場の委員で構成され、パブリックコメント、地方公聴会を経て、前年度2月には改定案を厚生労働大臣に答申します。例えば、救急・産科医療の診療報酬を上げて疲弊を防ぐなど、診療報酬の決定は政策誘導的な観点も含んでいます。

Point

- **公的病院も民間病院も診療報酬は一律**
- **政府が改定率を決め、中医協で配分を審議**
- **診療報酬の改定率と項目、点数は政策誘導的な要素も**

診療報酬改定に向けたスケジュール
（2010年度改訂の例）

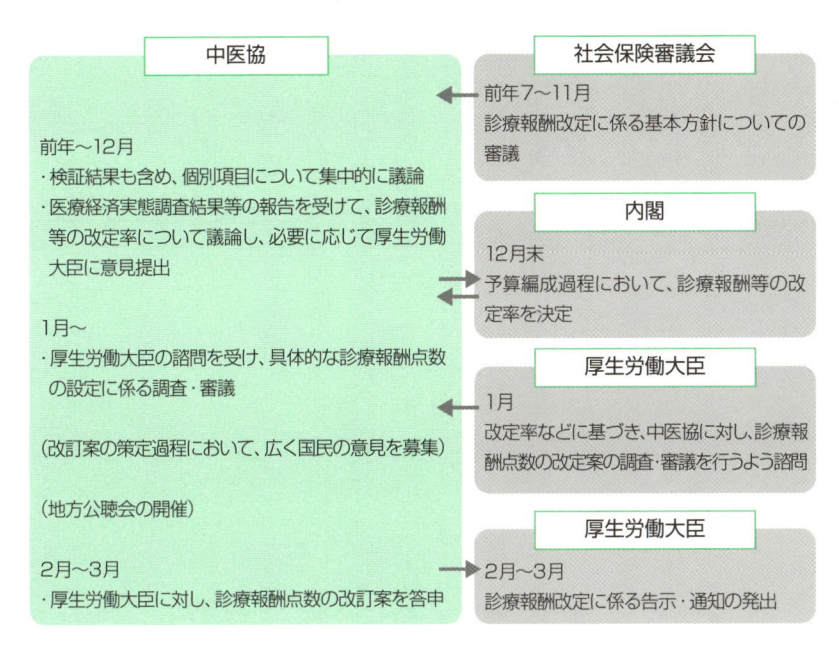

中医協

前年～12月
・検証結果も含め、個別項目について集中的に議論
・医療経済実態調査結果等の報告を受けて、診療報酬等の改定率について議論し、必要に応じて厚生労働大臣に意見提出

1月～
・厚生労働大臣の諮問を受け、具体的な診療報酬点数の設定に係る調査・審議

（改訂案の策定過程において、広く国民の意見を募集）

（地方公聴会の開催）

2月～3月
・厚生労働大臣に対し、診療報酬点数の改訂案を答申

社会保険審議会

前年7～11月
診療報酬改定に係る基本方針についての審議

内閣

12月末
予算編成過程において、診療報酬等の改定率を決定

厚生労働大臣

1月
改定率などに基づき、中医協に対し、診療報酬点数の改定案の調査・審議を行うよう諮問

厚生労働大臣

2月～3月
診療報酬改定に係る告示・通知の発出

診療報酬の改定率の推移

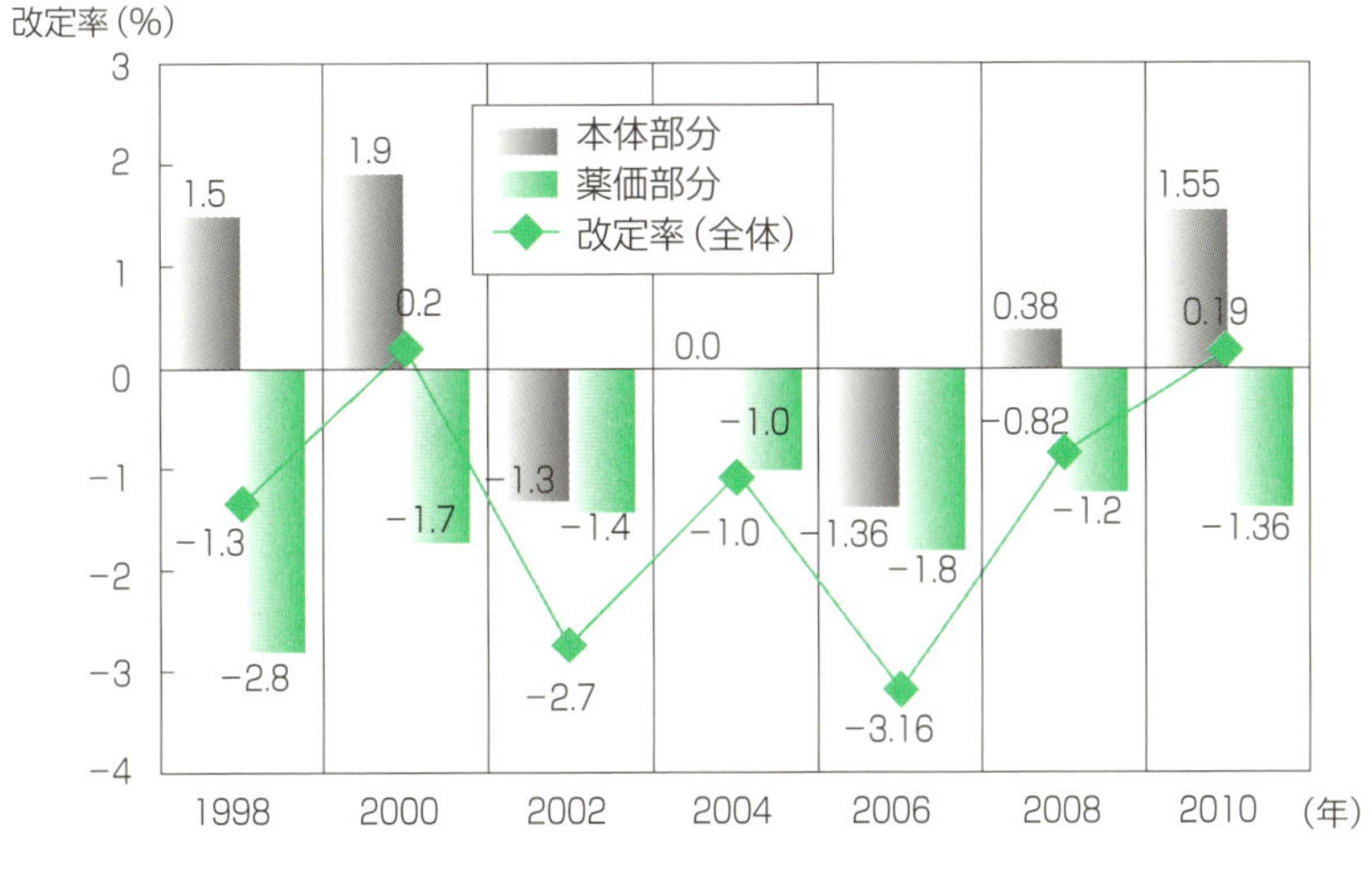

5-3 レセプトって何？

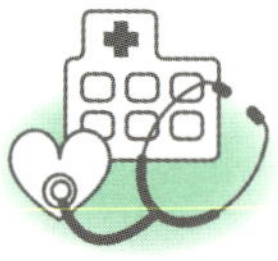

レセプト請求は保険診療を行う病院の重要な業務の1つです。そもそもレセプトとは何なのでしょうか。

保険者への請求明細書

レセプトは、ドイツ語のRezeptが語源で、患者が受けた医療行為の報酬を病院が保険者に請求する医療費の明細書です。病院や診療所では**診療報酬明細書**、薬局では**調剤報酬明細書**のことを意味します。また、介護保険を使った介護サービスの料金の**介護報酬明細書**（介護給付費請求書）もレセプトの一種です。

これまでは医療の受け手自身が、このレセプトの明細を知る機会はほとんどありませんでした。しかし、2010年4月から、自分が受けた医療の診療報酬の詳しい内容がわかるように、患者に対する診療明細書の発行が原則義務化されました。病院側には明細書の内容を説明する責任がありますし、患者は自分がどういう医療を受けているのかチェックする必要があります。

支払基金などでレセプト審査

レセプトは、患者ごとに1カ月単位で作成し、翌月10日までに医療機関が**支払基金**などに提出します。請求先は、国民健康保険の利用者の場合には都道府県の**国民健康保険団体連合会**（連合会）、企業の健保など社会保険の被保険者の場合には**社会保険診療報酬支払基金**（支払基金）です。

連合会と支払基金では、レセプトに不備や不正がないか審査を行い、保険者にレセプトを送ります。問題があった場合には医療機関に差し戻されたり、診療報酬の減額が行われたりします。現在は、レセプトの**オンライン請求**が原則義務化されています。請求件数が少数、開設者が65歳以上の診療所、薬局にはオンライン化が免除され、これまで通りの請求が認められています。

Point

- **レセプトは支払基金・連合会と保険者への請求書**
- **患者ごとに毎月レセプトを請求**
- **全病院がオンラインでレセプトを請求**

レセプト請求と審査の流れ

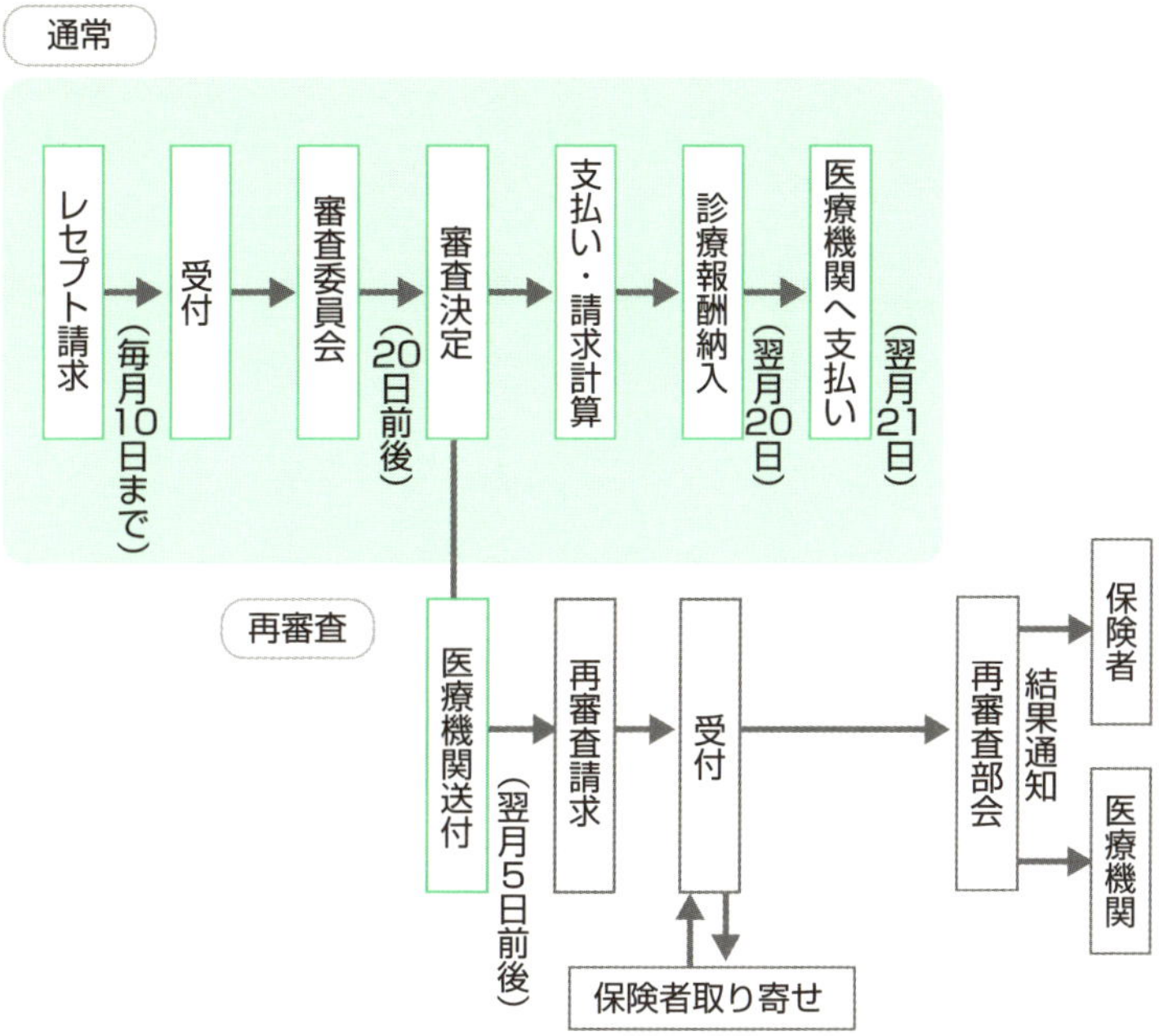

レセプトオンライン化のイメージ

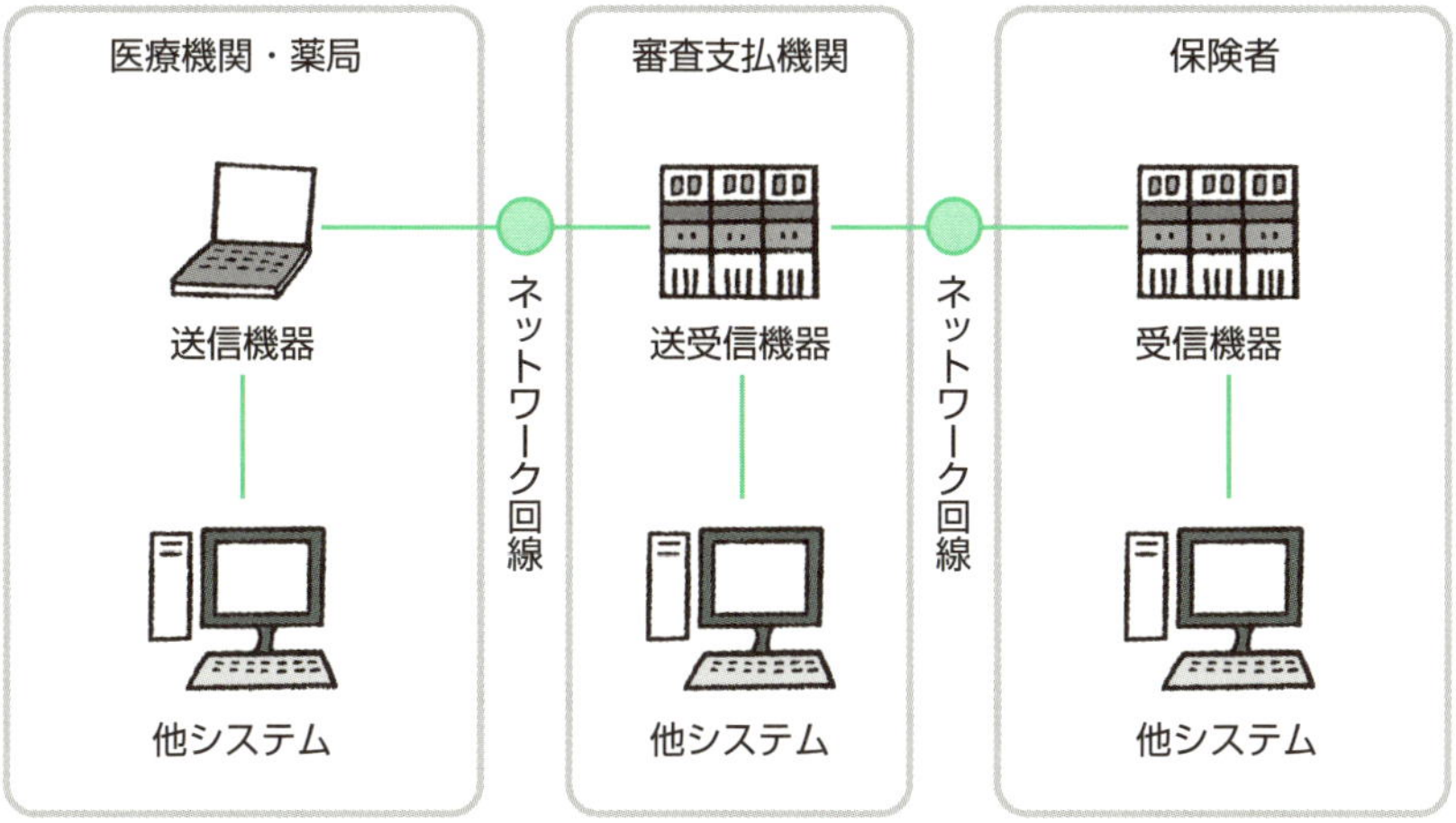

5-4 出来高払いと包括払い

診療報酬の支払い方式には出来高払いと包括評価支払い方式があります。

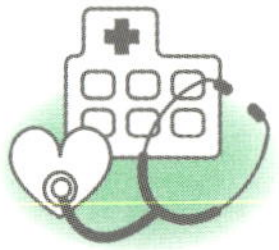

出来高払いとは

診察料○点＋検査料○点＋処置料○点…といった形で、実施した医療行為の診療報酬を合算していくのが**出来高払い**。病名や重症度、年齢などに応じてあらかじめ包括的な評価金額が決まっていて、どんな薬や検査を行っても診療報酬が同じなのが**包括払い**（マルメともいう）です。

従来は、基本的に、行った医療行為の内容に応じて支払われる出来高払いが中心でした。出来高払いの場合は、同じ病気で同じ手術を受けたとしても、薬や検査の内容によって病院の収入、患者の支払い額が変わります。

DPCによる包括支払い方式

入院医療費に関して、大学病院や一部の大病院では、2003年より、**DPC**（診断群分類包括評価）による包括支払い方式が導入されています。厚生労働省によると、DPC導入病院は2011年度約1449病院（一般病院の約19％）。大病院が多いため、病床数で換算すると一般病床の半数以上がDPC算定病床になっています。

DPCの対象は、主要な病気で入院した場合で、手術・処置・副傷病名の有無によって1880種類（11年度現在）の**診断群**に分類されます。入院治療費は、診断分類の1日当たりの定額点数をもとに計算。リハビリ、精神療法、手術・麻酔、放射線治療、内視鏡検査等、1000点以上の処置は出来高払いで、包括評価部分と合算されます。所定の入院日数を超えると点数が下がり経営にも影響するため、DPC導入病院ではより早期退院を促す傾向があります。

Point

- **外来は出来高払いが基本、入院は包括払いへ移行**
- **一般病床の半数以上がDPCを導入**
- **1880種類の診断群が包括払いの対象**

診療報酬の支払い方式

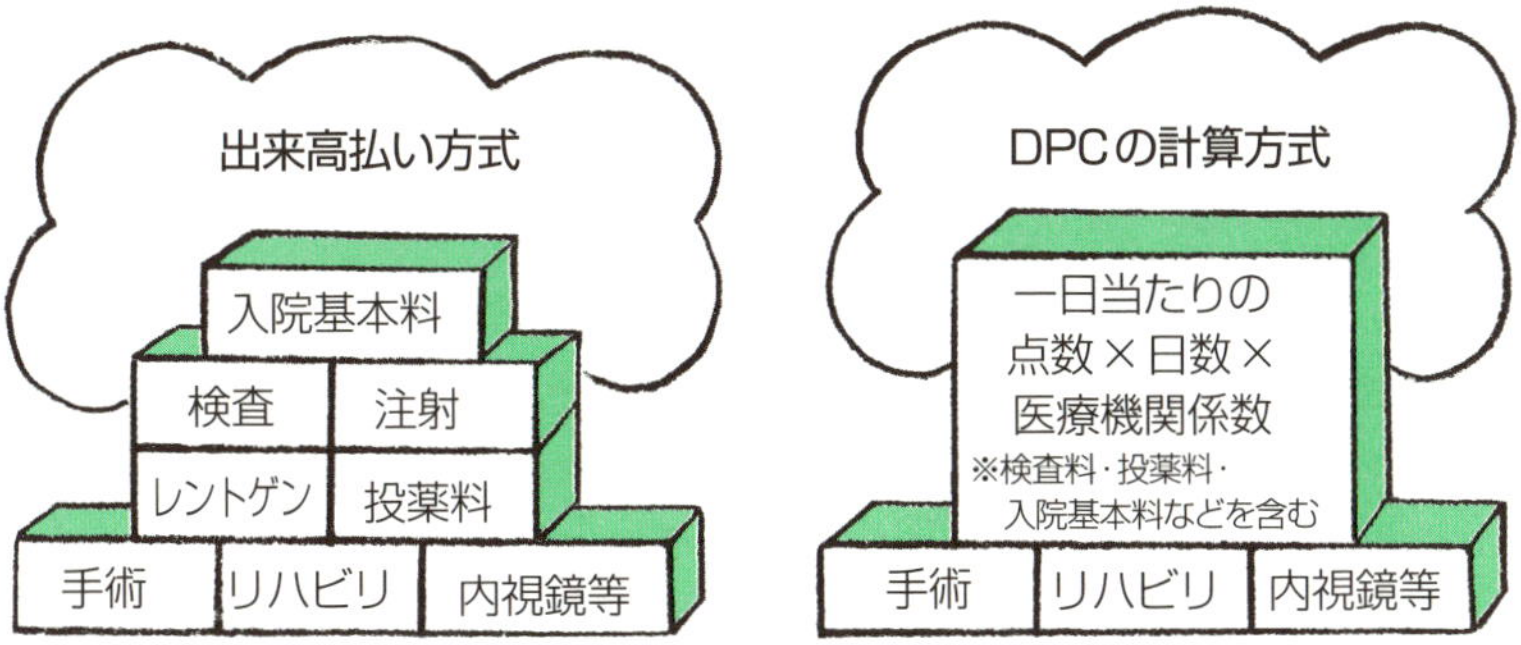

外来

出来高払い方式

初診料・再診料＋医学管理料＋検査料＋処方せん料…

（慢性疾患で一部、包括払いあり）

入院

一般病床

○診断群分類包括制（DPC）対象病院で診断群分類に当てはまる場合

→包括評価（入院基本料、検査、画像診断、投薬、注射、1000点未満の処置）

＋

出来高評価（手術、麻酔、放射線治療、リハビリ、1000点以上の処置）

○DPCを導入していない病院・DPCの診断群に該当しない

→出来高払い

○療養病床

包括払い：入院基本料（検査、画像診断、投薬、注射、リハビリ、処置などが包括）

5-5 経営への影響大きい看護基準

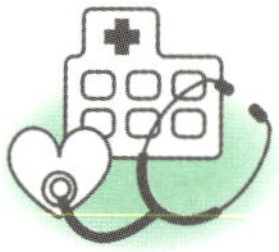

入院の基本料金は患者に対する看護師の人数が多い病院に手厚く設定されています。

最高評価は7対1看護

ホテルであれば、立地、ブランド、サービスの内容などで宿泊料金は変わりますが、病院の入院費の基本料金は、何を基準に決められているかご存知でしょうか。

病院の場合は、入院患者に対する看護師の人数によって、出来高払いの入院基本料には差がついています。一般病院（病棟）の**入院基本料**は4段階あり、患者7人に対し看護師1人という7対1看護が最高です。**7対1入院基本料**を算定するためには、「看護職員の7割が看護師」、「当該病棟の平均入院日数が19日以内」、「看護職員1人当たりの夜勤が月平均72時間以下」「看護必要度が高い」といった**施設基準**をクリアする必要があります。また、医師配置基準を満たしていない病院は減額になります。

看護基準の維持は死活問題

患者にとっては、看護師の数が多いにこしたことはありません。病院側からみても、7対1看護を達成すれば、その次の10対1看護に比べて100床で約1億円の増収が見込めるといわれます。より高い**看護基準**を満たす体制を整えることは、病院にとって死活問題でもあるのです。

ところが、医療界は慢性的に看護師不足にあえいでいます。2006年4月の診療報酬改定で、新たに7対1入院基本料が導入された際には、大学病院や大病院が大幅に看護師の採用を増やしたため、出遅れた大病院や周囲の中小病院がますます看護師不足に陥る事態となりました。病院経営を安定化させるためには、看護師がやりがいを持ち、働きやすい環境を整備することが必要です。

Point

- **入院基本料は、患者に対する看護師の割合で増減する**
- **7対1看護と10対1看護では100床で1億円の差**
- **看護師、医師集めは経営を左右する重要課題**

一般病棟の入院基本料（1日あたり）

	入院基本料	14日以内	15〜30日
7対1	1,555点	基本料+450点	基本料+192点
10対1	1,300点	基本料+450点	基本料+192点
13対1	1,092点	基本料+450点	基本料+192点
15対1	934点	基本料+450点	基本料+192点

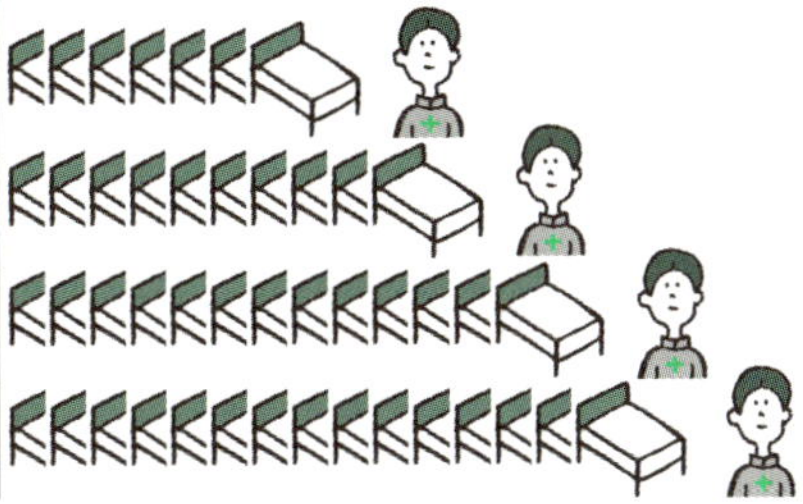

療養病棟の入院基本料

※1日あたり、検査、画像診断、投薬、注射、リハビリ、処置の費用も包括

療養病棟入院基本料1（20対1以上）

	医療区分1	医療区分2	医療区分3
ADL区分3	934点	1,369点	1,758点
ADL区分2	887点	1,342点	1,705点
ADL区分1	785点	1,191点	1,424点

療養病棟入院基本料2（25対1以上）

	医療区分1	医療区分2	医療区分3
ADL区分3	871点	1,306点	1,695点
ADL区分2	824点	1,279点	1,642点
ADL区分1	722点	1,128点	1,361点

ADL区分

	ベッド上の可動性	移乗	食事	トイレの使用
自立	0	0	0	0
準備	1	1	1	1
観察	2	2	2	2
部分的援助	3	3	3	3
広範囲援助	4	4	4	4
最大援助	5	5	5	5
全面依存	6	6	6	6
本動作なし	6	6	6	6

ADL区分1=0〜10点、
ADL区分2=11〜22点、
ADL区分3=23〜24点

医療区分1

医療区分2または3以外

医療区分2

【疾患・状態】
筋ジストロフィー、多発性硬化症、筋萎縮性側索硬化症、パーキンソン病関連疾患、その他神経難病（スモンを除く）、神経難病以外の難病、脊髄損傷、肺気腫、慢性閉塞性肺疾患、疼痛コントロールが必要な悪性腫瘍、肺炎、尿路感染症、創感染、リハビリが必要な疾患発症から30日以内
【医療処置】
透析、発熱または嘔吐を伴う経管栄養、など

医療区分3

【疾患・状態】
スモン、医師及び看護師による24時間体制での監視・管理を要する状態
【医療処置】
中心静脈栄養、24時間持続点滴、レスピレーター使用、ドレーン法・胸腹腔洗浄、発熱を伴う場合の気管切開、気管内挿管のケア、酸素療法、感染隔離室におけるケア

（2011年度現在）

5-6 公立病院は赤字？

医療費削減政策の影響で病院の経営は厳しい状況です。公的病院の実情は？

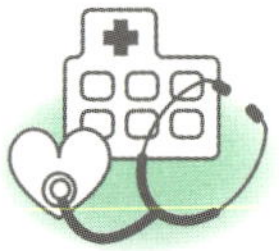

85％の自治体病院が赤字

独立行政法人、自治体病院（都道府県立、市町村立）などの公的病院は、全国に1571病院（2009年医療施設調査）あります。地域によっては**公立病院**しかないところもあり、人口の少ない地方で公立病院の果たす役割は重要です。

では、公立病院の経営状態はどうなっているのでしょうか。第17回**医療経済実態調査**（09年6月実施）によると、国立系病院（独立行政法人）は全体では損益差額（月額）1025万7000円（2・1％）の黒字、公立病院は、5596万9000円（マイナス15・5％）の赤字です。

また、全国公私病院連盟と（社）日本病院会が実施した**病院経営実態調査**でも、回答のあった579自治体病院のうち、10年6月1カ月分の収支が黒字だったのはたった15・0％（87病院）。85・0％（492病院）は赤字でした。

民間病院に困難な医療を提供

自治体病院の場合、赤字分は税金で賄うことになります。しかし、自治体の財政状況も悪化しており、医師不足を解消するための経費が地方の公立病院の財政難にさらに拍車をかけています。

総務省は07年に**公立病院改革ガイドライン**を作成しました。その中で、公立病院を「民間医療機関が行うのが困難な医療を提供する」役割を担う病院と位置づけ、都市部の公立病院は統廃合を検討すべきとしました。改革の主な方針は、（1）経営効率化、（2）再編（統廃合）・ネットワーク化、（3）経営形態の見直しです。各地で県立病院と市立病院の統合などが進んでいます。

Point

- **国立系は全体には黒字だが自治体病院の経営は厳しい**
- **自治体立病院の85％が赤字**
- **公立病院は民間では困難な医療を担う**

自治体病院は赤字続き

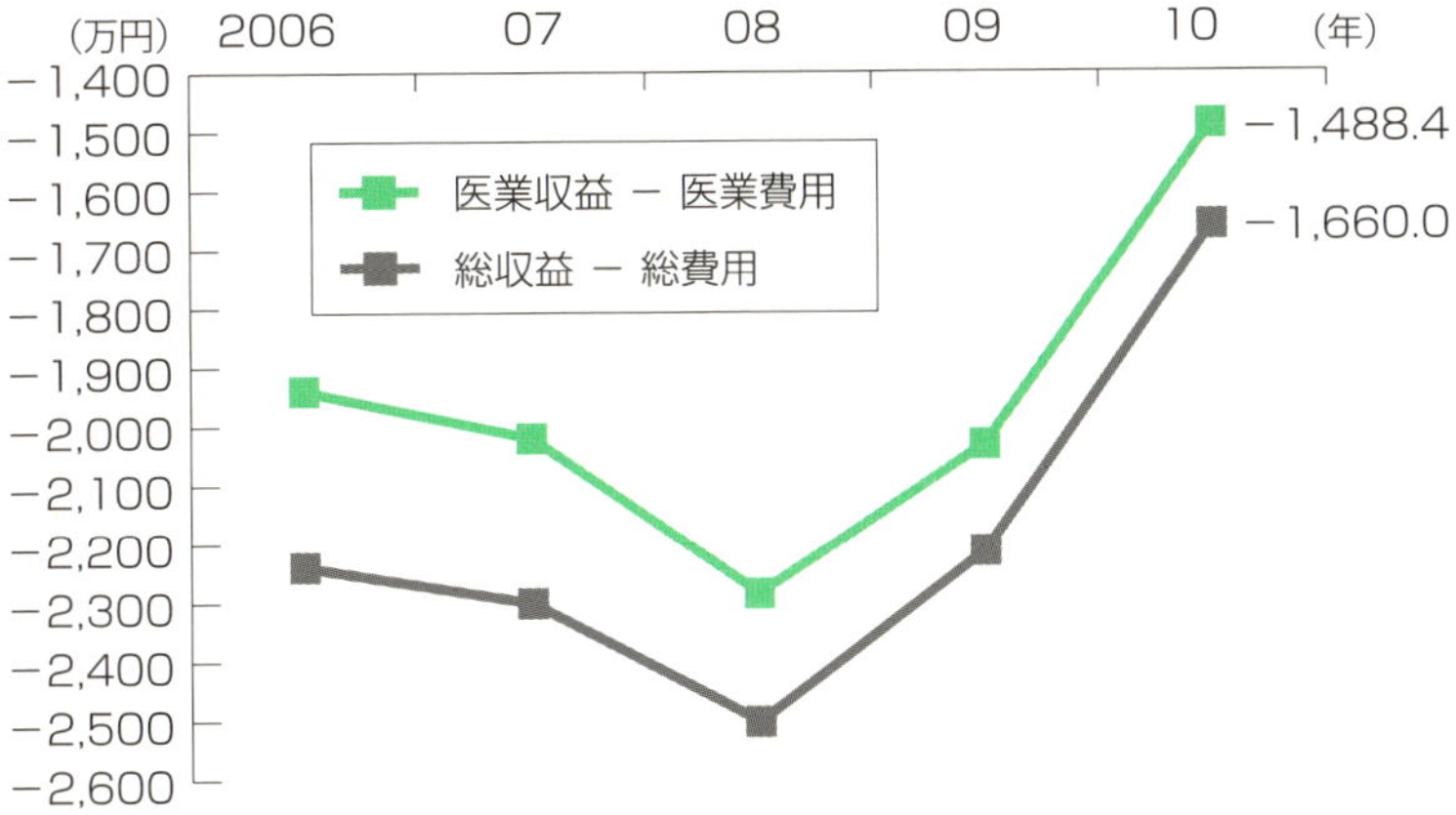

(病院経営実態調査(2010年6月　全国公私病院連盟・(社)日本病院会)
「100床あたり収支金額・自治体」より)

公立病院再編の例

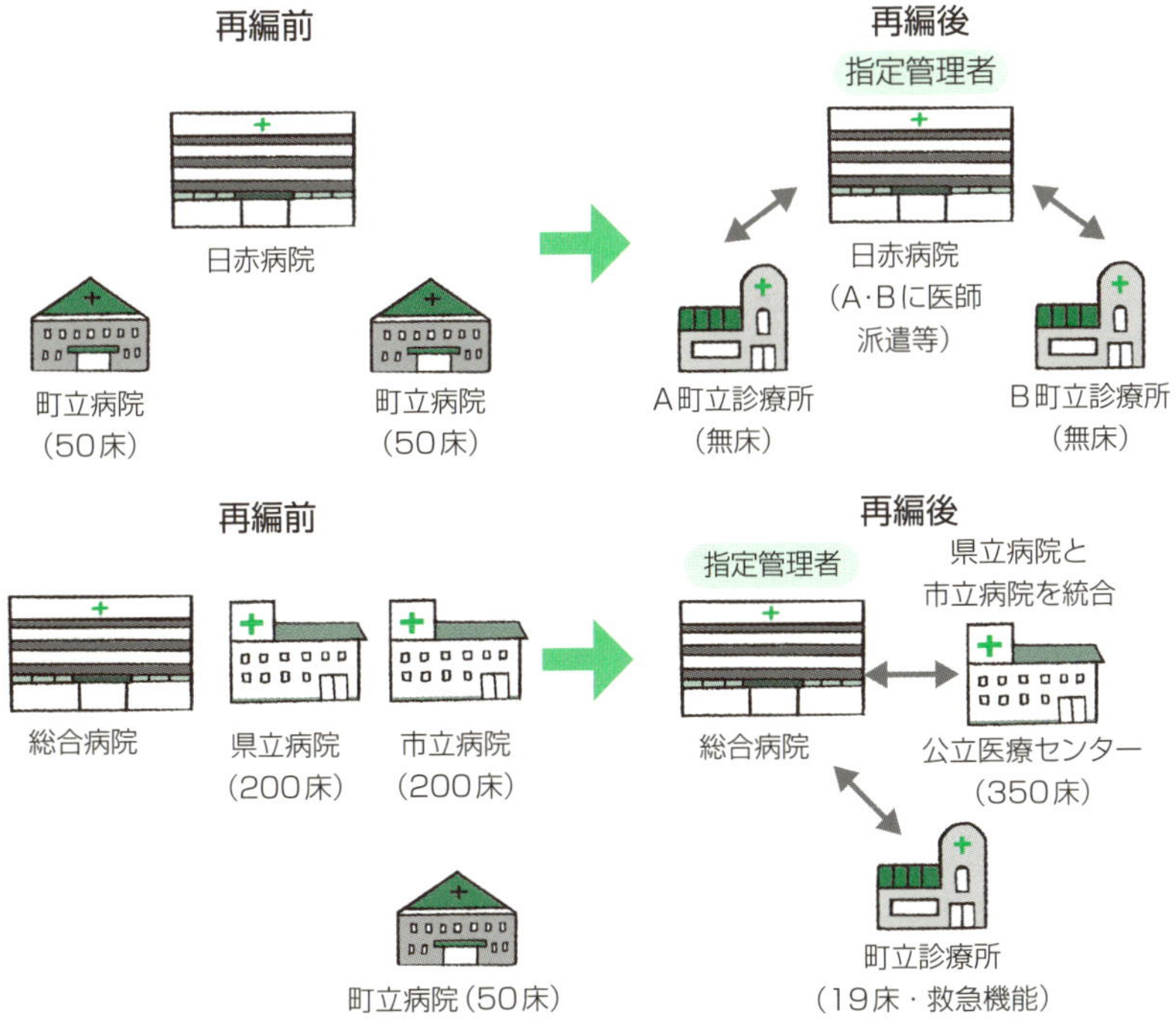

5-7 民間病院の経営状態

では、日本の病院の7割を占める民間病院の経営状態はどうなのでしょうか。

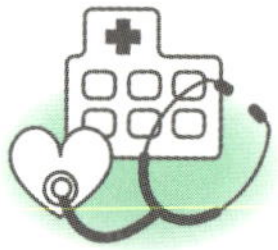

赤字病院が増加

わが国の医療の大きな特徴の1つは、**民間病院**が多いことです。では、民間病院の経営は順風満帆なのでしょうか。

医療経済実態調査によれば、医療法人立の病院は全体では2・1%（税引き後は0・2%）黒字（2009年6月実施）です。しかし、02年以降、診療報酬のマイナス改定が続き、経営が厳しいのは民間病院も同じです。

全国公私病院連盟と（社）日本病院会の病院経営実態調査でも、民間病院の100床当たりの総収支差額、医業収支差額は02年以降大幅に減少しました。09年以降は全体では黒字に転じていますが、08年には赤字になっています。赤字病院の割合は公立病院よりは少ないものの、毎年3割から5割の民間病院が赤字です。

黒字病院と赤字病院の格差開く

民間病院の経営が厳しい中で、黒字幅を広げる勝ち組病院と赤字幅の大きい病院との格差も開いてきています。病院経営実態調査の収支状況別施設数の10年間の推移をみると、最も赤字幅の大きい病院、最も黒字幅の大きい病院双方の数が増えているのです。一方で、医師・看護師不足による民間病院の縮少や倒産もあります。

病院経営では、地域の患者のニーズや時代の流れをいち早く察知すると共に、設備投資や人材育成への投資が重要です。超高齢社会に対応して介護施設や高齢者用マンションなどを併設する病院も。ITで仕事を効率化し、医師や看護師のサービス、技術を向上させる研修への投資も不可欠です。

Point

- 診療報酬のマイナス改定が民間病院の経営も圧迫
- 赤字病院が増える一方で黒字幅を増やす病院も
- 地域のニーズの把握と人材育成への投資必要

民間病院の100床当たり収支金額の推移

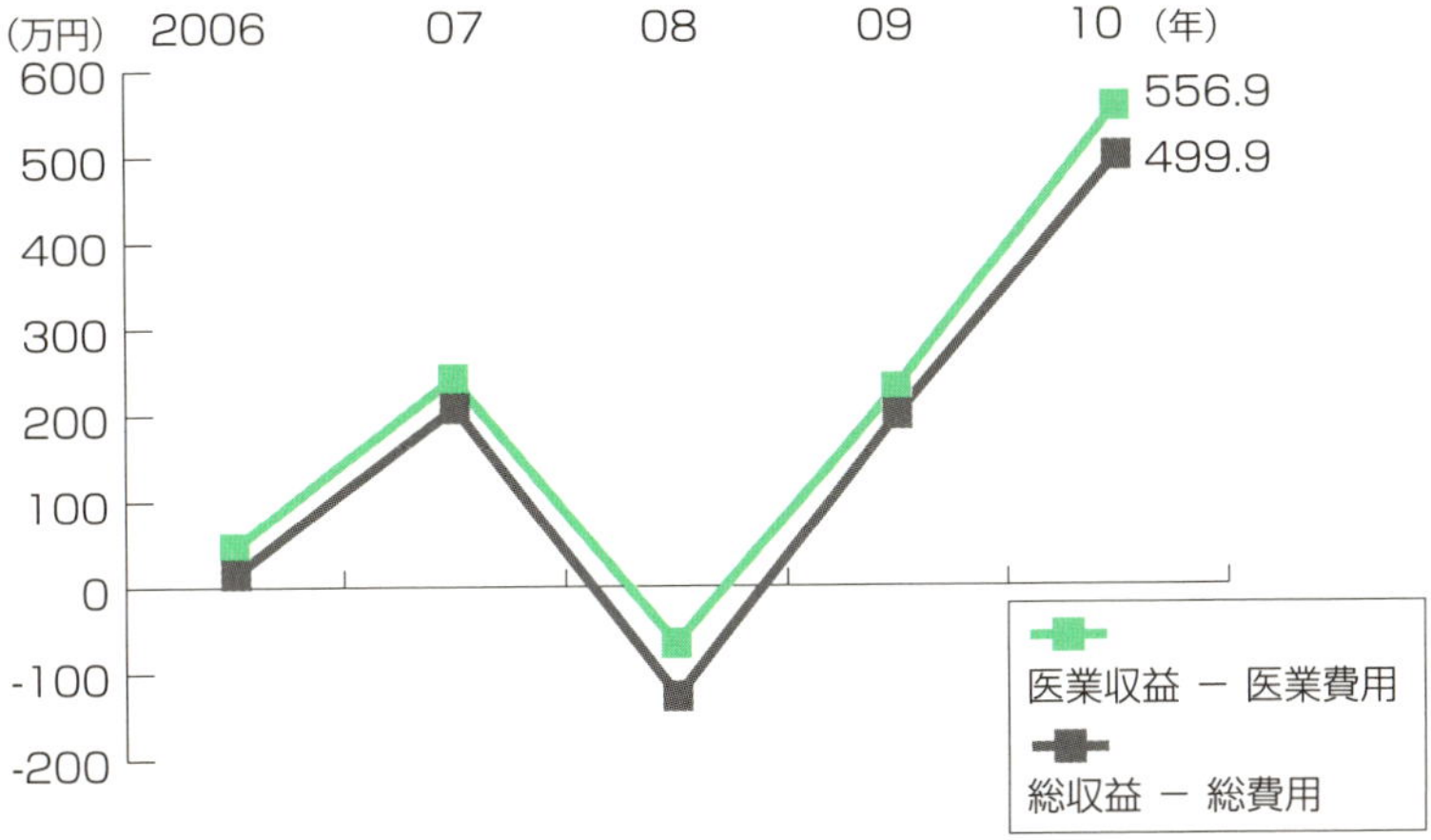

設置主体別の黒字病院、赤字病院の割合の推移

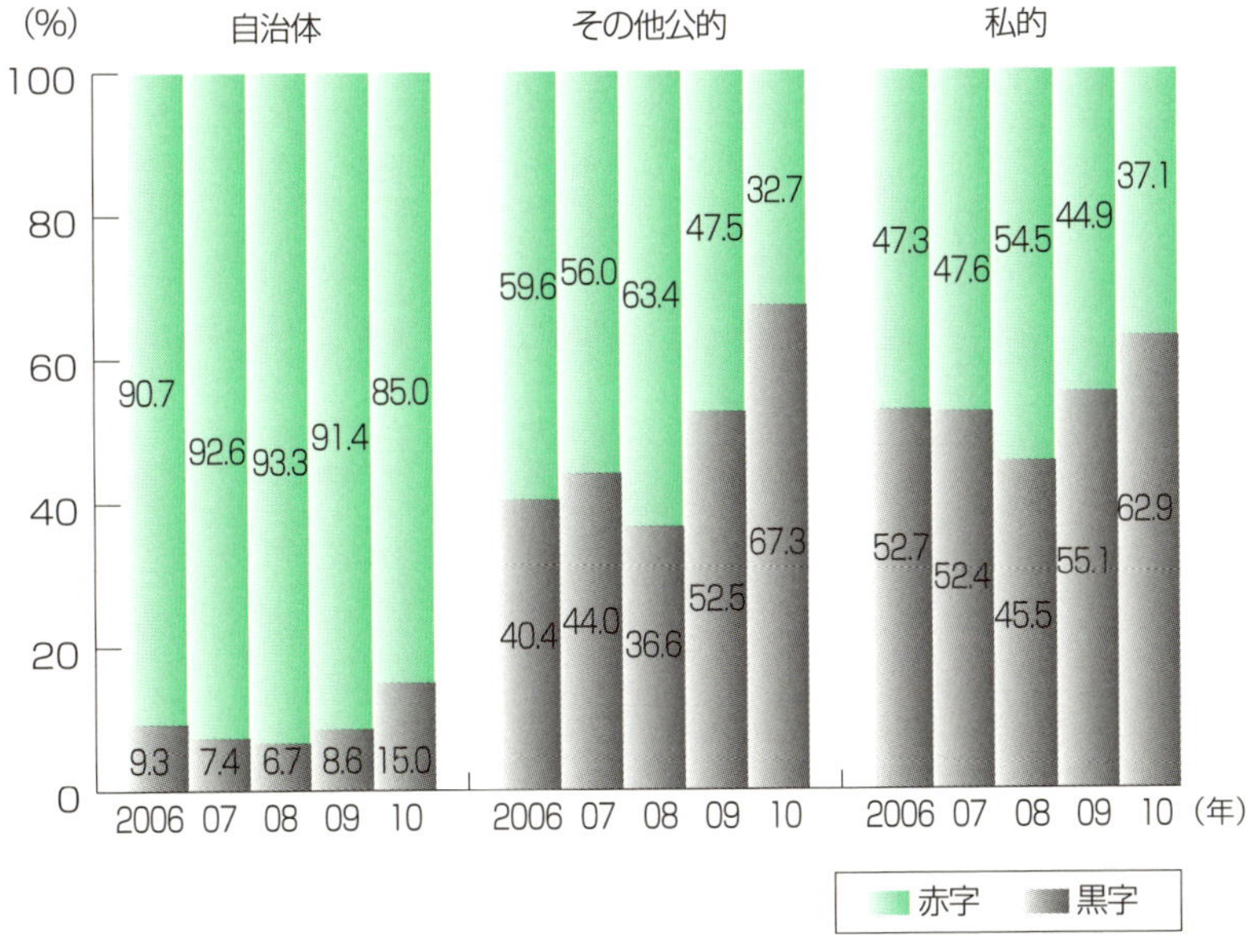

(「病院経営実態調査」(2010年6月　全国公私病院連盟・(社)日本病院会)より)

5-8 診療収入が多い科は？

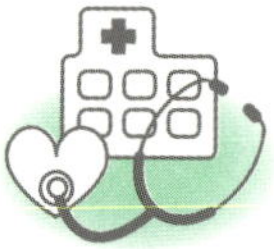

病院の収支は、診療科によっても違います。実際には何科の収入が多いのでしょうか。

入院単価が高いのは循環器系

病院経営実態調査（2010年6月）によると、DPC導入病院以外で**入院患者一人当たりの診療収入**が最も高額だったのは循環器外科（心臓血管外科）、次いで、小児外科、循環器内科でした。逆に、最も少なかったのは精神科。皮膚科、内科も月三万円以下でした。DPC病院も同じような傾向です。

外来については、放射線科が最多。泌尿器科、呼吸器外科、呼吸器内科、消化器内科、内科、外科などは患者一人当たり月一万円を超えています。一方で、リハビリ科、皮膚科はその三分の一程度。耳鼻咽喉科も収入が少ない傾向がみられました。

医師別外来では泌尿器科

医師一人当たりの診療収入（月額）としてみてみると、入院で多いのはリハビリ科47・2万円。循環器外科42・5万円。次いで、脳神経外科34・8万円、整形外科34・7万円、神経内科33・5万円、消化器外科32・3万円と続きます。

外来では、泌尿器科27万円、肛門外科18・7万円、内科16・3万円、眼科13・6万円が、比較的医師一人当たりの収入の多い科です。

医療機関を開設する際には、収入の多さだけで診療科を選ぶわけにはいかないでしょう。むしろ、収益の高い循環器外科などは手術を実施する施設数を減らし、一施設当たりの手術数を増やす**集約化**の時代に入ってきています。

病院には、地域のニーズ、収支が取れるかを見極め、周囲の医療機関との連携も考えながら、診療科を絞ったり増設したりといった対応が求められています。

Point

- **外来単価が高いのは放射線科、泌尿器科、呼吸器系**
- **必要性高まるリハビリ科は入院・外来とも収入少ない傾向**
- **医師1人当たり入院収入は循環器外科、整形外科で高額**

主な診療科別の入院患者1人当たり診療収入

（DPC病院以外）

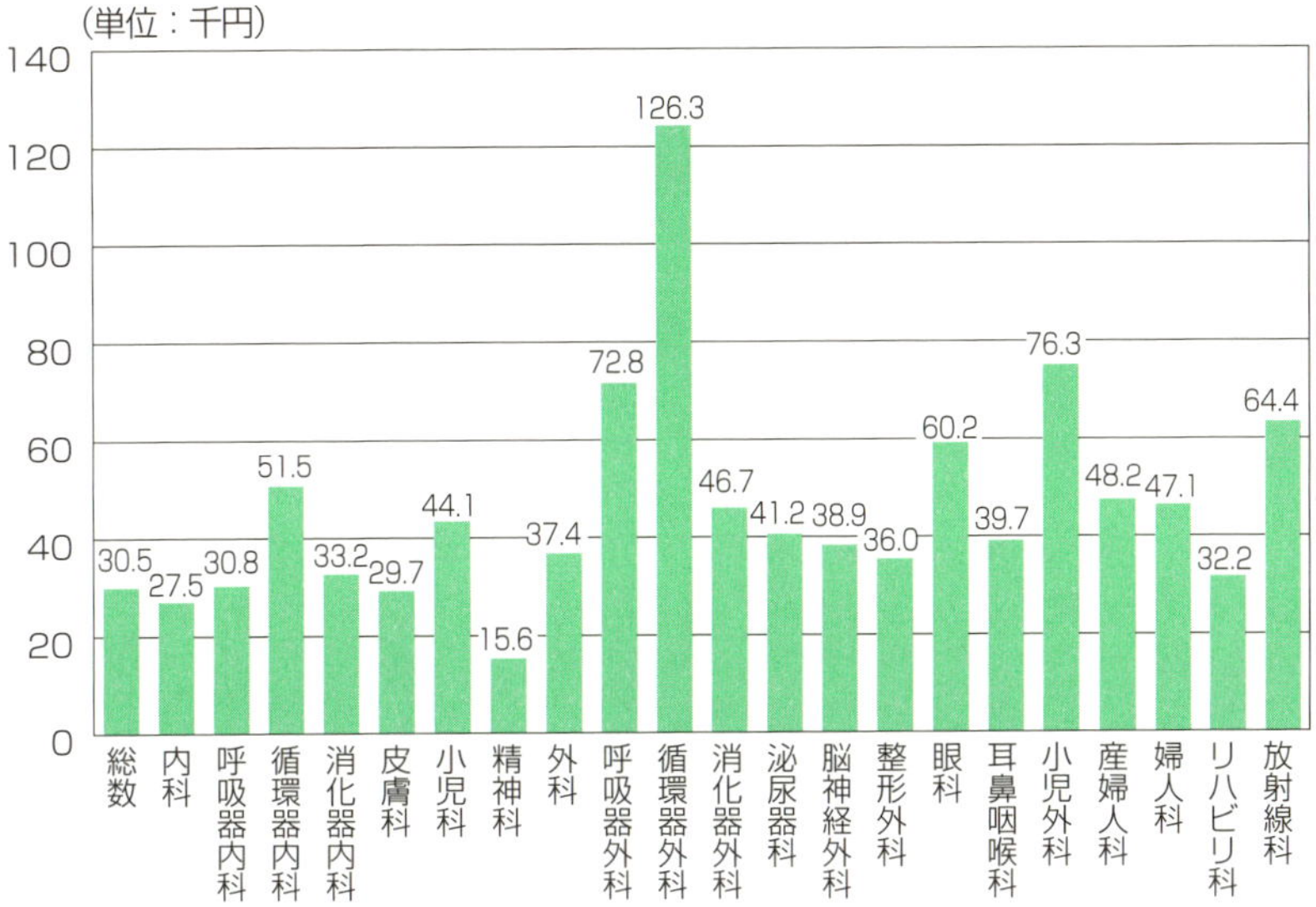

主な診療科別の外来患者1人当たり診療収入

（DPC病院以外）

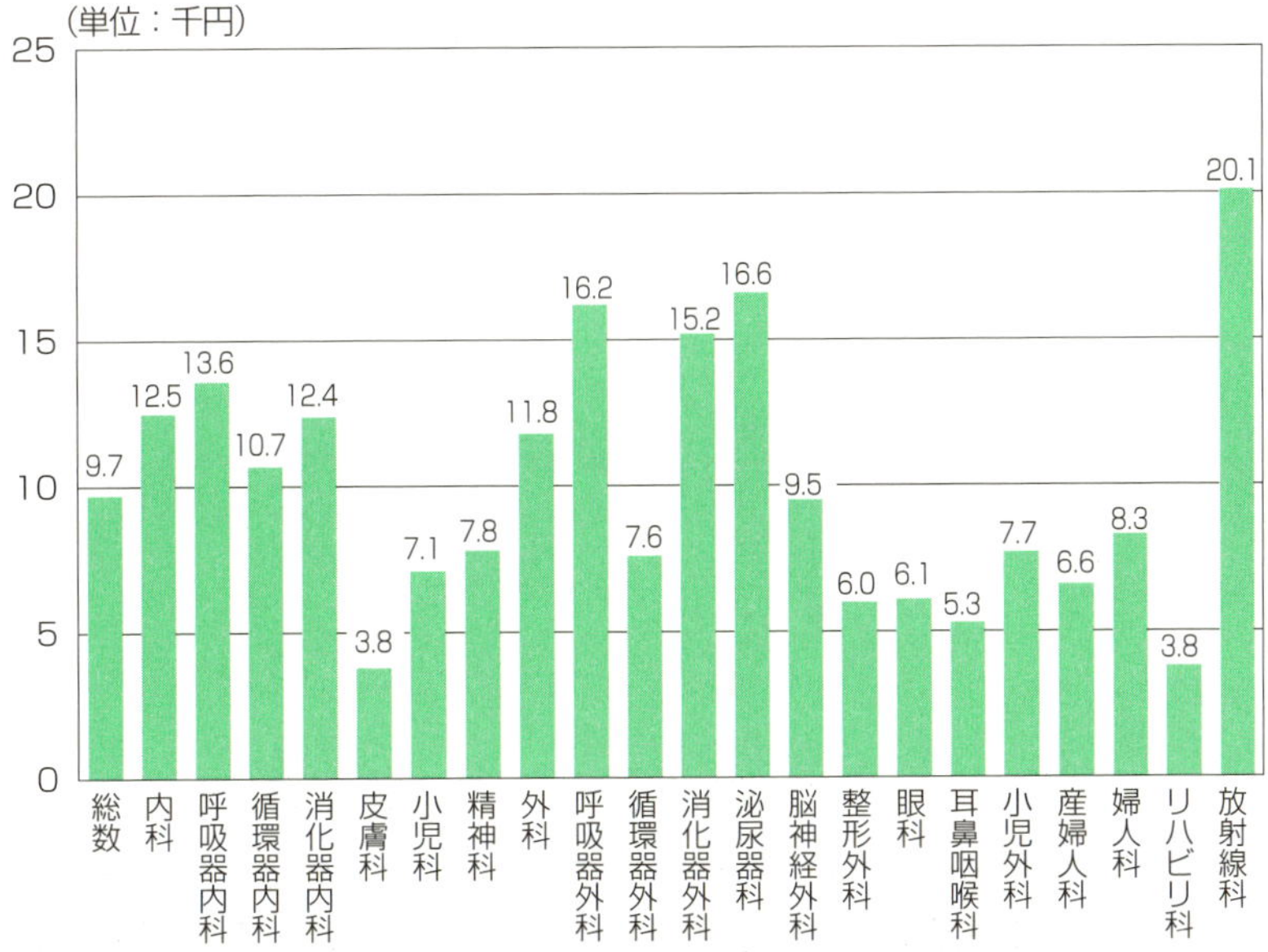

（病院経営実態調査（2010年6月　全国公私病院連盟・日本病院会）より）

5-9 アウトソーシング

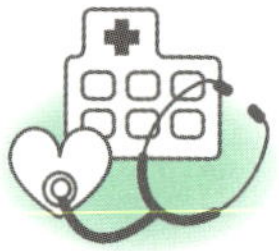

厳しい経営状態を改善する打開策の1つがアウトソーシング（外注化）です。

目的はコスト削減

病院経営を効率化し、コスト削減のために進められているのが**アウトソーシング**です。

寝具類洗濯、医療廃棄物処理、検体検査などは95％以上の病院でアウトソーシングが進んでいます。医療法および関係法令で、患者などへの影響が大きい次の8分野については、外部委託する際には、厚生省令で定める基準に適合した事業者に委託しなければならないことになっています。

①寝具類洗濯、②検体検査、③医療用ガス供給配置の保守点検、④院内清掃、⑤医療機器の保守点検、⑥患者給食、⑦滅菌消毒、⑧患者搬送

ＩＴ関連の外注化が課題？

公立病院でさえ、経営の効率化を迫られる時代であり、今後は、さらに医療業界のアウトソーシングが加速化するはずです。特に、今後成長が見込まれるのが、**院内情報コンピューター・システム、医療事務、院内物品管理、在宅医療サポート、医療情報サービス**といった分野です。病院の顔である医療事務でさえ、一部派遣スタッフを導入している病院も多くなっています。

これまでのように、給食、寝具類洗濯と分野別に個別の業者に委託するやり方では、思ったような経費削減効果が得られない病院もあるでしょう。中には、複数の業務を一括して外注化するＢＰＯ（ビジネスプロセスアウトソーシング）を採用したり、複数の病院で医療材料、医薬品の共同購入を委託する病院もあります。患者の安全を優先しつつも、思い切った発想の転換や工夫が必要になってきているのかもしれません。

Point

- **アウトソーシングは人件費を削減し病院経営を効率化**
- **検体検査など8分野は基準をクリアした事業者のみ**
- **IT関連、院内物品管理の外注化が今後進む可能性大**

委託率から見た医療関連サービスのライフサイクル

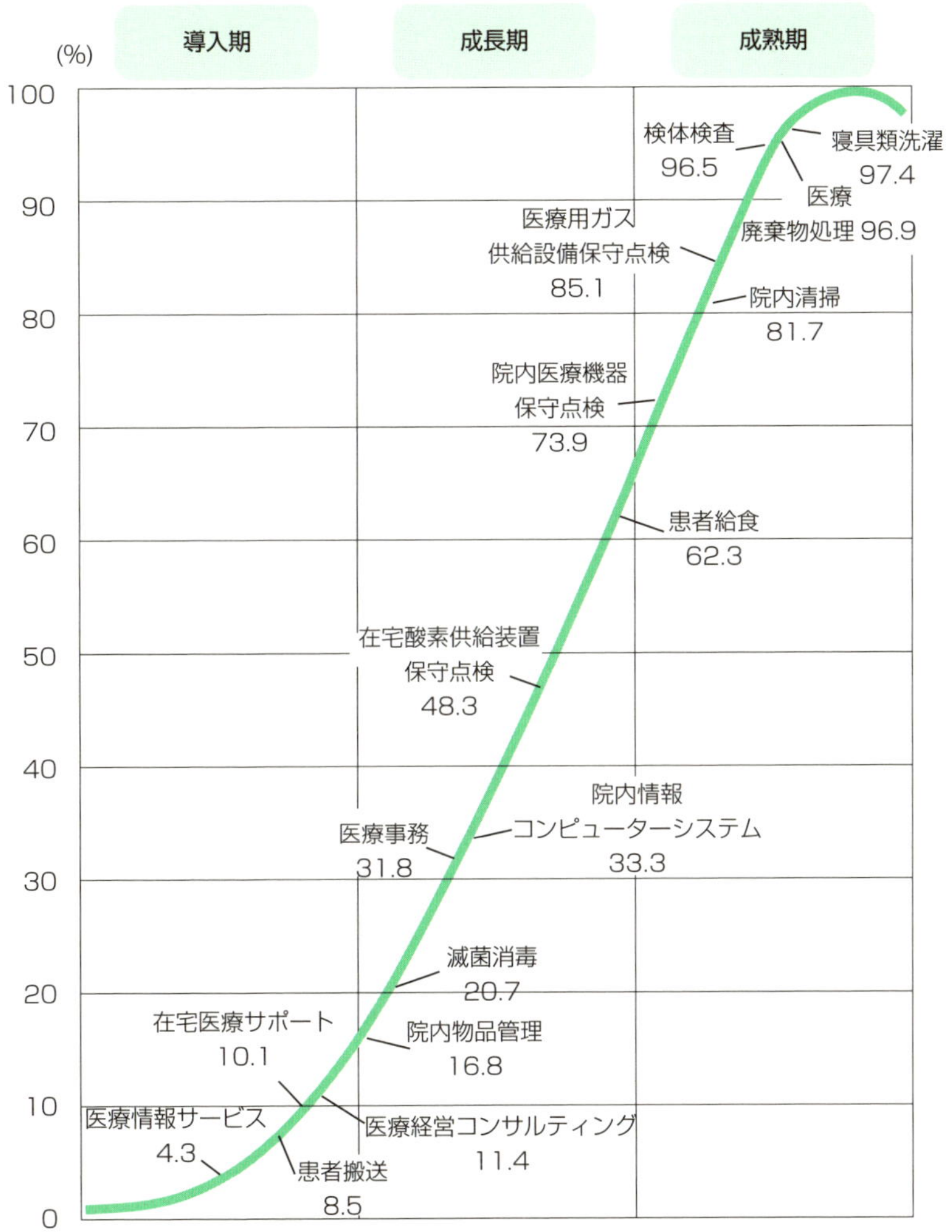

（医療関連サービス振興会「2009 年医療関連サービス実態調査」より）

Column

障害者福祉制度、障害年金もフル活用を

治療費の支払いに困る患者の中には、本来は公的医療制度や福祉制度の対象になって医療費の支払いが軽減されたのに、病院のスタッフにも相談できずに、消費者金融で借金をして返済に苦しむ人もいます。公的な医療制度や福祉制度は、自分で申告しないと恩恵が受けられない場合がほとんどなので、患者に直接関わるスタッフが、院内のソーシャルワーカーや自治体の窓口で相談するように背中を押してもらえたら、支払いに困ったり、使える制度を見逃す患者もかなり減るのではないでしょうか。

例えば、病気やその治療によって体の機能や生活に支障をきたした患者の中には、自立支援医療の対象になる場合があります。これは、病気の種類、障害の程度や所得によって、医療費の自己負担分が1割（疾患、症状や所得によって上限額0～2万円）になる制度です。最近増えているうつ病で継続的に通院している人の自己負担が所得によって1割になる「精神通院医療」もあります。

ほかにも、自治体独自の医療費助成制度が利用できる場合も。例えば東京都では、大気汚染医療費助成制度として、気管支ぜんそくで一定の要件を満たす人の医療費自己負担分を全額補助しています。

また、65歳未満で病気や治療によって体の機能の支障が出たときには、障害年金が利用できることがあります。人工肛門を付けた人やがんで生活に支障が出ている人も障害年金の対象になります。

障害年金の等級の目安

障害の等級	障害の程度	対象者
1級	他人の介助を受けなければほとんど自分の用が足せず、活動の範囲が病院ではベッド周辺、家庭では室内に限られるもの	国民年金・厚生年金・共済年金加入者
2級	必ずしも他人の介助を必要ないが、日常生活が極めて困難で、活動の範囲が病院では病棟内、家庭では家屋内に限られるもの	
3級	傷病が治癒したものにあたっては、労働が著しい制限を受けるかまたは労働に著しい制限を加えることを必要とする程度	厚生年金・共済年金加入者のみ
	傷病が治癒しないものにあたっては、労働が制限を受けるかまたは労働に制限を加えることを必要とする程度	

第6章

病院に関わる法律・制度

医療・介護は命と人体に関わることであり、さまざまな法律で規制され、資格制度や業務の範囲も法律で決められています。病院に関わる法律や制度をまとめました。

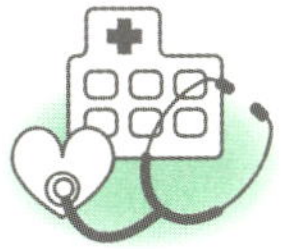

6-1 医療法

医療従事者やその卵がまず知っておきたい法律が医療法です。

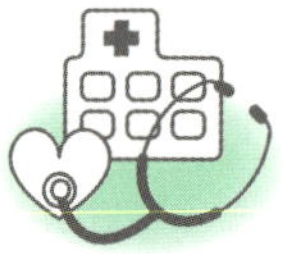

医療法の内容と目的は？

医療法は、１９４８年に制定された、医療施設と医療行政に対する基本法です。医療を提供する医療従事者はもちろん、患者としても知っておきたい法律です。

この法律の目的は、良質で効率的な**医療提供体制の確保**と**国民の健康の保持**で、主に次の４つの事項を定めています。

①医療に関する適切な選択を支援するために必要な事項

②医療の安全を確保するために必要な事項

③病院、診療所及び助産所の開設及び管理に関し必要な事項

④施設の整備並びに医療提供施設相互間の機能分担及び業務の連携推進に必要な事項

患者のための情報公開も推進

この法律は時代の流れや人口の高齢化、医学の進歩などに応じて改正されてきました。９２年の第２次改正では、医療提供の理念を規定（第１条の２）し、特定機能病院や長期療養の必要な患者などを入院させる療養型病床群を制度化しています。

第５次医療法改正と呼ばれる０６年の改正は、政府が進める医療制度改革の一環として行われました。①都道府県による医療機関情報の公表制度の導入など情報提供の推進、②医療の安全確保のための体制の整備と医療計画制度、医療提供体制の推進、③地域における医療従事者の確保、非営利性の強化など医療法人制度の見直し、④医師の再教育制度の創設――を柱に、良質かつ適切な医療の提供を進めようとしています。

Point

- **目的は良質な医療提供体制の確保と国民の健康の保持**
- **医療提供体制、医療計画、広告の制限も医療法で規定**
- **院内掲示義務の項目、安全面も細かく決められている**

医療法の変遷と改正の主な経緯

改正年	改正の趣旨等	主な改正内容等
1948年 医療法制定	終戦後、医療機関の量的整備が急務とされる中で、医療水準の確保を図るため、病院の施設基準等を整備	・病院の施設基準を創設
1985年 第１次改正	医療施設の量的整備が全国的にほぼ達成されたことに伴い、医療資源の地域偏在の是正と医療施設の連携の推進を目指したもの	・医療計画制度の導入 ２次医療圏ごとに必要病床数を設定
1992年 第２次改正	人口の高齢化等に対応し、患者の症状に応じた適切な医療を効率的に提供するための医療施設機能の体系化、患者サービスの向上を図るための患者に対する必要な情報の提供等を行ったもの	・特定機能病院の制度化 ・療養型病床群の制度化
1997年 第３次改正	要介護者の増大等に対し、介護体制の整備、日常生活圏における医療需要に対する医療提供、患者の立場に立った情報提供体制、医療機関の役割分担の明確化及び連携の促進等を行ったもの	・診療所への療養型病床群の設置 ・地域医療支援病院制度の創設 ・医療計画制度の充実 ２次医療圏ごとに以下の内容を記載 地域医療支援病院、療養型病床群の整備目標、医療関係施設間の機能分担、業務連携
1999年 第４次改正	高齢化の進展等に伴う疾病構造の変化を踏まえ、良質な医療を効率的に提供する体制を確立するため、入院医療を提供する体制の整備等を行ったもの	・療養病床、一般病床の創設 ・医療計画制度の見直し 基準病床数へ名称を変更
2006年 第５次改正	質の高い医療サービスが適切に受けられる体制を構築するため、医療に関する情報提供の推進、医療計画制度の見直し等を通じた医療機能の分化・連携の推進、地域や診療科による医師不足問題への対応等を行ったもの	・都道府県の医療対策協議会制度化 ・医療計画制度の見直し ４疾病５事業の具体的な医療連携体制を位置づけ

（社会保障審議会医療部会資料より）

6-2 医師法・歯科医師法

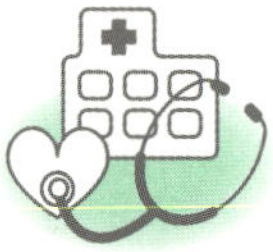

医師、歯科医師の資格制度、業務、罰則についても法律で決められています。

医業は医師だけに認められた行為

医師法と**歯科医師法**は、１９４８年、医療法と共に制定されました。病気の治療のために薬を投与し、患部にメスを入れることもある医療行為、歯科医療行為は、一定の条件を課された教育を受けて国家試験に合格し、免許を持っている**医師**、**歯科医師**のみに許されている行為です。

医師になるには、大学医学部で６年間教育を受け、医師国家試験に合格し、厚生労働大臣の免許を受けなければなりません。医師でない者に**医業**を禁止し、医師資格の得失や義務を定めたのが医師法です。医師は、歯科医業、歯科技工業を除き、看護師、保健師、助産師、診療放射線技師などほかの医療職種に認められているものも含め、医業として認められているすべての業務が可能です。

医師法も時代の流れに応じて改正されています。注目すべき大きな改正は、１９６８年にインターン制度を廃止し臨床研修制度を努力義務にしたことです。その後、２００４年から卒後臨床研修が必修化されました。

歯科医業は歯科医師の独占行為

一方、歯科医師法は、歯科医師ではない者に**歯科医業**を禁止し、資格の得失と義務を定めた法律です。歯科医師の免許は、大学歯学部で６年間教育を受け、歯科医師国家試験に合格し、歯科医籍に登録した人だけが取得できます。

この法律も何度か改正されていますが、１年以上の臨床研修の必修化が２０００年に追加され、０６年から実施。処分を受けた歯科医師等に対する再教育研修の規定も０７年から施行されています。

Point

- **医師、歯科医師の教育期間は６年制で臨床研修は必須**
- **診療に従事する医師は正当な理由なしに診察を拒めない**
- **違反者には３年以下の懲役か１００万円以下の罰金刑**

医師、歯科医師の免許が取り消される場合

(医師法第7条・歯科医師法第7条)

次の①～④のいずれかに該当し、または医師、歯科医師としての品位を損するような行為のあったときは、厚生労働大臣によって、「戒告」、「3年以内の医業あるいは歯科医業の停止」、「免許の取り消し」といった処分を受けると規定している。

① 心身の障害により医師の業務を適正に行うことができない者として厚生労働省令で定めるもの

② 麻薬、大麻又はあへんの中毒者

③ 罰金以上の刑に処せられた者

④ 医事に関し犯罪又は不正の行為のあった者

医師、歯科医師でない者が医業や歯科医業をした場合

(医師法第17条)

医師でなければ、医業をなしてはならない

(歯科医師法第17条)

歯科医師でなければ、歯科医業をなしてはならない

とそれぞれ規定している。

これに違反したときや虚偽または不正の事実に基づいて医師免許または歯科医師免許を受けた者は、3年以下の懲役もしくは100万円以下の罰金に処し、またはこれを併科される(第31条)。

医師法第17条、歯科医師法第17条に違反し、医師またはこれに類似した名称を用いたときは、3年以下の懲役もしくは200万円以下の罰金に処される。2つの罰則を併科される場合もある。

6-3 保健師助産師看護師法

看護師、保健師、助産師の資格制度と業務についても医師法と同時に定められています。

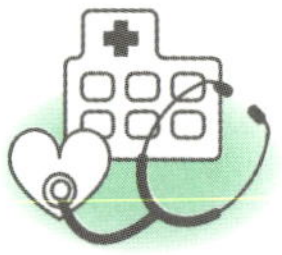

看護師、助産師、保健師の業務とは

看護師、**保健師**、**助産師**といった３つの職種の資格の定義、免許取得の要件、業務の範囲や義務、違反したときの罰則について定めているのが、**保健師助産師看護師法**です。医師法などと同じように、１９４８年に法制化されました。

５１年の改正では、従来、看護婦甲種、乙種に分けられていたものを看護婦と准看護婦としました。また、２００２年には、保健婦（士）を保健師、助産婦を助産師、看護婦（士）・准看護婦（士）を看護師・准看護師と名称を変更しています。看護師、保健師、助産師は国家資格ですが、准看護師は都道府県知事に免許を与えられます。

看護師は、傷病者もしくは妊産婦に対する療養上の世話または診療の補助を行う職種。また、保健師は保健指導に従事し、助産師は、助産または妊産婦もしくは新生児の保健指導を行う職種です。助産師には異常妊婦の処置が禁止されています。

看護師、保健師、助産師になるには

看護師になるには、左の図のように、文部大臣または厚生労働大臣の指定した看護大学、看護短大、看護専門学校を卒業し、国家試験に合格する必要があります。また、保健師、助産師の国家試験を受けるには、４年以上看護・助産師・保健師などの教育を受けなければなりません。

看護師や保健師の業務の拡大を求める動きもあり、「医師や歯科医師の指示があった場合を除くほか、診療機械を使用したり、医薬品を授与してはならない」としているこの法律の改正が検討されています。

（９-６参照）

Point

- 看護師、保健師、助産師の仕事内容も法律で規定
- 助産師は助産所を開業できるが異常妊婦の処置は禁止
- 医師の指示なしで医薬品の授与はできない

看護師・保健師・助産師になるには

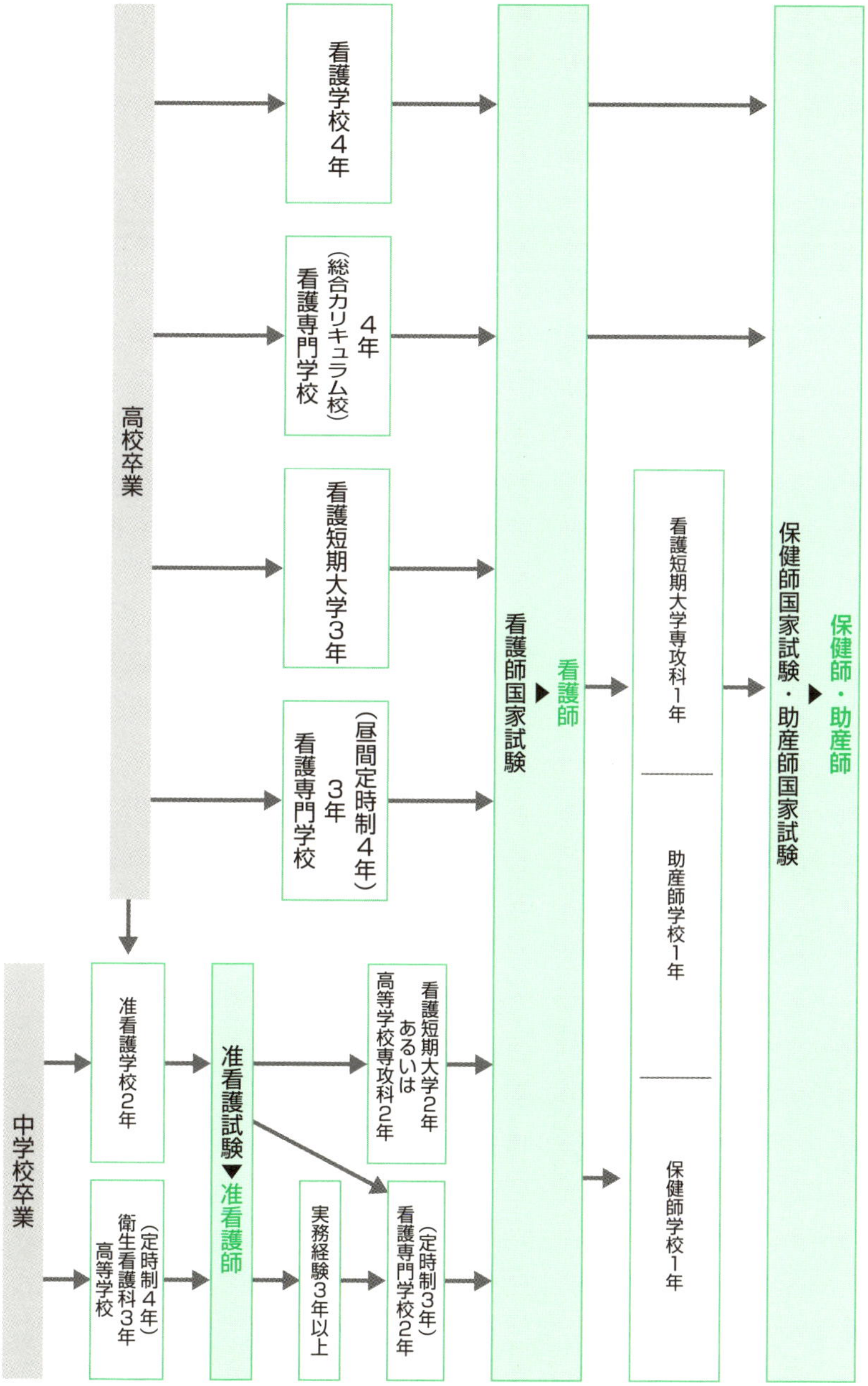
高校卒業
看護学校4年
看護専門学校4年（総合カリキュラム校）
看護短期大学3年
看護専門学校3年（昼間定時制4年）
看護師国家試験▶看護師
看護短期大学専攻科1年
助産師学校1年
保健師学校1年
保健師国家試験・助産師国家試験▶保健師・助産師
中学校卒業
准看護学校2年
衛生看護科3年（定時制4年）高等学校
准看護試験▶准看護師
看護短期大学2年あるいは高等学校専攻科2年
実務経験3年以上
看護専門学校2年（定時制3年）

6-4 薬事法

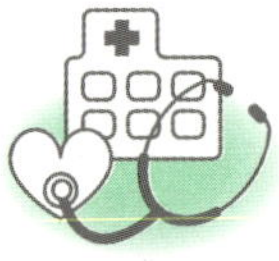

医薬品と医療機器の開発、認可、販売は、薬事法で細かく規制されています。

医薬品には国の承認が必要

医薬品は直接、生命に関わるため、明治時代から、売薬や毒物劇薬の規制が行われていました。医薬品、**医薬部外品**として販売できるのは、国の承認を受けたものだけです。

この医薬品、医薬部外品や**化粧品**、**医療機器**の品質、有効性及び安全性の確保のために必要な規制を行っているのが**薬事法**です。現在の薬事法は、１９６０年に制定されました。この法律の主な内容は、次の５項目です。

①医薬品等などの製造販売・承認許可制度
②医薬品等の品質の確保対策
③新しい医薬品の販売規制
④医薬品等の安全性対策
⑤医薬品等の開発の推進

市販薬の販売は緩和の方向

薬事法も時代に合わせて、改正が繰り返されています。

サリドマイド、スモンなどの薬害が起こったことから、７９年には、全面改正が行われ、医薬品の再審査制度、再評価制度、治験制度、副作用報告制度及び医薬品情報収集体制が確立されました。現在は、この流れを受けて、独立行政法人**医薬品医療機器総合機構**が、副作用情報の公開や副作用被害者への救済給付を行っています。

また、２００６年には、一般用医薬品（市販薬）の販売制度が見直されました。この改正で、０９年６月から特にリスクの高い第１類医薬品以外は、薬剤師または登録販売者がいるスーパーやコンビニなどで販売できるようになっています。

Point

- 医薬品、医薬部外品や化粧品は薬事法で安全性を確保
- 薬として売れるのは厚生労働省の承認を受けたものだけ
- 副作用被害の救済は医薬品医療機器総合機構が実施

医薬品が承認されるまでの流れ

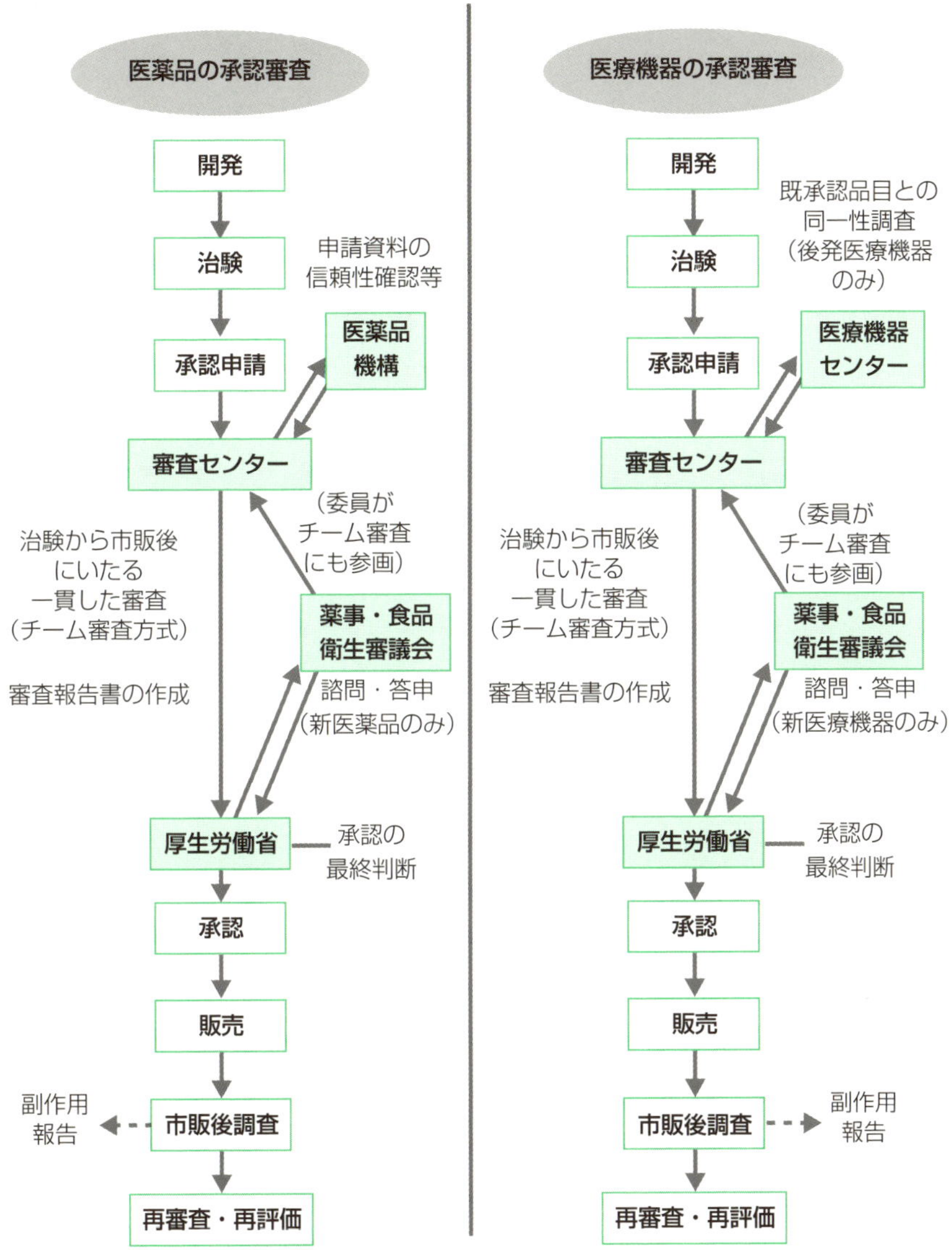

再審査：承認後にも新医薬品、新医療機器の使用成績等を調査し、安全性等を再確認する制度

再評価：科学技術の進歩等に応じ、当初承認された有効性、安全性について見直しを行う制度

(厚生労働省資料より)

6-5 薬剤師法

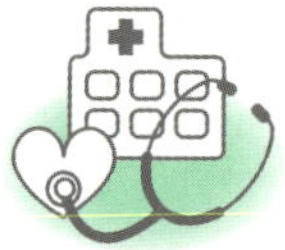

医療で重要な役割を果たす薬剤師も、法律でその身分と業務が規制されています。

調剤で国民の健康を守る資格

薬剤師の前身は「薬舗制」で、1875年に「医制」という法律の中で初めて位置づけられました。1889年には、日本初の薬事法令である「薬品営業並びに薬品取扱規則」が制定され、薬剤師資格が誕生しました。現行の**薬剤師法**が制定されたのは1960年のことで、それまでは、旧薬事法の中で、薬剤師の身分や業務が規制されていました。独立した薬剤師法が制定されたのは、医薬品の著しい進歩によって医薬品を取り巻く環境が変化したからです。

その任務は**調剤**、**医薬品の供給**、その他の**薬事衛生**（薬学の知識に基づいて処理すべき衛生上の事項）を行うことによって、「公衆衛生の向上及び増進に寄与し、もって国民の健康な生活を確保する」（第1条）こと。薬剤師は、医師、歯科医師と同じように、保健衛生の分野で独立している職種で、高度な任務を担っています。

患者の自宅でも調剤可

この法律では、医師、歯科医師または獣医師の処方せんによらなければ、販売または授与の目的で調剤をしてはいけないことになっています。

薬剤師法も時代に合わせて改正され、2004年には、資質の向上を図るため、教育期間が4年から6年になり、受験資格が引き上げられました。06年の改正では、在宅医療を受けている患者の自宅など、薬局以外の場所での調剤が認められました。また、薬剤師でないものが医薬品の調剤を行った場合には、医師法違反と同じように、3年以上の懲役、もしくは100万円以下の罰金が処せられるようになっています。

Point

- **医薬品の著しい進歩によって高度な職種として位置づけ**
- **医師、歯科医師の処方せんがなければ調剤はできない**
- **薬剤師の教育期間は医師・歯科医師と同じ6年制**

調剤業務の流れと法的規制の概要

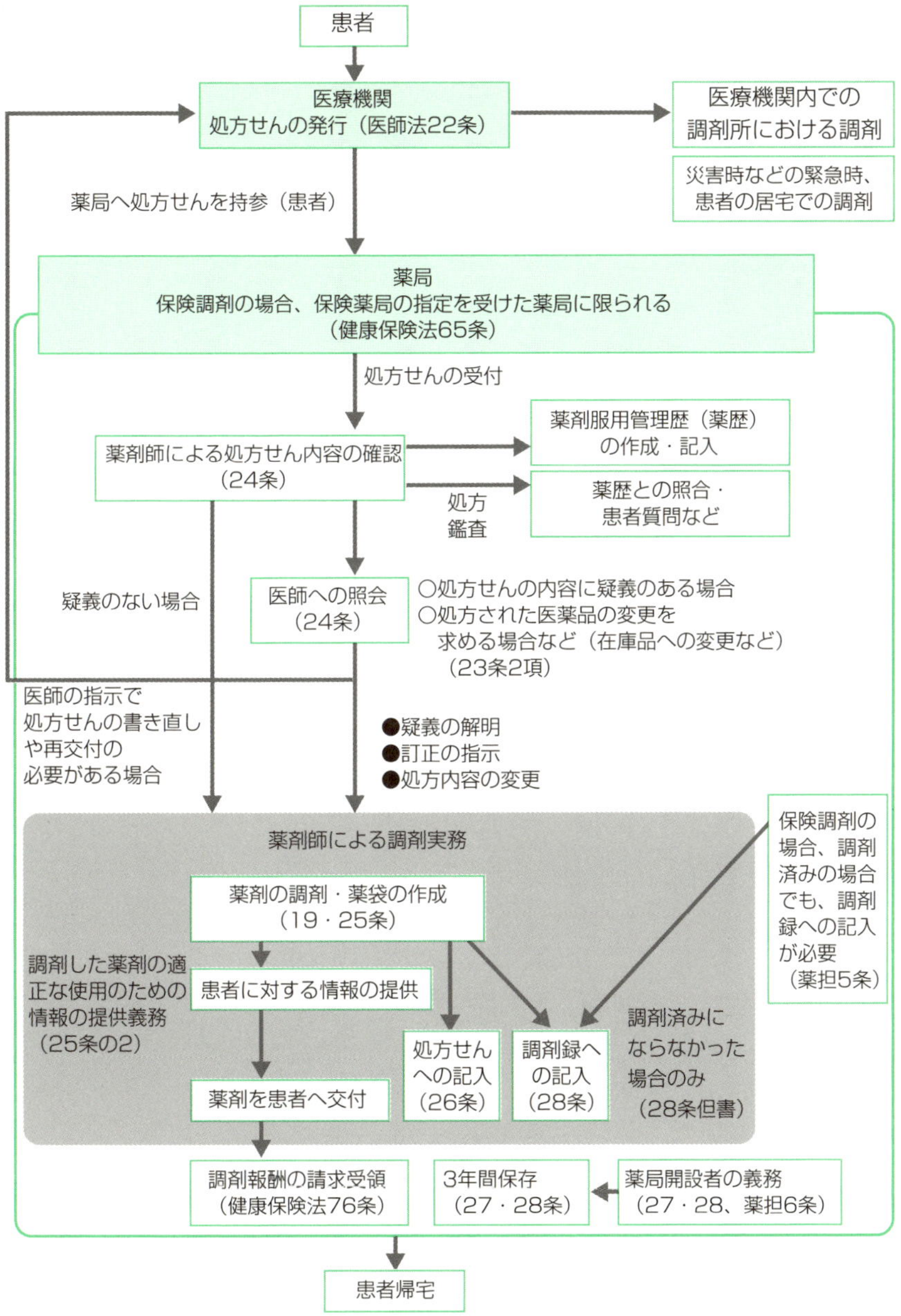

特に法律名がない場合は、薬剤師法を指す。
「薬担」は「保険薬局および保険薬剤師療養担当規則」のこと。

（『基本医療六法』（中央法規）より改変）

6-6 混合診療

新聞、テレビなどでしばしば話題になる混合診療は、なぜ問題なのでしょうか。

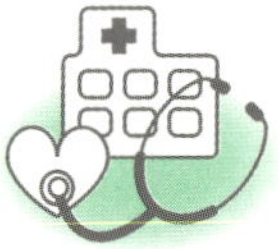

保険診療と保険外診療の併用は原則禁止

混合診療とは、**保険診療**と保険で認められていない薬、検査、治療法などの**保険外診療**（自由診療）を併用することです。国は、原則的に、混合診療を禁止しています。

保険診療と保険外診療を組み合わせると、保険で認められている薬や検査、治療法の費用まで全額自己負担になってしまいます。保険外診療で実施される検査、治療の料金や薬代は、医療機関が自由に決められます。

ただ、保険外診療の中でも、**先進医療**や差額ベッドなど厚生労働省が「**評価療養**」「**選定療養**」として認めたものについては、保険診療との併用が認められています。評価療養と選定療養として認められている内容は左の表の通りです。

混合診療解禁のメリットとデメリット

混合診療を禁止する理由は、「平等な医療を受ける権利を保障した皆保険制度の趣旨に反する」からとされています。つまり、混合診療を解禁してしまうと、高額な治療を受けられる人と受けられない人の格差が開くのではないかということです。

一方、現状では、特にがん治療などで未承認の薬や治療法を使うと、すべての検査や治療法が全額自己負担になってしまうため、未承認の治療をあきらめる人も少なくありません。混合診療が解禁されれば、そういった未承認の薬や治療法を受けられる人が増えるメリットがあるでしょう。しかし、混合診療が解禁されると、現在保険の対象になっているものまで保険外化されるのではないかという見方もあり、簡単には解決できない問題です。

Point

- **保険診療と保険外診療を併用する混合診療は原則禁止**
- **評価療養、選定医療と認められたものは混合診療OK**
- **未承認の薬や治療法を併用すると診察料まで全額自己負担に**

評価療養・選定療養とは

「評価療養」及び「選定療養」を受けたときには、療養全体にかかる費用のうち基礎的部分については保険給付をし、特別料金部分については全額自己負担とすることによって患者の選択の幅を広げようとするもの。

＜評価療養＞
先進医療（高度医療を含む）
医薬品の治験に係る診療
医療機器の治験に係る診療
薬事法承認後で保険収載前の医薬品の使用
薬事法承認後で保険収載前の医療機器の使用
適応外の医薬品の使用
適応外の医療機器の使用

＜選定療養＞
特別の療養環境（差額ベッド）
歯科の金合金等
金属床総義歯
予約診療
時間外診療
大病院の初診
小児う蝕の指導管理
大病院の再診
180日以上の入院
制限回数を超える医療行為

総医療費が100万円、うち先進医療に係る費用が20万円だったケース

1. 先進医療に係る費用20万円は、全額を患者が負担
2. 通常の治療と共通する部分（診察、検査、投薬、入院料*）は、保険の対象となる

先端医療部分（全額自己負担）＝20万円

診察・検査・投薬・注射・入院料等（一般治療と共通する部分）＝56万円

患者の自己負担額（3割負担の場合）＝24万円

保険対象分＝80万円

全体（先進医療分含む全療養部分）＝100万円

このケースでは、患者の自己負担額は20万円+24万円=44万円

※保険給付に係る一部負担については、高額療養費制度が適用される。

（参考・厚生労働省HPより）

6-7 広告規制

医療に関する広告は、医療法で規制されています。その理由及び内容とは――。

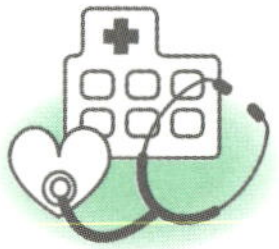

不当な広告による被害を予防

医療法では、次の2つの理由から、病院や診療所の広告できる範囲を制限してきました。①医療は人の生命・身体に関わるサービスであり、不当な広告により受け手側が誘引され不適当なサービスを受けた場合の被害は、他の分野と比べ著しい。②医療は極めて専門性の高いサービスであり、広告の受け手はその文言から提供される実際のサービスの質について事前に判断することが非常に困難である。

厚生労働省は、この基本的な考え方は引き続き堅持するとしながらも、２００７年、大幅に**広告規制**を緩和しました。

比較広告、誇大広告は厳禁

「医療広告ガイドライン」によると、広告できる項目は、病院または診療所における患者の平均的な入院日数、平均的な外来患者または入院患者の数など多岐に渡っています。病院または診療所で診療に従事する医師、歯科医師、薬剤師、看護師その他の医療従事者の氏名、年齢、性別、役職及び略歴、専門医、専門看護師、専門薬剤師の人数や名前なども広告可能な項目になっています。

ただし、（1）比較広告、（2）誇大広告、（3）広告を行う者が客観的な事実と証明できない内容の広告、（4）公序良俗に反する内容の広告の4項目については、罰則付きで禁じられています。

広告とは、パンフレット、チラシ、看板、新聞・出版物・テレビの広告などです。いまのところインターネット上の医療機関などのホームページは、広報と位置づけられ、広告規制の対象にはなっていません。

Point

- **医療は人の生命、身体に関わるので国が広告内容を規制**
- **略歴や専門医、専門看護師、専門看護師情報も広告可**
- **比較広告、誇大広告などは罰則付きで禁止**

医療法で広告可能な項目

医療法第6条の5

医業若しくは歯科医業又は病院若しくは診療所に関しては、文書その他いかなる方法によるを問わず、何人も次に掲げる事項を除くほか、これを広告してはならない。

1. 医師又は歯科医師である旨
2. 診療科名
3. 病院又は診療所の名称、電話番号及び所在の場所を表示する事項並びに病院又は診療所の管理者の氏名
4. 診療日若しくは診療時間又は予約による診療の実施の有無
5. 法令の規定に基づき一定の医療を担うものとして指定を受けた病院若しくは診療所又は医師若しくは歯科医師である場合には、その旨
6. 入院設備の有無、第7条第2項に規定する病床の種別ごとの数、医師、歯科医師、薬剤師、看護師その他の従業者の員数その他の当該病院又は診療所における施設、設備又は従業者に関する事項
7. 当該病院又は診療所において診療に従事する医師、歯科医師、薬剤師、看護師その他の医療従事者の氏名、年齢、性別、役職、略歴その他のこれらの者に関する事項であつて医療を受ける者による医療に関する適切な選択に資するものとして厚生労働大臣が定めるもの
8. 患者又はその家族からの医療に関する相談に応ずるための措置、医療の安全を確保するための措置、個人情報の適正な取扱いを確保するための措置その他の当該病院又は診療所の管理又は運営に関する事項
9. 紹介をすることができる他の病院若しくは診療所又はその他の保健医療サービス若しくは福祉サービスを提供する者の名称、これらの者と当該病院又は診療所との間における施設、設備又は器具の共同利用の状況その他の当該病院又は診療所と保健医療サービス又は福祉サービスを提供する者との連携に関する事項
10. 診療録その他の診療に関する諸記録に係る情報の提供、前条第3項に規定する書面の交付その他の当該病院又は診療所における医療に関する情報の提供に関する事項
11. 当該病院又は診療所において提供される医療の内容に関する事項（検査、手術その他の治療の方法については、医療を受ける者による医療に関する適切な選択に資するものとして厚生労働大臣が定めるものに限る。）
12. 当該病院又は診療所における患者の平均的な入院日数、平均的な外来患者又は入院患者の数その他の医療の提供の結果に関する事項であつて医療を受ける者による医療に関する適切な選択に資するものとして厚生労働大臣が定めるもの
13. その他前各号に掲げる事項に準ずるものとして厚生労働大臣が定める事項

6-8 病床規制

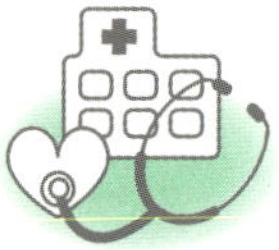

病院のベッド数は、地域ごとに決められ規制されています。

保健医療計画の根拠

１－６で説明したように、地域で必要とされる基準病床数（病院の入院ベッドの総数）は、都道府県が５年ごとに策定する地域**保健医療計画**で決められています。この医療計画については、医療法第30条の４で、「都道府県は、基本方針に即して、かつ、地域の実情に応じて、当該都道府県における医療提供体制の確保を図るための計画を定めるものとする」と規定されているのです。

医療法で医療計画に入れるように定められている項目には、基準病床や４疾病５事業（１－６）以外にも、次のようなものがあります。

・居宅等における医療の確保に関する事項
・医師、歯科医師、薬剤師、看護師その他の医療従事者の確保に関する事項
・医療の安全の確保に関する事項

病床規制は医療費削減が目的

病院が開設できる病床数を制限する病床規制は、１９８５年から始まりました。６０年代後半から老人医療費が無料化されたことで、病床数が急増し、医療費も増大したためです。

計画の内容は都道府県のホームページなどで公開されています。医療計画を見れば各県の①基準病床数、②地域医療支援病院、その他機能を考慮した医療提供施設の整備目標、③医療機器の共同利用など医療機関の機能分担及び業務連携、④救急医療、へき地医療対策などがチェックできます。例えば、大阪府の場合（左の表）、全ての二次医療圏で既存病床数が基準病床数を上回っており、病床を増やすのは難しいことがわかります。

Point

- 病床規制の根拠は医療法30条の4
- 地域保健医療計画の内容も医療法で規定
- 2007年より前に許可を受けた有床診療所は規制の対象にならない

基準病床数の例（大阪府）

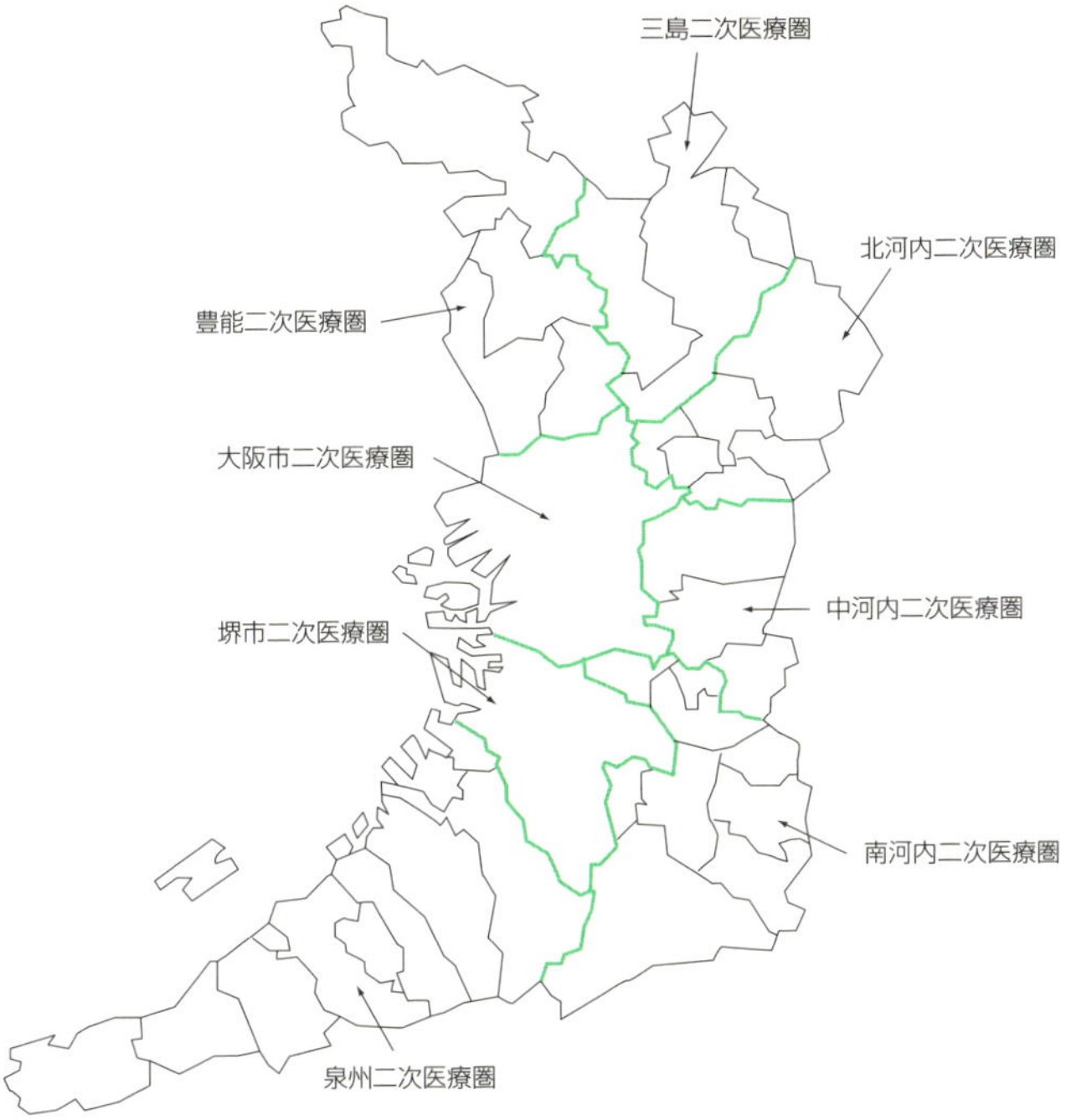
三島二次医療圏
北河内二次医療圏
豊能二次医療圏
大阪市二次医療圏
中河内二次医療圏
堺市二次医療圏
南河内二次医療圏
泉州二次医療圏

病床種別	二次医療圏	基準病床数	既存病床数
療養病床及び一般病床	豊能	7,517	7,981
	三島	5,474	6,579
	北河内	7,864	9,810
	中河内	5,418	6,086
	南河内	5,591	6,845
	堺市	8,590	9,661
	泉州	6,985	8,860
	大阪市	22,148	33,434
	計	69,587	89,256
精神病床	府内全域	16,512	19,217
結核病床	府内全域	814	1,061
感染症病床	府内全域	78	78

（大阪府保健医療計画（2008年3月改定版）より）

6-9 健康保険制度

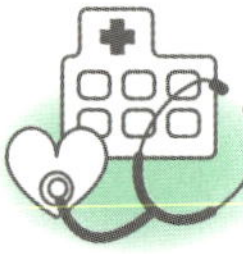

日本の医療制度の大きな特徴は国民皆保険制度です。

国民皆保険制度の仕組み

日本で最初の**健康保険制度**は、工場法、鉱業法の適用を受ける低収入の労働者の保護を目的として、1927年に始まりました。徐々に対象を広げ、61年市町村などが運営する**国民健康保険制度**ができ、**国民皆保険**になりました。

健康保険制度は、健康保険に加入する被保険者が病気やけがをしたとき、1～3割の自己負担で治療が受けられる仕組みです。生活保護の受給者など一部の人を除き、日本国内に住んでいる全国民及び日本に1年以上在留資格のある外国人は、健康保険への加入が義務付けられています。

職業によって異なる保険

加入する公的保険は、職業や年齢によって異なります。大企業など健康保険組合が設立されている事業所に勤めている人は**組合管掌健康保険**、中小企業の人は**協会けんぽ**に加入しています。被扶養者は扶養者と同じ種類の保険です。また、**船員保険**、国家・地方公務員などが加入する**共済組合保険**もあります。これらの被用者保険は、事業所が保険料の半分またはそれ以上を負担しています。加入者の割合は、被用者保険が6割、国民健康保険が3割、後期高齢者医療制度が1割です。

一方、農業従事者、自営業、自由業、無職の人、企業の退職者などを対象にした公的保険が、市区町村の国民健康保険（国保）です。なお、医師国保など、職業別の国民健康保険組合も164組合あります。

市町村国保は財政が悪化しているうえ、加入者の中には保険料を滞納したり、保険料が払えず無保険（9-9）になる人も出てきています。

Point

- **全国民と1年以上在留資格外国人に公的保険の加入義務**
- **会社員の健康保険料は事業所が半分以上負担**
- **無保険者が増加し皆保険制度崩壊の危機**

国民皆保険制度

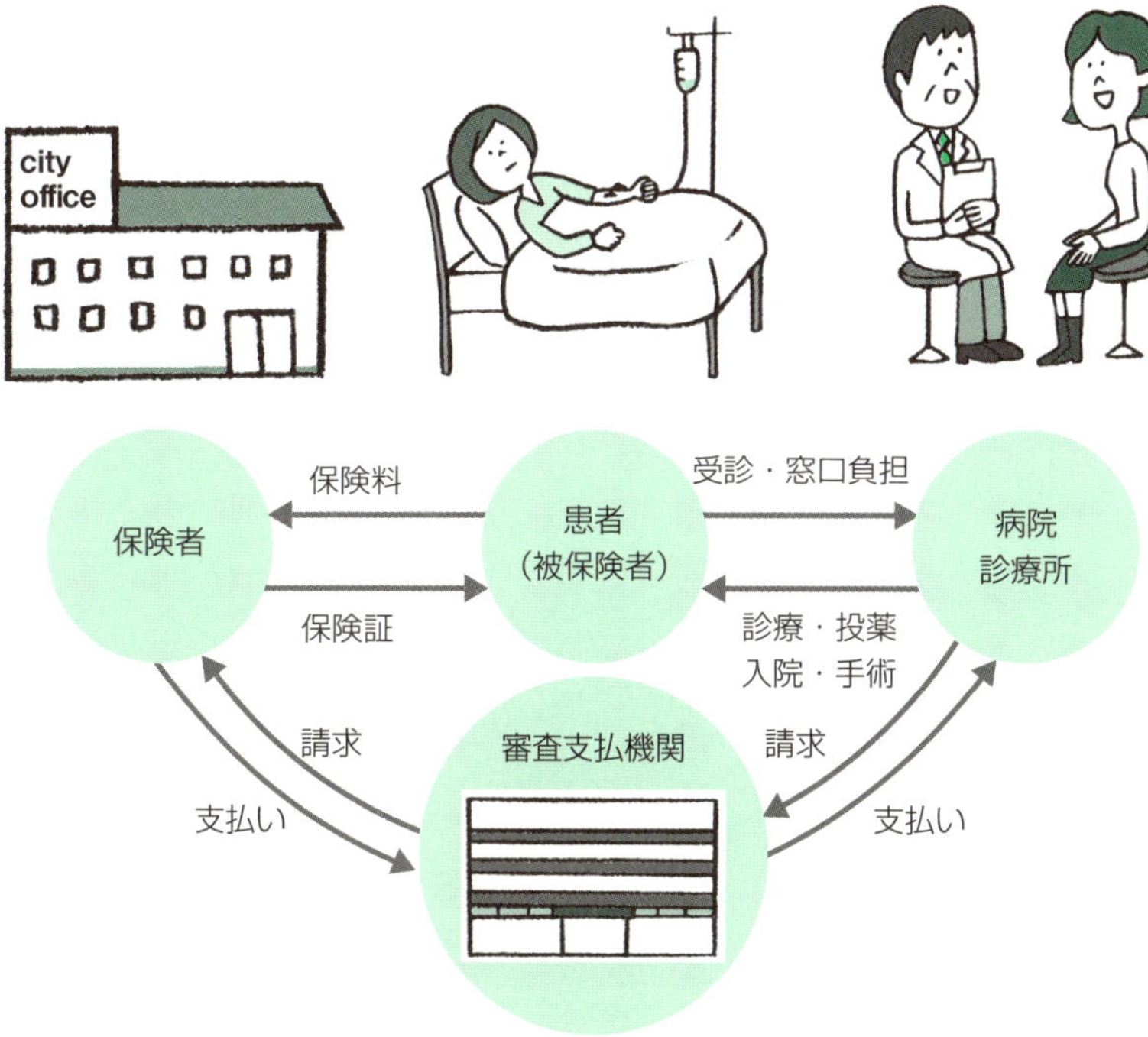

公的医療保険の種類と加入者数

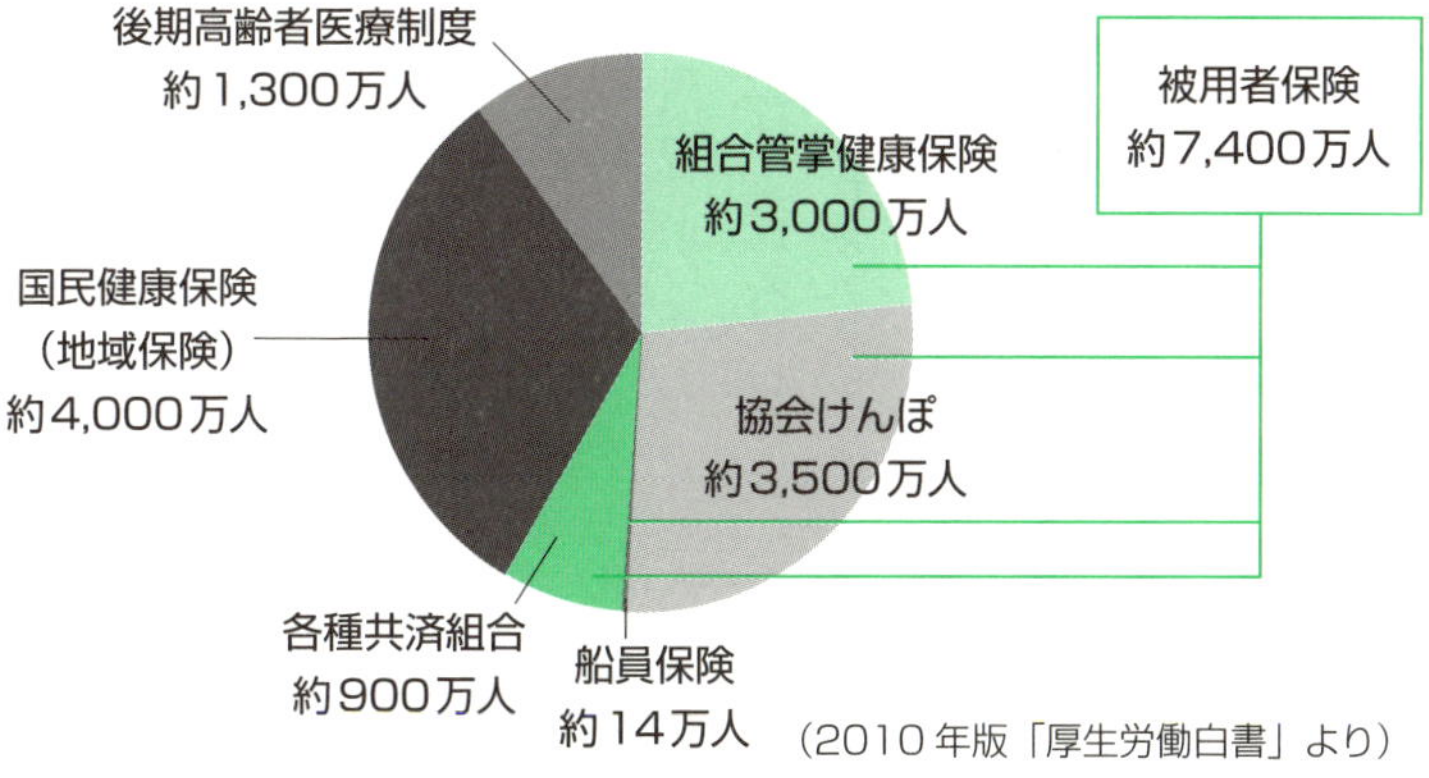

（2010年版「厚生労働白書」より）

原則的に国民全員が公的医療保険に加入しているため、少ない自己負担で医療が受けられる。

6-10 介護保険法

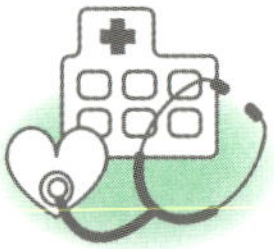

超高齢社会の進展と家族構成の変化に対応して制定された介護保険法は、比較的新しい法律です。

社会全体で高齢者を支える仕組み

日本の高齢化率は23・1%（2010年末）で、既に5人に1人が65歳以上の高齢者です。**介護保険法**は、高齢社会の最大の不安である介護を社会で支えることを目指して、2000年に施行された法律です。

高齢者介護を社会全体で支える仕組みとして、費用の半分は税金から負担し、市区町村や複数市町村の連合体である広域連合などが保険者になっているのが特徴です。医療保険は、企業の健康保険組合や協会けんぽ、共済組合に加入している人でも、介護保険の保険者は市区町村になります。

被保険者は、65歳以上の**第1号被保険者**と40〜64歳の**第2号被保険者**に分けられます。介護サービスを利用できるのは、介護が必要と認定された第1号被保険者と、第2号被保険者で認知症や脳血管疾患、末期のがんなど加齢に伴う病気（特定疾病）によって介護が必要となった場合です。

介護サービスの種類

介護サービスには、大きく分けて、在宅で介護を受けている人のための**居宅サービス**と介護老人福祉施設などに入所する**施設サービス**があります。また、要支援の人など向けに**介護予防サービス**も展開されています。サービスの利用は、主に介護をコーディネートするケアマネージャーの支援を受けながら、利用者と家族の選択で、事業者や施設との契約に基づいて行われます。

サービスの利用料の自己負担額は1割で、残りの9割は介護保険から給付されます。要支援1〜2、要介護1〜5の7段階の要介護度によって、サービスの利用には限度額が決められています。

Point

- **介護保険は最大の不安「介護」を社会で支える仕組み**
- **居宅サービスと施設サービス、介護予防がある**
- **40〜64歳でも特定疾病に当てはまれば介護保険が使える**

介護保険制度の概念図

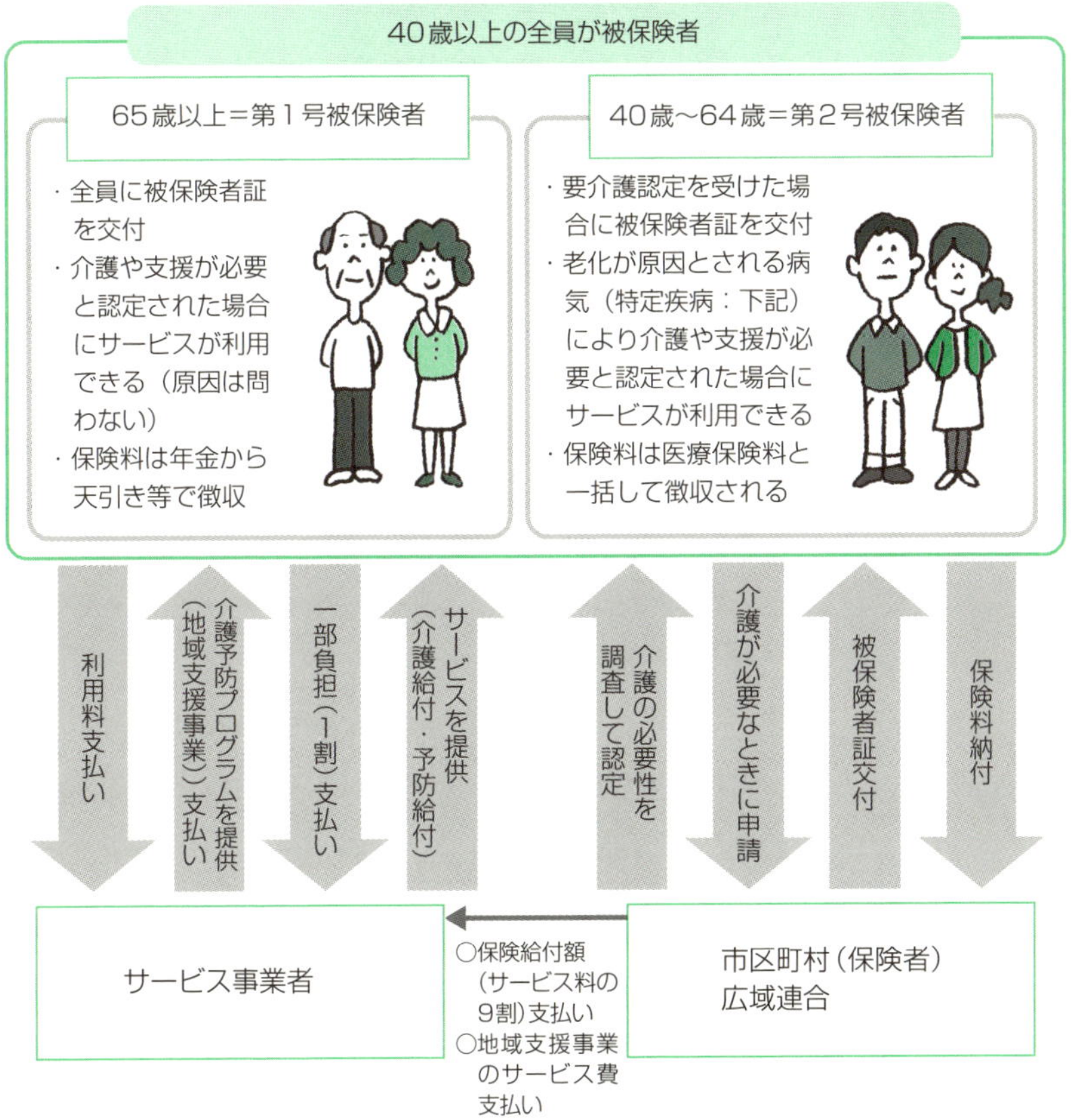
40歳以上の全員が被保険者
65歳以上＝第１号被保険者
・全員に被保険者証を交付
・介護や支援が必要と認定された場合にサービスが利用できる（原因は問わない）
・保険料は年金から天引き等で徴収
40歳～64歳＝第２号被保険者
・要介護認定を受けた場合に被保険者証を交付
・老化が原因とされる病気（特定疾病：下記）により介護や支援が必要と認定された場合にサービスが利用できる
・保険料は医療保険料と一括して徴収される
利用料支払い
介護予防プログラムを提供（地域支援事業）支払い
一部負担（1割）支払い
サービスを提供（介護給付・予防給付）
介護の必要性を調査して認定
介護が必要なときに申請
被保険者証交付
保険料納付
サービス事業者
市区町村（保険者）
広域連合
○保険給付額（サービス料の9割）支払い
○地域支援事業のサービス費支払い

特定疾病とは

◎がん（末期）
◎初老期の認知症
　アルツハイマー病、ピック病、脳血管性認知症、クロイツフェルト・ヤコブ病等
◎脳血管疾患
　脳出血、脳梗塞等
◎筋萎縮性側索硬化症（ALS）
◎パーキンソン病
◎脊椎小脳変性症
◎多系統委縮症
◎糖尿病性腎症・網膜症・神経障害
◎閉塞性動脈硬化症
◎慢性閉塞性肺疾患
　肺気腫、慢性気管支炎、気管支喘息、びまん性汎細気管支炎
◎両側の膝関節又は股関節に著しい変形を伴う変形性関節症
◎慢性関節リウマチ
◎後縦靭帯骨化症
◎脊柱管狭窄症
◎骨粗しょう症による骨折
◎早老症（ウェルナー症候群）

6-11 がん対策基本法

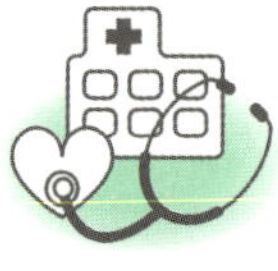

個別の病気の予防と医療提供体制の整備を目的にした法律も。死因の第1位であるがん対策は急務です。

患者の苦痛の軽減とがん医療の充実目指す

がん医療の地域格差や予防対策の不備、がん難民が問題になっています。そういった問題点を指摘する患者の声を反映し、どこに住んでいても誰もが高度ながん治療が受けられるように、2006年6月に成立した法律が、**がん対策基本法**です。

この法律は、国や地方公共団体、医療関係者、国民の責務を明確にし、がん対策を総合的かつ計画的に推進することを目的としています。

がん対策基本法に基づき、国は、07年「がんによる死亡者の減少」「すべてのがん患者及び家族の苦痛の軽減並びに療養生活の質の維持向上」を全体目標に**がん対策推進基本計画**を策定しました。都道府県もそれぞれの地域の実情に応じたがん対策推進計画やアクションプランを作り、がん対策を進めています。

目標はがんの死亡率20%減

また、この法律では、国民の責務を、「国民は、喫煙、食生活、運動その他の生活習慣が健康に及ぼす影響等がんに関する正しい知識を持ち、がんの予防に必要な注意を払うよう努めるとともに、必要に応じ、がん検診を受けるよう努めなければならない」と定めています。

さらに、医療関係者は、国及び地方公共団体が講ずるがん対策に協力し、がん患者の置かれている状況を深く認識し、良質かつ適切ながん医療を行うよう努めなければなりません。国は、10年で**がんの年齢調整死亡率**（75歳未満）を20%減らすことを目指しています。ただ、がん対策には、都道府県によって温度差があります。**がん対策推進条例**がある自治体もありますが、地域格差は開くばかりです。

Point

- **がん対策推進基本法は患者の声を反映して成立**
- **医療関係者には良質で適切な予防と治療を提供する責務**
- **都道府県ごとに具体的目標を定めたがん計画がある**

がん対策基本法の概要

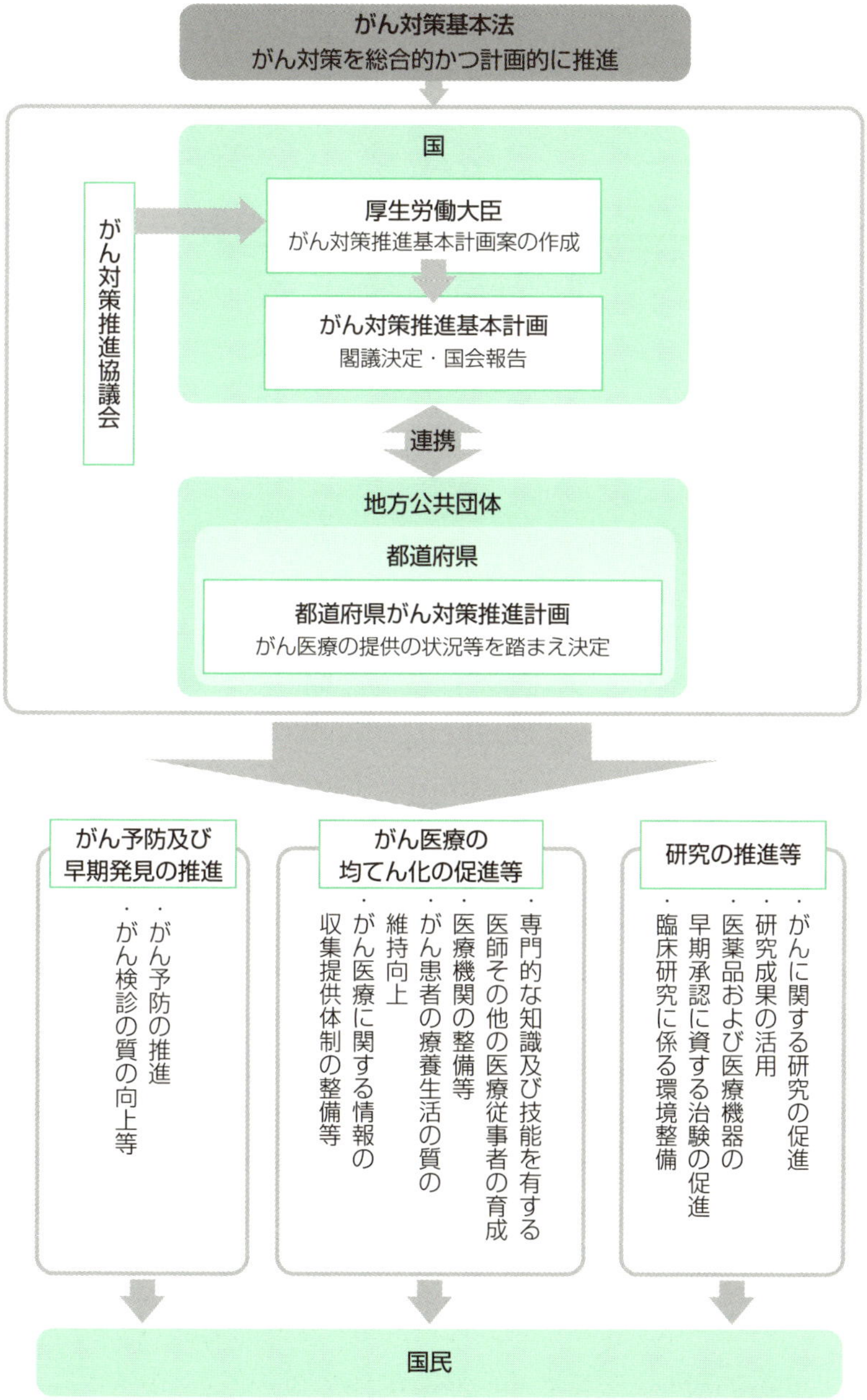
がん対策基本法
がん対策を総合的かつ計画的に推進
国
がん対策推進協議会
厚生労働大臣
がん対策推進基本計画案の作成
がん対策推進基本計画
閣議決定・国会報告
連携
地方公共団体
都道府県
都道府県がん対策推進計画
がん医療の提供の状況等を踏まえ決定
がん予防及び早期発見の推進
・がん予防の推進
・がん検診の質の向上等
がん医療の均てん化の促進等
・専門的な知識及び技能を有する医師その他の医療従事者の育成
・医療機関の整備等
・がん患者の療養生活の質の維持向上
・がん医療に関する情報の収集提供体制の整備等
研究の推進等
・がんに関する研究の促進
・研究成果の活用
・医薬品および医療機器の早期承認に資する治験の促進
・臨床研究に係る環境整備
国民

（厚生労働省資料より）

6-12 高額療養費制度

一度に高額な医療費がかかりそうなときには高額療養費制度が利用できます。

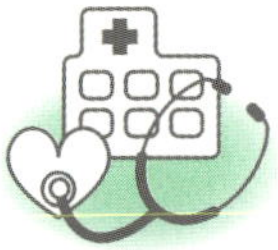

申請しないと戻らない場合も

医療費の自己負担額が、一定の金額（**自己負担限度額**）を超えた場合には、それを超えた金額を支払わないで済んだり、保険者から超過分が戻ってきます。この制度が**高額療養費制度**です。

1カ月あたりの自己負担限度額は、左の表の通りで、年齢や所得によって異なります。例えば、69歳以下で一般所得の人なら、1カ月の医療費が「8万100円＋（総医療費マイナス26万7000円）×1％」を超えたときには、この制度の対象になります。

また、同じ保険証を使っている家族の使った医療費の自己負担額が1人につき2万1000円を超えた場合には、家族の医療費を合算できます。加入している公的保険によっては、自分で申請しないと高額療養費が戻ってこない場合があります。

入院には「限度額適用認定証」

入院医療費については、加入している保険の窓口で「**高額療養費限度額適用認定証**」をもらい、医療機関に提出すれば、窓口で支払う医療費が自己負担限度額と食事療養費だけで済みます。外来でも、支払いに困った場合には、「委任払い制度」か「高額療養費貸付制度」を使えば、窓口で払う自己負担額が抑えられます

なお、70歳以上の人が、入院したときには、認定証がなくても自己負担限度額以上支払う必要はありません。さらに、介護保険も利用していれば、8月から翌年7月までに払った医療保険と介護保険の自己負担額の合計が、70歳未満一般所得の人で67万円、70歳以上一般所得の人で56万円を超えたら、「**高額医療・高額介護合算療養費**」の対象になります。

Point

- **月8万以上の自己負担で高額療養費制度が使える可能性大**
- **入院前には限度額適用認定証を準備**
- **介護保険の利用者には高額医療・高額介護合算療養費も**

69歳以下の医療費の自己負担限度額（1か月あたり）

	外来・入院
上位所得者 （標準報酬月額53万円以上）	150,000円＋（総医療費－500,000円）×1% 〈83,400円〉
一般	80,100円＋（総医療費－267,000円）×1% 〈44,400円〉
低所得者 （住民税非課税世帯）	35,400円 〈24,600円〉

70歳以上の医療費の自己負担限度額（1か月あたり）

<table>
<tr><th></th><th>外来（個人単位）</th><th>自己負担限度額
外来＋入院（世帯単位）</th></tr>
<tr><td>現役並み所得者</td><td>44,400円</td><td>80,100円＋（総医療費－267,000円）×1%
〈44,400円〉</td></tr>
<tr><td>一般</td><td>12,000円</td><td>44,400円</td></tr>
<tr><td>低所得者Ⅱ
（住民税非課税）</td><td rowspan="2">8,000円</td><td>24,600円</td></tr>
<tr><td>低所得者Ⅰ
（年金収入80万円以下等）</td><td>15,000円</td></tr>
</table>

※現役並み所得者とは、課税所得が145万円以上であって、かつ年収が複数世帯520万円以上、単身世帯で383万円以上の世帯の被保険者およびその被扶養者

※上下とも〈　〉内の金額は、過去12か月間に4回以上高額療養費の支給があった場合の4回目以降の上限額

（2011年度現在）

6-13 医療費控除

歯科も含め高額な医療費がかかったときには、さらに税金の医療費控除が利用できる場合があります。

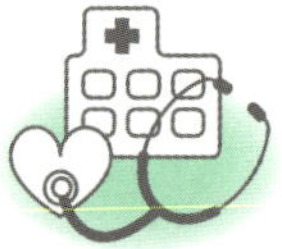

医療費自己負担が10万円を超えたら

高額療養費制度を使っても多額の医療費がかかったときには、確定申告をして**医療費控除**を受ければ、所得税の一部が戻ってきます。ただし、この制度の対象になるのは、**所得税**を支払っている人です。

医療費控除が受けられるのは、1年間（1月1日～12月31日）の医療費自己負担額から、高額療養費や民間医療保険の保険金を除いた額が10万円（所得金額が200万円未満の人は所得金額の5％）を超えたときです。その超過分が「医療費控除」として所得から差し引かれ、所得税率に応じて、税金が戻ってきます。

交通費や市販薬の費用も合算できる

生計が1つであれば、仕送りをしている子どもや親などが使った医療費も合算できます。高額療養費制度（前項）の世帯合算は、同じ保険証を使っていないとできませんが、税金の医療費控除については、共働きで別々の保険証を使っている家族の医療費もすべて合算できます。

病院や診療所へ行ったときの交通費（公共交通機関は領収書不要）や薬局で買った市販薬代も合算できるので、医療機関、薬局の領収書は取っておきましょう。

家族の中に所得がある人が複数いる場合には、一般的に、課税所得（給与所得者の場合、源泉徴収票の「給与所得控除後の金額」から社会保険料、扶養控除、基礎控除などの控除を差し引いた金額）と所得税率が高い人が医療費控除を受けたほうが、戻ってくる金額は大きくなります。医療費控除を受けると、翌年の**住民税**も軽減されます。

Point

- **多額の医療費がかかると医療費控除で所得税が戻る**
- **医療費には歯科の自費治療費、交通費も合算できる**
- **家族の中で課税所得が高い人が確定申告するのが得**

税金の医療費控除が受けられるのは・・・

家族全員の年間医療費が10万円（課税所得の5%）を超えたとき！

＜医療費の計算式＞

1年間に支払った医療費の世帯合計額（1月1日～12月31日）	－	健康保険や民間医療保険などから支給された金額	－	10万円（所得金額が200万円未満の人は所得の5%）	＝	医療費控除額（最高200万円）

☆サラリーマンで確定申告をしていない人の場合、5年前までさかのぼって還付申告ができる。

医療費として認められるのは？

○ 控除の対象となる医療費

- 保険がきかないものも含めた歯科治療費
- 治療、療養のための医薬品（漢方薬含む）の購入費
- 治療のためのあんま・マッサージ・指圧師、鍼灸師、柔道整復師などによる施術費
- 助産師による分娩の介助費
- 介護保険を使った居宅サービス自己負担額
- 義手、義足、松葉杖、義歯などの購入費用
- 子供の歯科矯正治療費
- 通院時の交通費、緊急時や公共交通機関を使うのが困難な人の通院タクシー代
- 1人で通院が困難なときの付添人の交通費
- 医師の往診のときの送迎代
- 6か月以上寝たきりの人のおむつ代（医師のおむつ使用証明書が必要）
- 治療のために必要な個室料（差額ベッド代）
- 海外でかかった治療費、入院費用　など

× 控除の対象として認められないもの

- 美容整形費用
- ビタミン剤、うがい薬など健康増進、病気の予防のための医薬品代
- 人間ドックなどの健康診断のための費用
- 予防注射代
- 自分の意思で入った個室などの差額ベッド代
- 入院時のテレビ・冷蔵庫などの貸借料
- 親族に支払う療養上の世話代
- メガネ、コンタクトレンズ、補聴器などの購入費
- 急を要しない通院時のタクシー代
- 自家用車で通院した場合の駐車場代やガソリン代
- 医師や看護師への謝礼
- 美容目的の歯科矯正治療費
- 血圧計、健康増進器具などの購入費
- 湯治の費用
- 入院時に必要な身の回り品購入費　など

申告のときに持参するもの

○確定申告書
○医療費の明細書
○医療費の領収書・レシート
○源泉徴収票（給与所得者のみ）
○印鑑

医療費控除の例

保険のきかない歯の治療を受けた
会社員Aさん（年収600万円）の場合
Aさんの歯の治療費48万円
薬局で購入した風邪薬など1万円
医療費控除額は39万円
Aさんの所得税率は10%なので、
戻ってくる金額は　**3万9000円**

Column

改めて確認したい災害医療体制

我が国は災害の多い国です。2011年3月11日に発生した東日本大震災の際には、全国から災害派遣医療チームDMAT*が、被災地へ駆けつけました。

全国規模の災害医療体制が組まれたのは、1995年に起きた阪神・淡路大震災がきっかけでした。阪神・淡路大震災の際には、全国規模の災害医療体制が確立されていれば「避けられた災害死」が500人に上ったと推定されています。

厚生労働省は、災害発生時に被災地で医療を確保し、被災した地域への医療支援などを行う病院として、96年から災害拠点病院の指定を始めました。都道府県に1カ所の基幹災害医療センターと原則的に、二次医療圏に1カ所地域災害医療センターがあり、全国で609拠点病院（2011年1月1日現在）が指定を受けています。

また、05年には、災害時に被災地に迅速に駆けつける日本DMATが発足しました。DMAT登録者になるためには、国立病院機構災害医療センターなどで実施されている「日本DMAT隊員養成研修」を修了し登録する必要があります。

ただ、東日本大震災では、新たな課題が浮き彫りになりました。通信手段が寸断され、現地へ入ったDMATへ指示が出せず、迅速に被災地へ駆けつけながらほとんど救急医療が行えなかったチームもあったからです。さらに、DMATは超急性期を念頭に置いた体制ですが、避難所で体調を崩した人の治療や感染症予防など、中長期的な医療支援体制の確保も必要になっています。

*DMAT：Disasater Medical Assistance Teamの略。医師、看護師、業務調整員などで構成され、大地震及び航空機・電車事故などの災害時に、被災地に迅速（概ね48時間以内）に駆けつけ、救急活動を行うための専門的な訓練を受けた医療チーム。05年4月のJR宝塚線脱線事故、07年7月の新潟県中越沖地震などの際にも活躍した。

第7章

医療費削減政策のカラクリ

病院の機能分化、経営状況に大きな影響を与えたのが、2006年から始まった医療制度改革です。今後の課題を探るためには、改めて、制度改革の内容と背景を見直してみることが重要です。

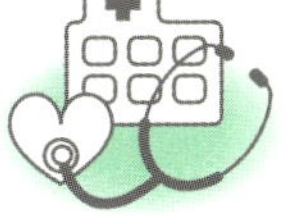

7-1 医療制度改革って何?

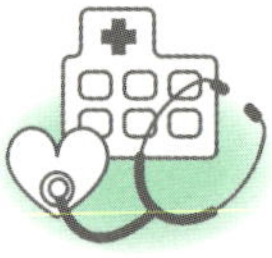

現在医療界が抱えている問題には、医療制度改革の影響が色濃く出ています。

医療制度改革が進んだ背景

これまでも触れてきたように、わが国では、急ピッチで少子高齢化が進んでおり、医療費をはじめとした社会保障費が右肩上がりに増大しています。一方、景気の低迷もあり、健康保険組合、国民健康保険の経営状態は悪化し続けています。

1983年には厚生省（現・厚生労働省）保険局の吉村仁局長（当時）が「**医療費亡国論**」を唱えました。その影響もあり、財政再建を掲げた小泉政権は、医療費を抑制し国民皆保険制度の維持を目指した**医療制度改革**を打ち出しました。

政府・与党（自由民主党）は2005年、**医療制度改革大綱**をまとめ、06年には**医療制度改革関連法案**が成立。財務省と厚生労働省を中心に、医療費を削減すべく、後期高齢者制度の創設、医療費適正化、生活習慣病の予防重視といった政策が進められました。

安心な医療の維持と医療費抑制

当時の政府が掲げた制度改革の大きな柱は、（1）安心・信頼の医療の確保と予防の重視、（2）医療費適正化の総合的な推進、（3）超高齢社会を展望した新たな医療保険制度体系の実現でした。

具体的に進められた政策は、主に、①患者自己負担の引き上げ、②医療費の適正化（診療報酬引き下げなど）、③新しい高齢者医療制度の創設、④特定健康診査・特定保健指導の開始など予防医療の推進、⑤療養病床の削減――です。

しかし、制度改革の目玉の一つだった後期高齢者医療制度が廃止になるなど、医療界や世論の反発で改革は計画通りには進まず、方向転換を迫られています。

Point

- 医療費を抑制し皆保険制度の維持を目指した改革
- 患者自己負担の引き上げ、予防重視施策を段階的に進める
- 急激な医療費削減策が多くの問題を生んだ

医療制度改革が目指した医療費適正化

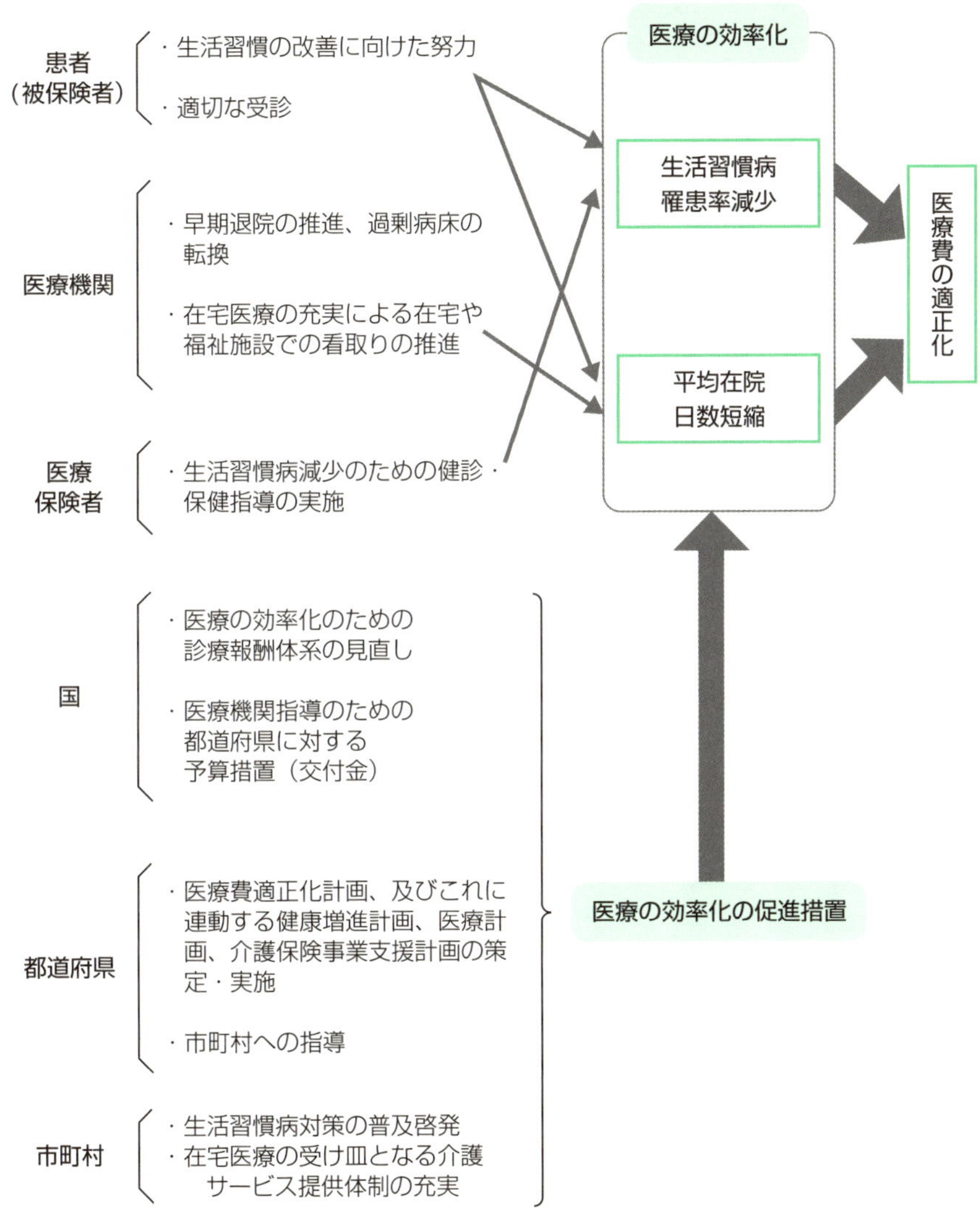

（2006年1月31日　厚生労働省「医療制度改革大綱による改革の基本的考え方」より）

7-2 国が医療費を削減したいワケ

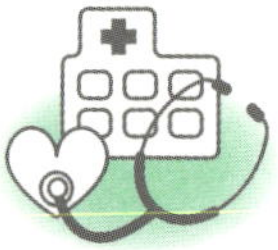

国が医療費削減政策を取り続けてきたのはなぜだったのでしょうか。医療費削減で病院が受けた影響は？

医療費増大で国がつぶれる？

「このまま医療費が増え続ければ、国家がつぶれるという発想さえ出てきている。これは仮に医療費亡国論と称しておこう」

医療費亡国論は、その後の厚生行政に大きな影響を与えました。医療制度改革でも、医療費の伸びを抑えなければ国家財政が破たんするという発想のもと、大幅な**医療費削減策**が採られています。

医療制度改革大綱が作られた当時の**国民医療費**は約30兆円でした。確かに国民医療費は年々増加して、2009年概算で35・3兆円、その4割以上は70歳以上の高齢者の医療費です。42年以降は高齢者人口が減少しますが、総人口が減り続けているため高齢化率は上がり、50年には40％を超えると予測されています。医学の進歩もあって、医療費が増え続けることは間違いありません。

診療報酬マイナス改定も改革の一環

医療費の伸びは国民所得の増加を上回っており、2025年には81兆円になるとの予測も。財源別にみると、例えば08年は保険料48・8％、公費37・1％、患者の窓口負担14・1％で、公費負担の部分も大きく、借金だらけの国家財政を圧迫する要因になっているというわけです。

医療費抑制政策の目玉の1つは、診療報酬の引き下げでした。10年はプラス改定でしたが02年から4回（8年間）もマイナス改定が続いたため、医療機関の経営はひっ迫し、採算のとれない科や医師不足の科を閉鎖する病院も出てきています。医療従事者の疲弊を招いた医療費削減が、本当に国民のためになるのか再検討する必要があります。

Point

- 国民医療費の4割以上は70歳以上の医療費
- 2025年の国民医療費は81兆円との予測も
- 診療報酬マイナス改定が経営を圧迫し医療従事者が疲弊

医療給付費の将来見通し

		2006年度 予算ベース	2010年度	2015年度	2025年度
改革案		27.5兆円	31.2兆円	37兆円	48兆円
	国民所得比	7.3%	7.4%〜7.7%	8.0%〜8.5%	8.8%〜9.7%
	GDP比	5.4%	5.4%〜5.6%	5.8%〜6.1%	6.4%〜7.0%
改革実施前		28.5兆円	33.2兆円	40兆円	56兆円
	国民所得比	7.6%	7.9%〜8.2%	8.7%〜9.2%	10.3%〜11.4%
	GDP比	5.5%	5.8%〜5.9%	6.3%〜6.6%	7.5%〜8.2%
国民所得		375.6兆円	403〜420兆円	432〜461兆円	492〜540兆円
GDP		513.9兆円	558〜576兆円	601〜634兆円	684〜742兆円

※2010年度以降の数値は推計値

（2006年12月厚生労働省資料より）

厚生労働省が過大評価した医療費の将来推計

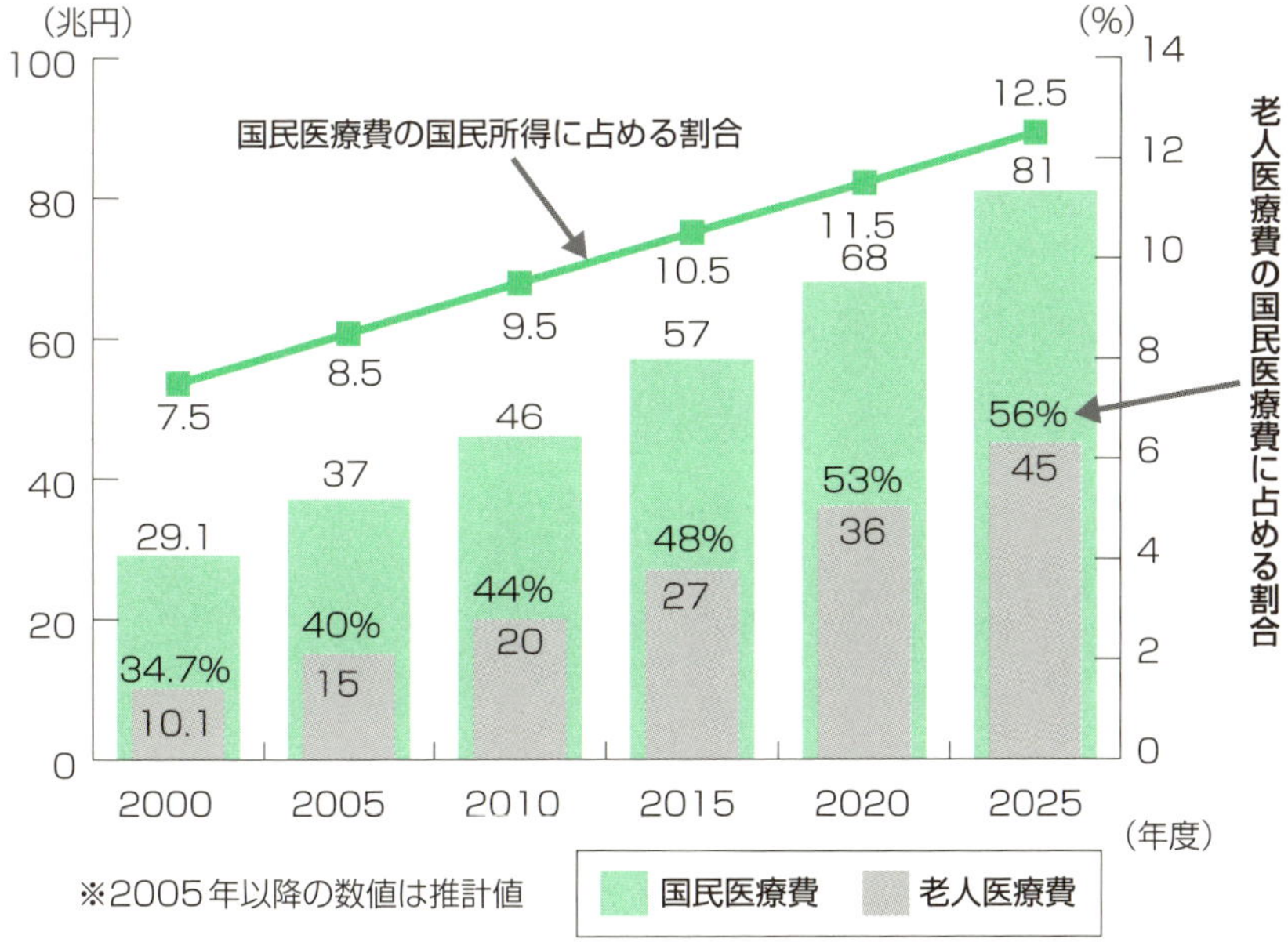

（2000年10月「社会保障の給付と負担の見通し」より）

7-3 進む病院の機能分化

病院の機能分化と入院期間短縮化が進んだのも医療費を適正化するためです。

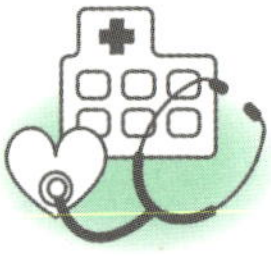

療養病床ができ役割明確化

厚生労働省は、医療費を効率的に配分するために、医療機関の**機能分化**を進めようとしました。診療所は外来機能、大病院は高度急性期医療を中心とした入院医療に力を入れ、また、一般病院は、急性期医療を中心にするか、慢性期医療を提供するのか選択を迫られることになったのです。

かつて病院の病床は、精神病床、結核病床、感染症病床、その他の病床の4つに分けられているだけで、大部分を占める「その他の病床」には、急性期の患者と慢性期の患者が混在していました。2003年9月に病床区分が行われ、「その他の病床」は**一般病床**、**療養病床**に分けられました。一般病床は、さらに、高機能急性期、一般急性期、亜急性期へ機能分化が図られています。

社会的入院削減策とは

さらに、医療費の増大は、他の先進国と比べて長い入院日数とも関連しているため、厚労省は、**入院期間の短縮化**を図ろうとしました。通算入院日数が180日を超すと診療報酬が減額され、患者が選定療養費を支払うようになったのも、病院の機能分化を進め一般病床の入院日数を減らすためなのです。

一方、療養病床では、医療の必要ない**社会的入院**の患者が5割いるとし、それを減らすために、当時約38万床あった療養病床を11年度末までに6割削減し15万床にしようとしました。しかし、在宅医療や介護施設など受け皿の整備が進まないまま療養病床を削減することへの批判が高まっています。そのため、11年度末までだった介護療養型医療施設の廃止は、17年度末までに延期されました。

Point

- **病院の機能分化は医療費の効率的な利用が目的**
- **病院は入院中心、一般病床も機能分化が進行**
- **社会的入院を減らすために療養病床を削減**

医療制度改革と医療費適正化の関係

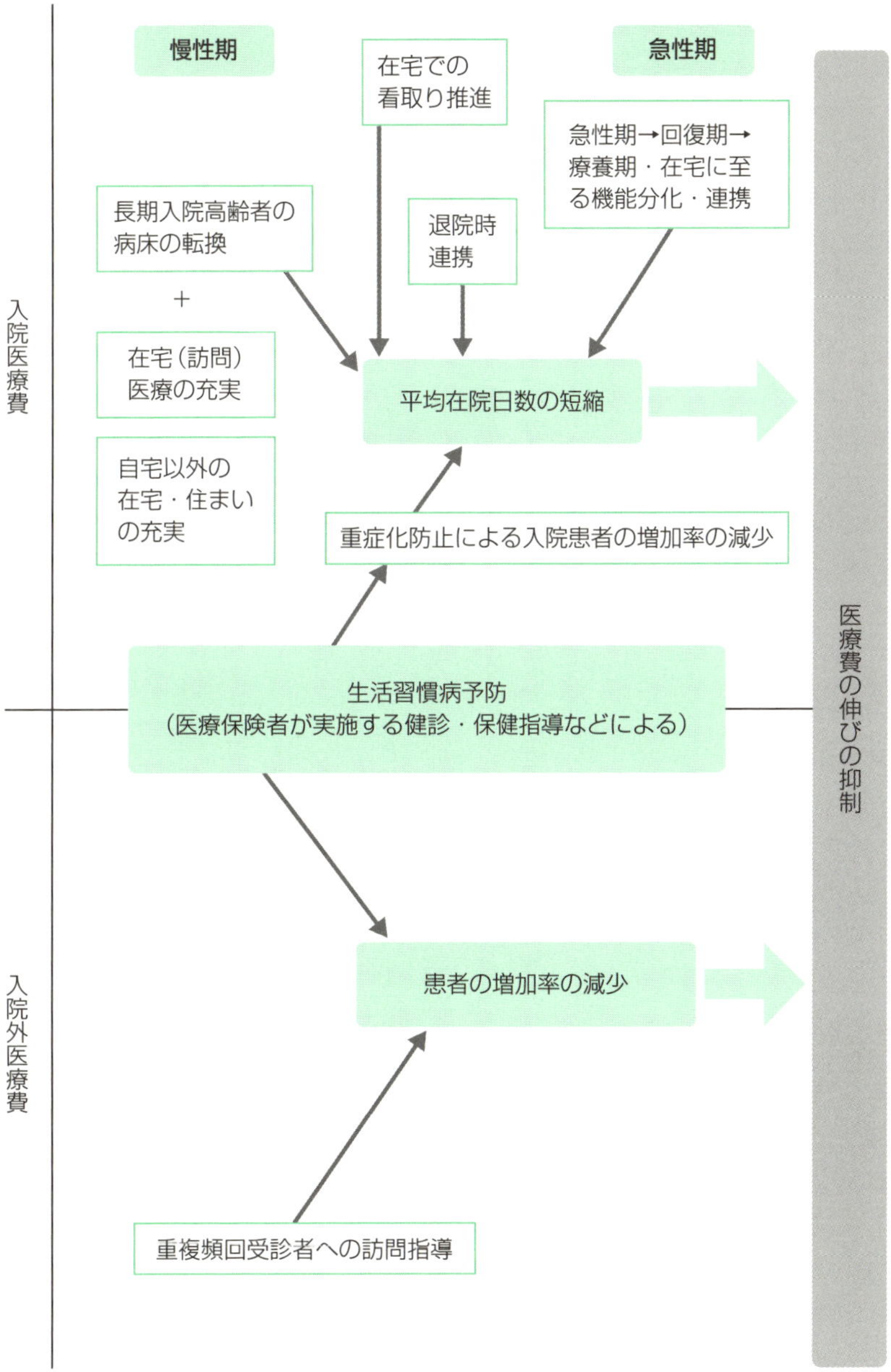

（厚生労働省　2006年度医療制度改革関連資料より）

7-4 増える患者自己負担

患者の自己負担は急増しています。これまでの流れを把握しておきましょう。

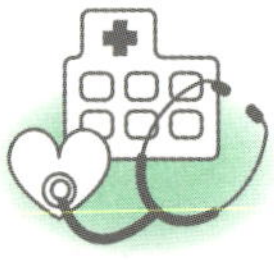

自己負担割合は年齢で異なる

医療費を抑制する一方で、患者の窓口負担も増えています。それと共に、加入する保険によって異なっていた自己負担割合が統一され、現在の**自己負担割合**は年齢別になっています。

特に自己負担が急激に上がったのが健康保険や共済保険の被保険者（会社員や公務員など）です。1970年代には、初診時一部負担金600円など定額制だったのが84年に1割負担となり、97年に2割、2003年には国民健康保険の加入者と同じ3割へ引き上げられました。さらに、高額療養費制度（6-12）の自己負担限度額も徐々に引き上げられているため、総合的にみても患者の負担は増えています。

現在は、6歳（義務教育就学前）未満は2割、6歳（義務教育就学後）以上69歳までは3割負担です。さらに、未成年者の自己負担割合を引き下げる案も浮上しています。

避けられない高齢者の負担増

55年には2・5人に1人が65歳以上、4人に1人が75歳以上の高齢者になる見通しです。国民医療費の44％は70歳以上の高齢者が使っており、所得の高い高齢者の負担増は避けられません。

高齢者の医療費は自己負担がない時代が続きました。83年からは**定額制**を導入し、2001年に1割負担になるまで老人医療費の優遇は続き、医療費の増大、各医療保険の財政圧迫につながりました。

70歳以上でも現役並みの所得者は、02年には2割、06年10月には3割と負担率がアップ。13年からは段階的に、70〜74歳の一般所得者の窓口負担を1割から2割に引き上げることになっています。

Point

- 自己負担割合は職業によって異なる時代から年齢別へ
- 自己負担は就学前2割、6〜69歳3割、70歳以上1割
- 70歳以上の医療費は、無料・定額制から現役世代に近い負担へ

患者自己負担の推移

区分	~1972年12月	1973年1月~	1983年2月~	1997年9月~	2001年1月~	2002年10月~	2003年4月~	2006年10月~	2008年4月~	2013年~（予定）
	老人医療費支給制度前	老人医療費支給制度（老人福祉法）	老人保健制度						後期高齢者医療制度	新高齢者医療制度（14年~）
高齢者（70歳以上）	国保 3割 被用者本人 定額負担 被用者家族 5割	なし	入院300円／日 外来400円／月	入院1000円／日 外来500円／日（月4回まで） ＋薬剤一部負担	定率1割負担（月額上限付） ※診療所は定額制を選択可 薬剤一部負担の廃止　高額療養費創設	1割負担（現役並み所得者2割）		1割負担（現役並み所得者3割）	75歳以上 1割負担（現役並み所得者3割） 70~74歳 1割負担（現役並み所得者3割）	1割負担（現役並み所得者3割） 70~74歳 2割負担（現役並み所得者3割）
現役世代（69歳以下） 国保		3割 高額療養費創設		入院3割 外来3割＋薬剤一部負担			3割 薬剤一部負担の廃止	3割	69歳以下 3割	3割
現役世代（69歳以下） 被用者本人			定額→1割（1984年~） 高額療養費創設	入院2割 外来2割＋薬剤一部負担						
現役世代（69歳以下） 被用者家族		3割 高額療養費創設 →入院2割（1975年~） 外来3割		入院2割 外来2割＋薬剤一部負担						

（2007年版「厚生労働白書」より一部改変）

7-5 後期高齢者医療制度

すでに廃止が決まっている後期高齢者医療制度の内容と今後の課題とは――。

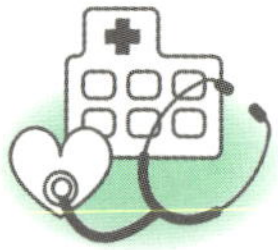

新たな財源確保策だったが

少子高齢社会の中で国民皆保険制度を維持するために、新たな財源確保が求められています。**長寿（後期高齢者）医療制度**は、2008年4月、高齢者の医療費に充てる財源を確保するために創設された公的医療保険でした。対象は、75歳以上と65歳から74歳までの一定の障害がある人です。

後期高齢者医療保険は都道府県単位で運営され、75歳になったら職業などには関係なく自動的に加入する高齢者保険を作ろうとする新たな試みでした。扶養家族で保険料負担がなかった人でも75歳以上なら全員、所得に応じた保険料負担があります。

財源の配分は、75歳以上の人から徴収した保険料が1割、現役世代と70～74歳の前期高齢者からの仕送りが4割、公費（税金）5割です。

新高齢者医療制度も課題山積

しかし、問題は、新たな財源を作るだけではなく、75歳以上の高齢者の治療を制限するなど年齢による差別が生じたことです。医療関係者からの批判も強かったため、12年度末には廃止され、**新高齢者医療制度**に移行することになっています。

13年度からは、後期高齢者医療制度ができる前と同様、働き続けている人や会社員・公務員の扶養家族はその会社の健康保険組合や協会けんぽ、共済健保に、それ以外の人は都道府県別の国民健康保険に加入することになります。新制度では国保加入者の保険料を徴収するのに対し、扶養家族になっている人の保険料負担はゼロ。75歳以上でも保険料負担に格差が出るうえ、現役世代の負担がさらに重くなるといった問題点が指摘されています。

Point

- **後期高齢者医療制度は75歳以上対象、都道府県単位の公的保険**
- **年齢による差別との批判が強く12年度末には廃止**
- **13年度からは本人や扶養者の職業で加入する制度へ**

2013年度以降の高齢者医療制度のイメージ

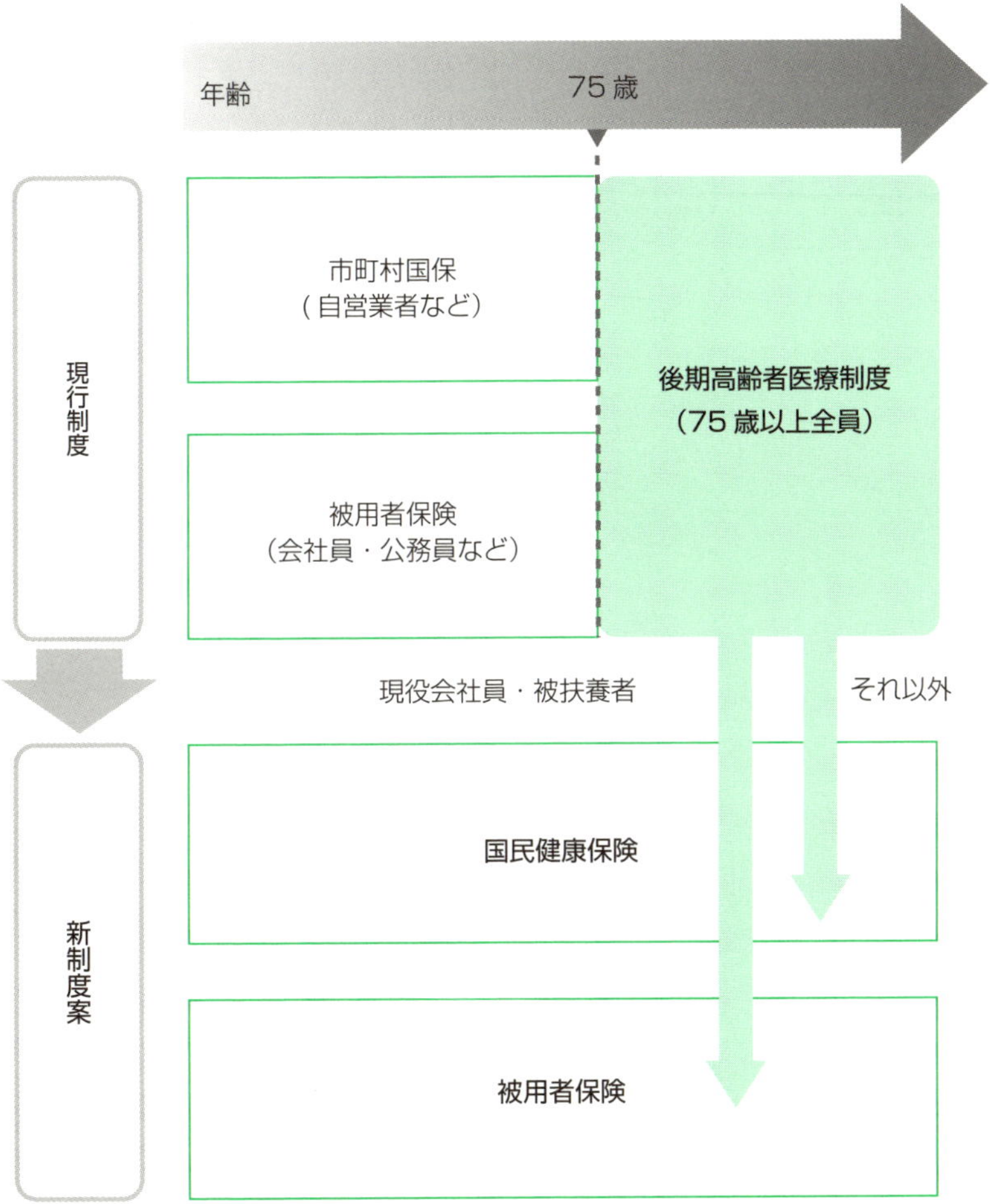

7-6 メタボ健診

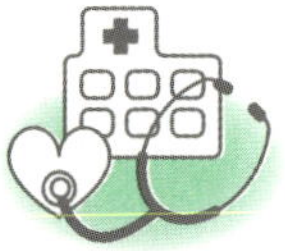

医療費を抑えるためには予防も重要。予防医療の目玉がメタボ健診ですが…。

目的は生活習慣病と医療費の削減

日本人の3大死因は、がん、心臓病、脳卒中などの生活習慣病です。糖尿病や高血圧も含めると、国民医療費の約3割が生活習慣病の治療費に使われています。2008年4月から、こうした生活習慣病を減らし医療費を削減するため、**メタボリックシンドローム**（以下メタボ）に主眼を置いた**特定健康診査・特定保健指導**（通称メタボ健診）が始まりました。対象は40～74歳の国民（約5600万人）です。

メタボリックシンドロームとは

そもそもメタボとは、内臓脂肪が過剰であるために、脂質や血圧、血糖値の異常が起こっている状態です。特定健診では、へその高さで測ったウエスト周囲径が基準値を超え、A脂質異常、B血圧異常、C糖代謝異常の2つ以上に該当すればメタボ。1つだけ該当している人は予備群です。該当者と予備群には保健指導を行い、運動習慣や食事の改善で内臓脂肪を減らし、心臓病や脳血管障害による突然死を減らそうとしているわけです。ただ、現在の基準値の大幅な見直しが検討されており、今後数値が変わる可能性があります。

当初の予定では、特定健診受診率や特定保健指導の実施率、メタボの該当者と予備群の**改善率**によって、2013年度からは、保険者が拠出する支援金の増減を行う**ペナルティ**が課されることになっています。しかし、メタボ健診を行ったことによって突然死や医療費を減らせるという科学的な根拠が乏しいため、ペナルティの実施には保険者の反発が予想されます。また、メタボの人は採用しないなど雇用差別につながる恐れが指摘されています。

Point

- **心臓病、脳卒中を予防し医療費を削減するのが目的**
- **ゆらぐウエスト周囲径の基準値と科学的根拠**
- **メタボ健診の受診率などで保険者にペナルティの予定**

生活習慣病対策実施による医療費適正化イメージ

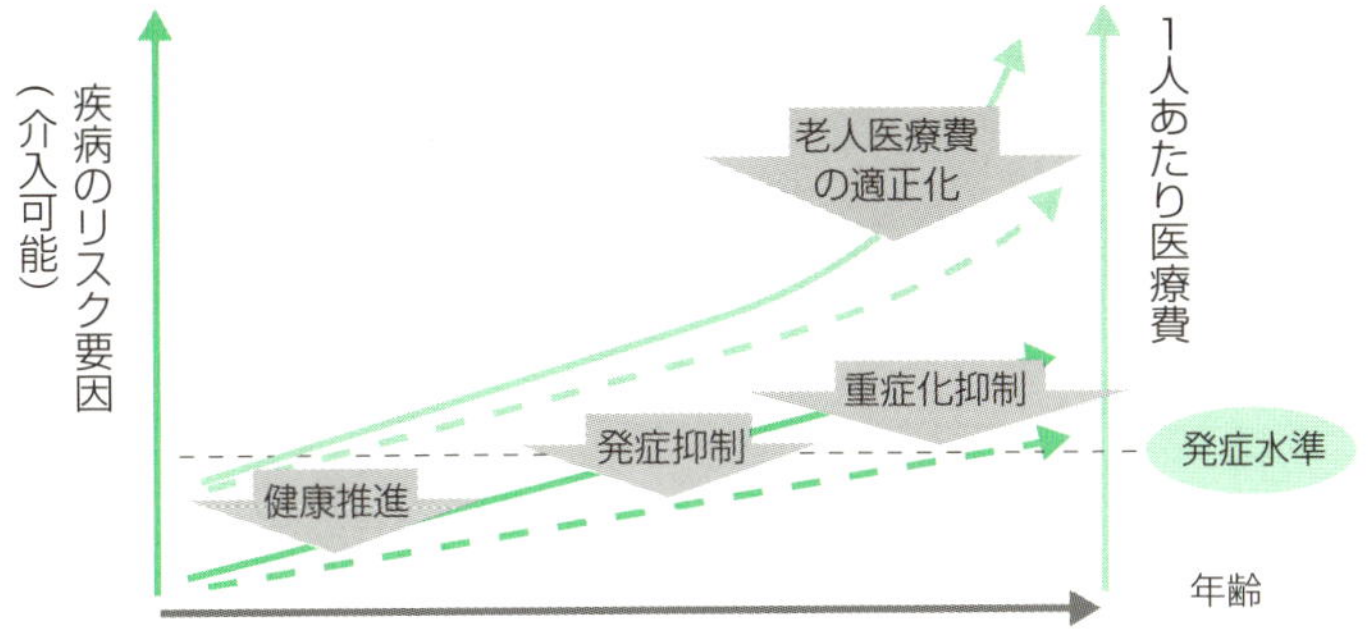

高血糖、高血圧、高脂血症、内臓肥満などは、別々に進行するわけではなく、ひとつの氷山というリスクから水面に現れたいくつかの山にすぎない。

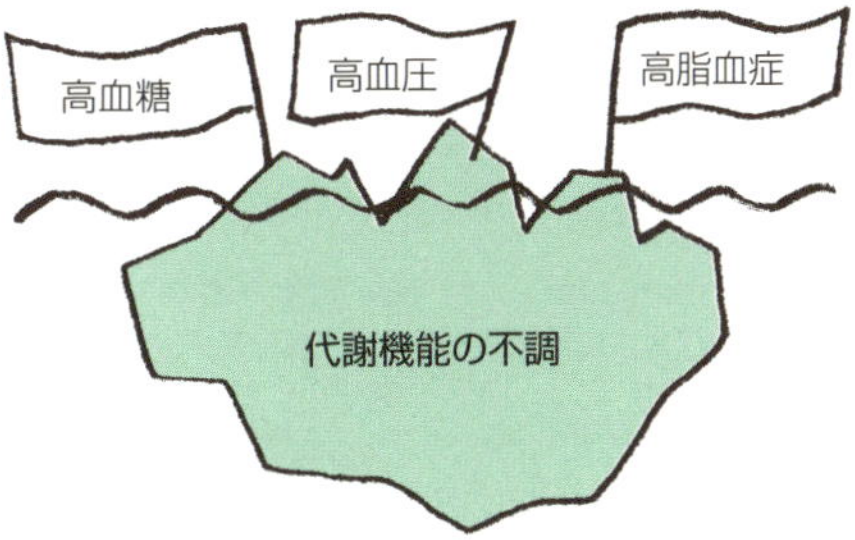

投薬（血圧を下げる薬など）だけでは、水面上の一つの山を削るだけ。

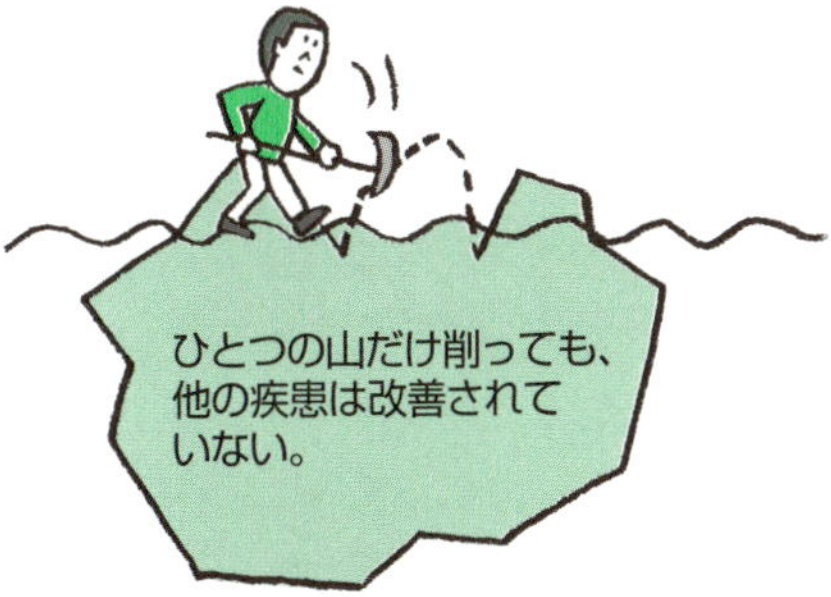

根本的には運動の習慣化や食生活改善など、生活習慣改善により、氷山全体を縮小してリスクを下げることが必要。

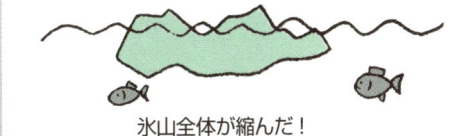

（厚生労働省「医療制度改革と今後の生活習慣病対策について」より）

7-7 ジェネリック

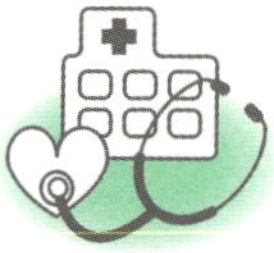

医療費削減の切り札の1つがジェネリック医薬品の普及です。

薬剤費の削減が急務

医療費の中で大きな比率を占めているのが薬代です。厚生労働省の社会医療診療行為別調査によると、薬局分も含む医科の薬剤料の比率は33・2%（2009年）で毎年約3割が薬剤費に使われています。

日本ジェネリック製薬協会は、長期間使われ続けている薬を**ジェネリック**に変更すれば、年間1兆数千億円の医療費が削減できると試算しています。ジェネリックとは、最初に開発された「**先発医薬品**」と有効成分、量、剤形が同じ「**後発医薬品**」です。先発医薬品の特許が切れた後に販売され、価格が安いのが特徴です。

使用率が伸び悩むワケ

わが国のジェネリックのシェアは20・3%（09年度、数量ベース）に過ぎません。米国、ドイツ、英国などでは、シェア6割以上でジェネリックが一般化しているのとは対照的です。

ジェネリックの使用が進まない理由は、有効成分が同じでも全く同じ薬とはいえないとの理由で、ジェネリック医薬品の使用に消極的な医師と薬剤師が多いからです。処方せんの「**後発医薬品に変更不可**」の欄に医師のサインがなければ、ジェネリックを処方してもらうことができますが、（社）日本保険薬局協会の調べでは、サインがなく変更可だった処方せんは54・7%（10年6月調査）。変更可の処方せんのうち、実際に変更したのは36・5%でした。

国は12年度までにジェネリックのシェアを30%以上にする目標を立て、診療報酬でもジェネリックを処方すると加算されるようにしていますが、その効果は小さいのが実態です。

Point

- **ジェネリック普及は国民医療費の３割を占める薬剤費削減策**
- **国内シェアは緩やかにアップ**
- **「後発医薬品に変更不可」にサインがなければ変更可**

ジェネリックのシェア

2009年度詳細データ

数量シェア				金額シェア			
内用薬	注射薬	外用薬	全医薬品	内用薬	注射薬	外用薬	全医薬品
20.5%	23.2%	16.9%	20.3%	8.4%	8.0%	10.2%	8.5%

2010年度第1・四半期シェア（速報値）

（2010年10月～12月）

数量シェア	金額シェア
23.1%	9.4%

四半期の数値は、ジェネリック薬協の理事・監事会社等のデータ及び一部IMSのデータを基に、推計した速報値である。したがって、全会員会社を対象とした年間通しての調査結果と異なってくる可能性がある。

（日本ジェネリック製薬協会調べ（一部IMS データ使用））

医科の薬剤料の比率の年次推移

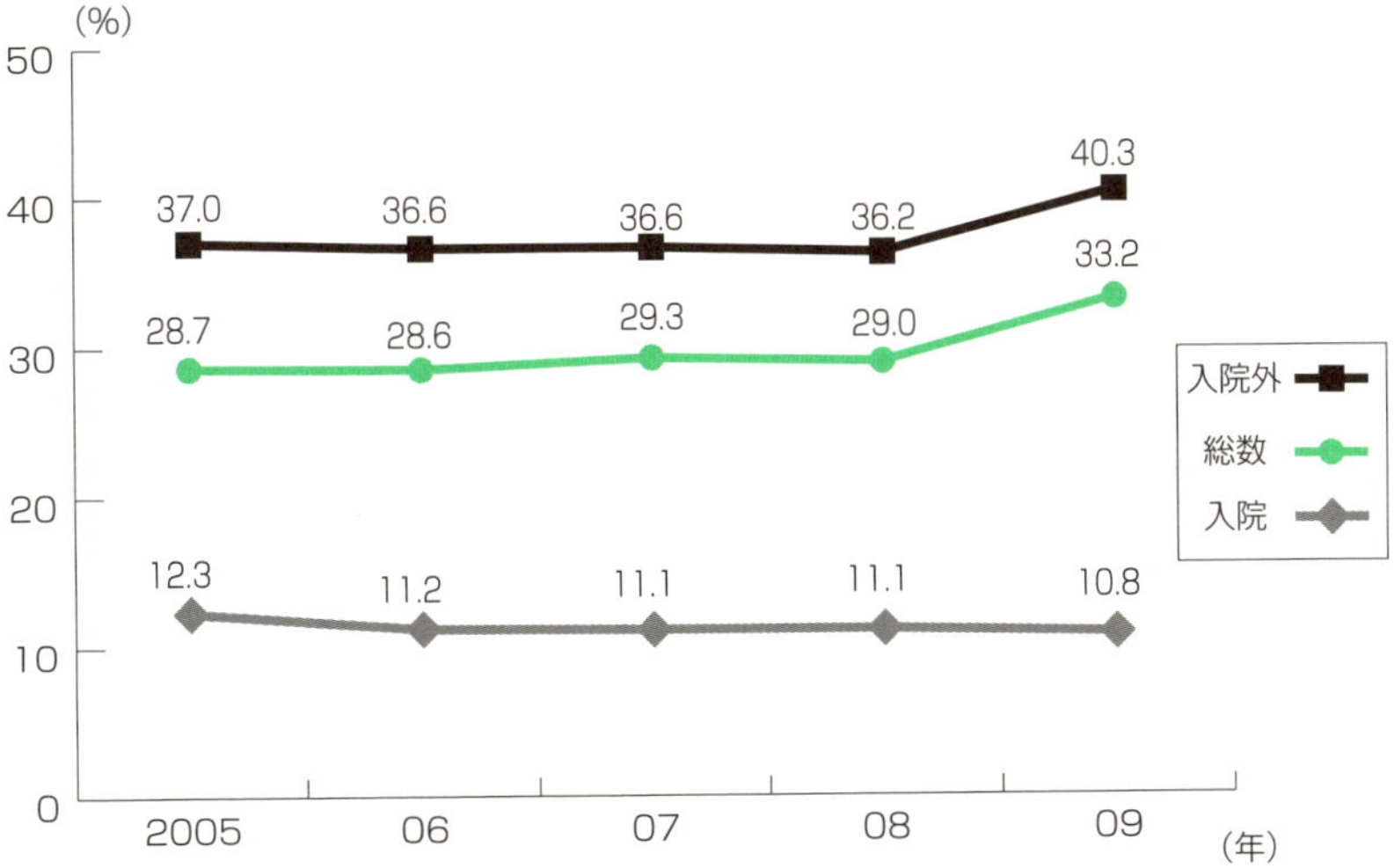

薬剤料には薬局調剤分も含んでいる。

（2009年社会医療診療行為別調査より）

7-8 保険料と国民負担率

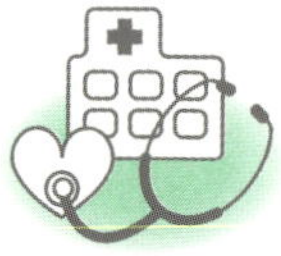

医療費の負担を考えるときには、国民負担率をみる必要があります。

経営難に陥る健康保険組合

負担が増えているのは病気やけがをした患者だけではありません。少子高齢者化の進展と医学の進歩、そして国民医療費の増加と共に、**保険料負担**も増えています。

中小企業などで働いている人が加入している全国健康保険協会（協会けんぽ）の健康保険料率は都道府県によって異なりますが、２０１１年度は平均９・５％でした。また、**介護保険料**は１・５１％でどちらも年々アップしています。保険料が上がったのは、不況で給与が減少し保険料収入が減ったため、そして医療費の増大で協会けんぽの経営状態が悪化しているためです。０９年度の収支も４８３０億円の赤字でした。

財政が悪化しているのは大企業などの健康保険組合も同じです。健康保険組合連合会によると、１１年度の予算額でみても全国の健康保険組合の約９割が赤字で、赤字総額は６０９０億円に上る見通しです。保険料率を引き上げる組合も増えており、１１年の保険料率の平均は７・９３％（前年比０・１９ポイント増）になっています。

潜在国民負担率は50％に

国民所得が伸び悩む一方で、厚生労働省も予測しているように、このままでは年金、医療、介護の保険料が上がるのは必須です（左図）。25年には団塊の世代が75歳以上になり、国民医療費と現役世代の負担はさらに上がると予測されます。税金と社会保障費を足した**国民負担率**（予算ベース）は１１年38・8％、財政赤字分を勘案した**潜在国民負担率**は49・8％に上っています。

Point

- **高齢者に仕送りする現役世代の保険料は増える一方**
- **健康保険組合の９割が赤字**
- **税金と社会保障費を足した国民負担率は約４割**

社会保障の給付と負担の見通し

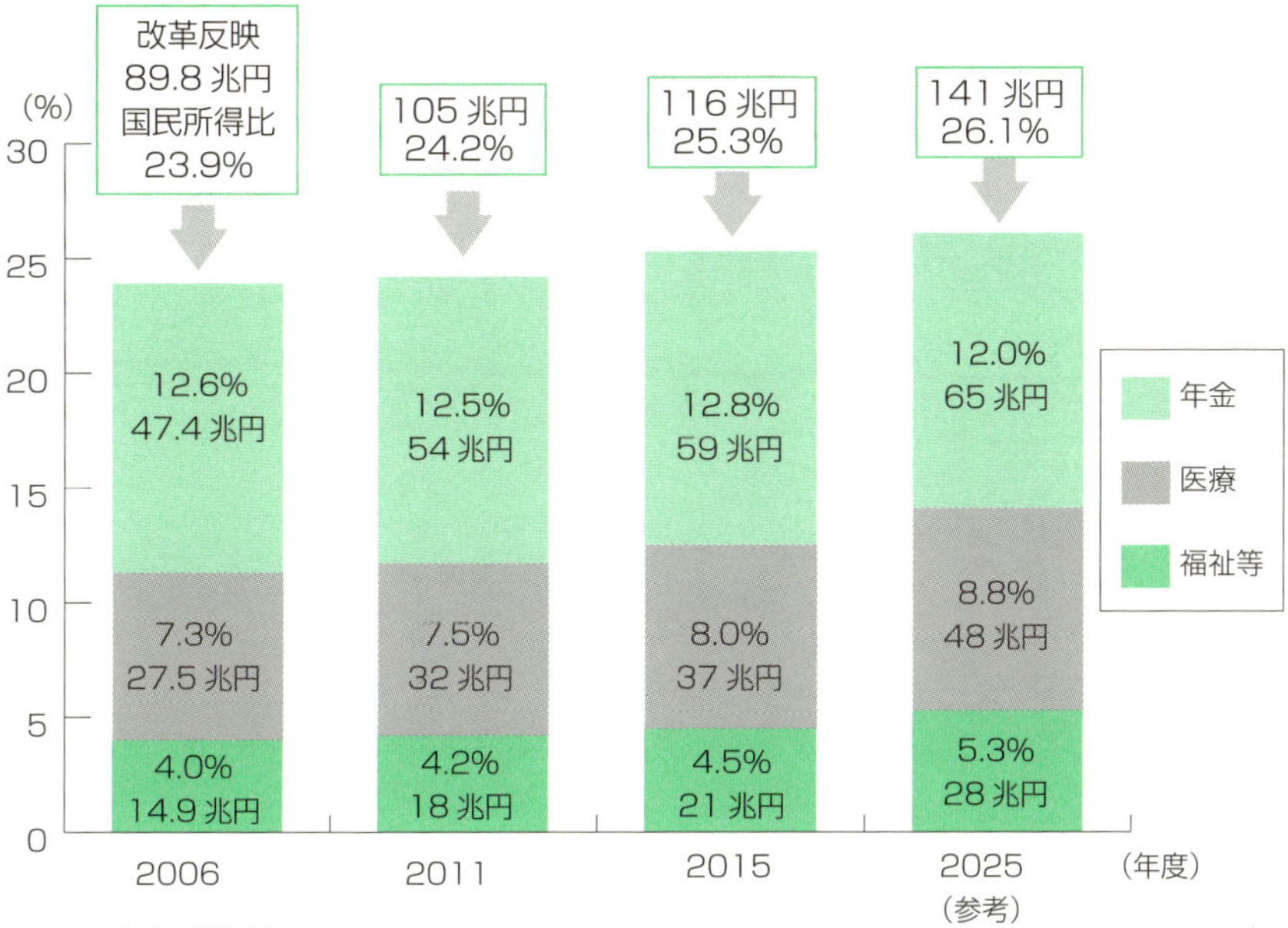

※すべて推計値

(2006年5月厚生労働省資料より)

国民負担率各国比較

(2008年)

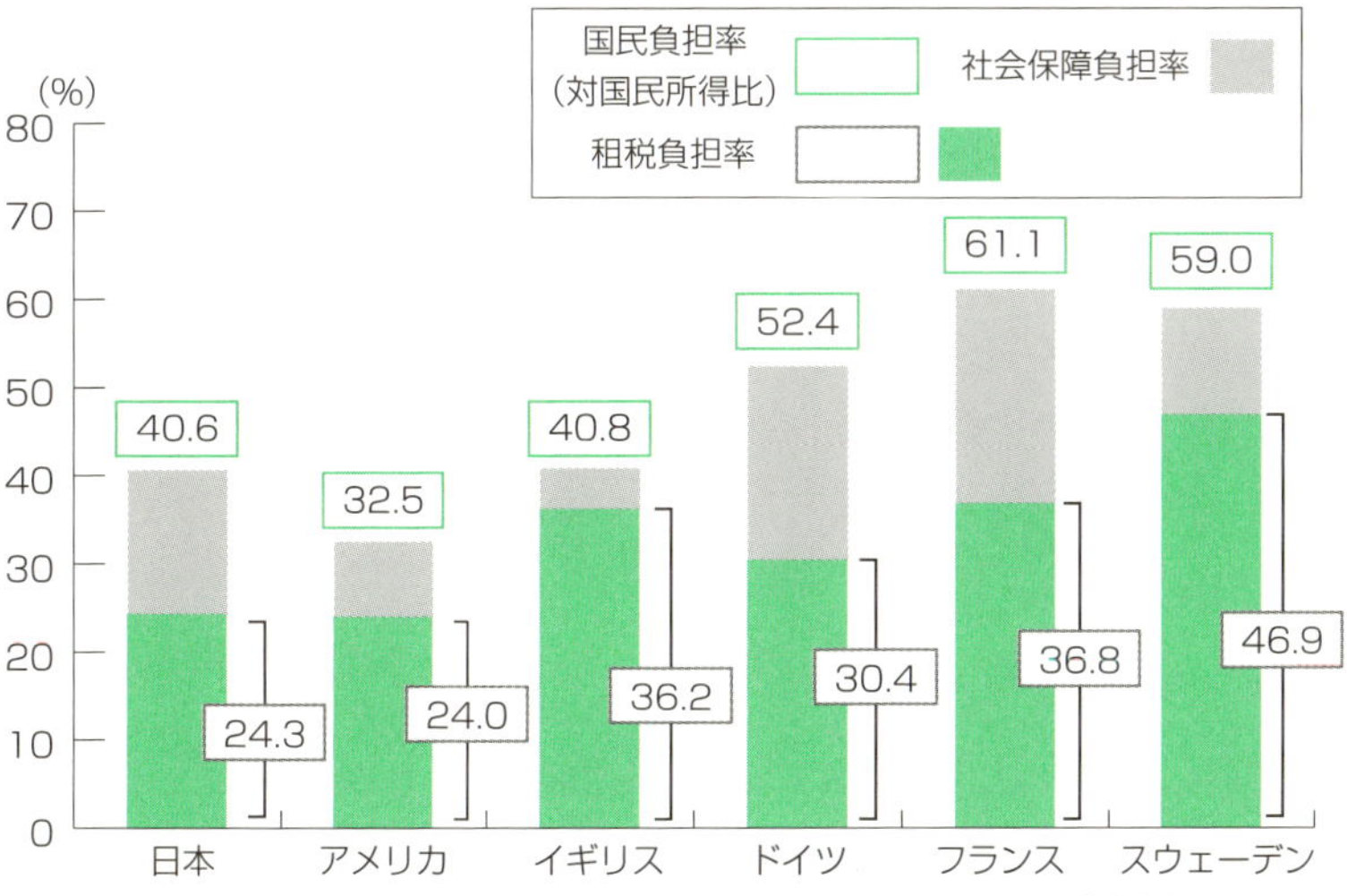

(財務省HPより)

7-9 医療費は使いすぎ？

日本の医療費は世界的にみれば高くないといわれますが、どうなのでしょうか。

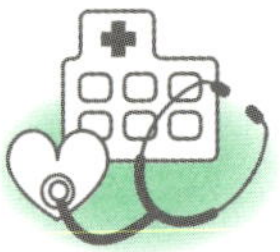

低医療費で長寿実現の優等生？

国は医療費を抑制しようとしていますが、ほかの先進国と比べると日本の医療費はそれほど高くはありません。所在不明高齢者の問題で数値の正確性が問われてはいるものの、平均寿命と高齢化率は世界1位。それにも関わらず、最新の「OECDヘルスデータ2010」によると、健康診断、人間ドック総医療費は**国民所得（GDP）比**でOECD加盟国31カ国中22位と低いほうなのです。

人口の高齢化と医療費の高騰は、国を超えた大きな課題です。OECDは、00年から08年までの間に加盟31カ国の平均医療費がGDP比7・8％から9％に上昇し、経済成長より速いスピードで先進国の財政をむしばんでいると指摘しています。

医療費抑制政策を続けるか

中でも、国民1人当たり7538ドルを支出しているアメリカはGDP比16・0％で、最も医療費を使っていながら平均寿命も高齢化率もそれほど高くはありません。医療保険に加入できない無保険者も多いため、**医療効率**の悪い国に位置づけられています。

一方、わが国も、国際的には医療効率が良いとはいえ、赤字大国であるのも事実です。このまま医療費抑制政策を取るのか否か、診療報酬を上げるのであれば財源はどうするのか、選択と検討の時期にきています。また、患者を対象にしたアンケートでは、医療への満足度が低いという結果も出ています。負担を増やすとすれば患者満足度をどう上げるかといった視点も必要になってくるはずです。

Point

- 日本のGDP比医療費はOECD加盟国31カ国中22位
- 日本は低医療費で長寿と低乳児死亡率を実現した模範国
- 医療費抑制を続けるか負担を増やすか検討する必要あり

G7諸国の高齢化率の状況と1人あたり医療費(2008年)

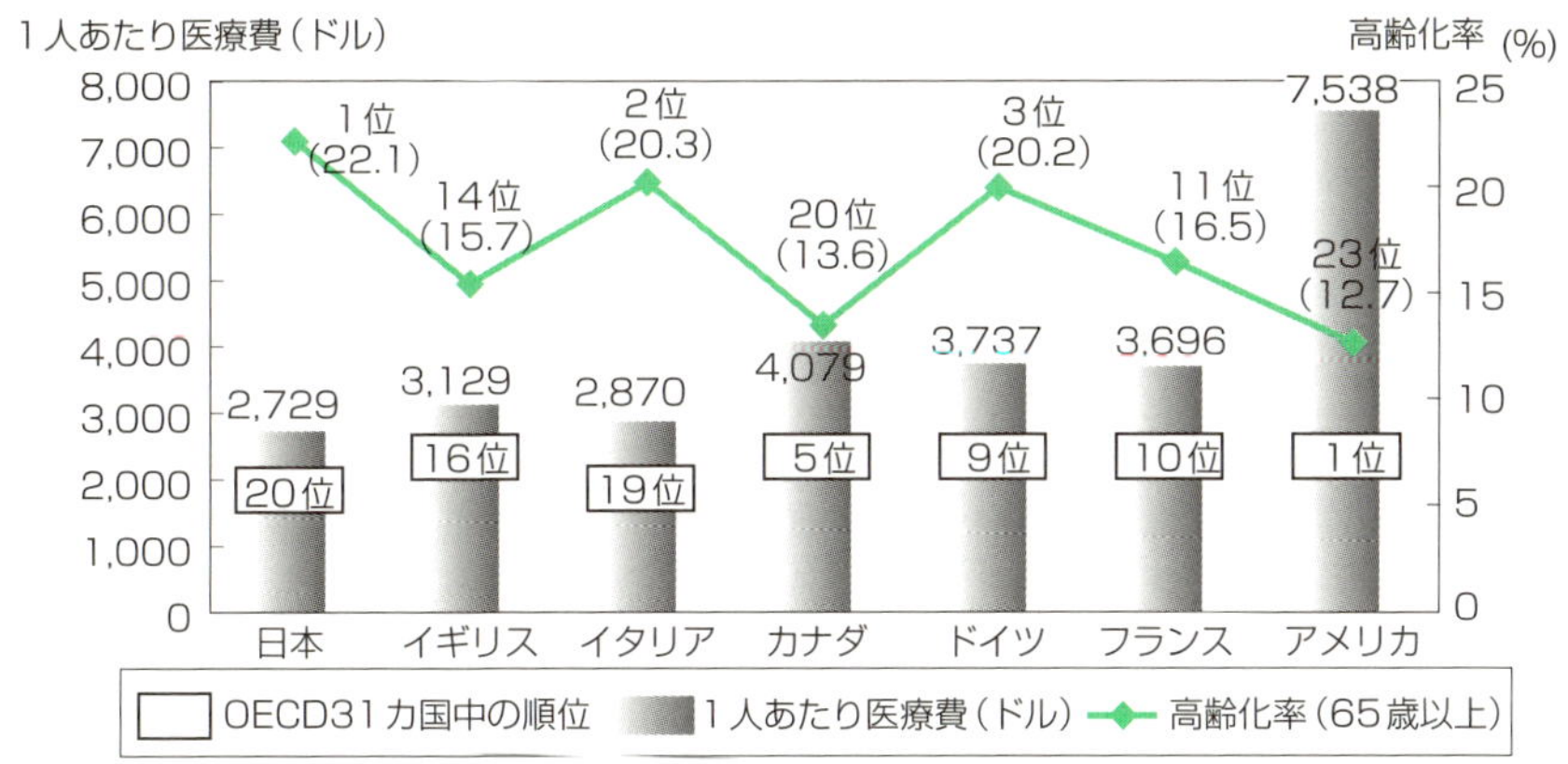

OECD諸国の医療費対GDP比率

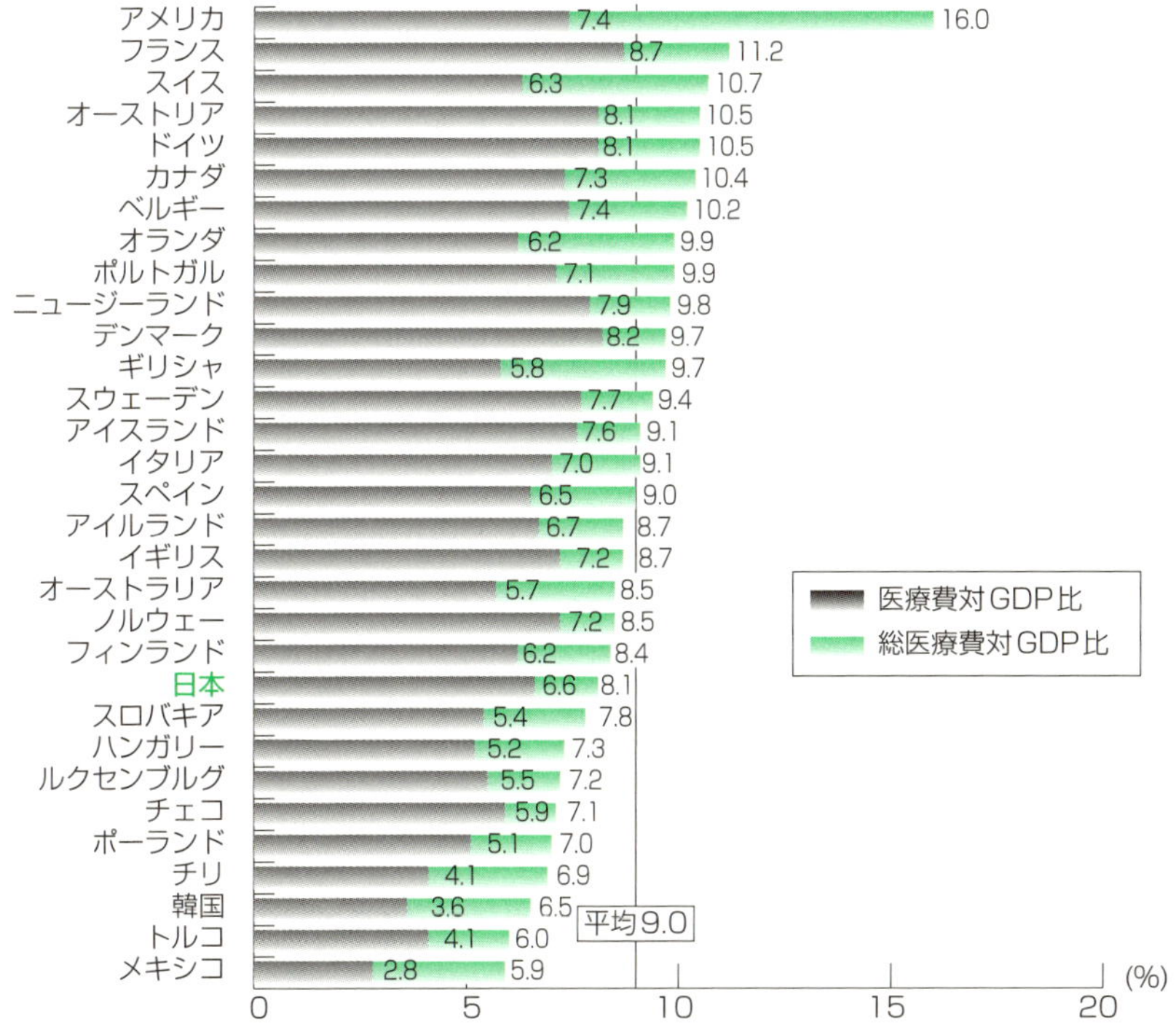

2008年のデータ。ただしデンマーク、ギリシャ、オーストラリア、日本、トルコは2007年データ。ポルトガル、ルクセンブルグは2006年データ。公的支出対GDPは公的割合から算出。オランダの公的割合2002年。

（OECD ヘルスデータ2010より）

Column

病院に勤める職種の収入は？

病院の中で最も年収の高い職種は医師です。職種別給与の目安となる厚生労働省の賃金構造基本統計によると、医師（勤務医）の平均年収は39.3歳（平均年齢）で1,114万円です。過剰気味の歯科医師（勤務歯科医）、薬剤師、診療放射線技師の約2倍ですが、大学病院などでは、宿直が多く過酷な勤務の科でもそれほど大変ではない科でも同じ給与体系であることに不満を漏らす医師も多いのが実態です。

会社員の収入が会社の売上や業績、役職によって異なるように、医師や看護師の収入も病院の経営主体、立地条件、それから役職によっても変わります。病院長や副院長といった役職の医師の収入が多いのはもちろんですが、医師不足に悩む地域の病院は、2,000万円を超える年収を掲げて求人を出していることもあります。一般的には、看護職員は看護師資格がある人のほうが、准看護師や看護補助者よりも高額な収入が得られます。

病院で働く職種の平均年収

	平均年収（円）	平均年齢（歳）	調査対象人員（人）
医師	1,141万	39.3	6,106
歯科医師	582万	34.4	470
薬剤師	518万	39.0	4,437
看護師	469万	37.5	46,363
准看護師	398万	45.1	18,861
看護補助者	282万	43.6	12,971
診療放射線技師	512万	38.1	2,750
臨床検査技師	470万	39.1	4,107
理学療法士・作業療法士	389万	30.9	8,975
栄養士	331万	34.1	4,567

平均年収は「きまって支給する現金給与額」×12+「年間賞与その他特別給与額」で算出

（厚生労働省「2010年賃金構造基本統計調査（全国）結果」より）

第8章

病院での トラブル回避策

院内感染、医療事故、院内暴力・暴言など、病院はさまざまなトラブルに巻き込まれる危険性がある場所です。いざというときのために、トラブルを回避するための対策、相談体制を確認しておくことが大切です。

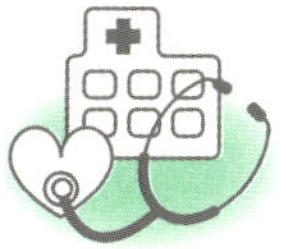

8-1 院内感染を防ぐには

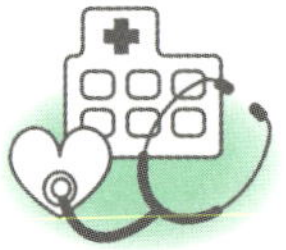

病院の管理者、従事者が避けたいトラブルの1つが院内感染の爆発的な広がりです。

多剤耐性菌が問題に

院内感染とは、患者や医療関係者が病院の中で新たな細菌・ウイルスに感染することです。病院は、治療の場であると同時に、さまざまな細菌やウイルスを持った人が集まってくる場所です。医療者が細菌やウイルスの媒介になったり、薬に耐性（抵抗力）を持った菌が発生したりしやすい危険な場所でもあるのです。

２００６年の医療法改正で、入院施設のある医療機関に、院内感染対策のための指針づくり、**院内感染防止対策委員会**の設置が義務付けられました。診療報酬でも同委員会が月１回程度定期的に開催され、感染情報レポートが作成されていないと、入院基本料の算定が認められないことになっています。

特に問題になっているのが、ほとんどの抗生物質が効かない薬剤耐性菌ＭＲＳＡ（メチシリン耐性黄色ブドウ球菌）、ＶＲＥ（バンコマイシン耐性腸球菌）、ＭＤＲＰ（多剤耐性緑膿菌）です。国内外で新たなスーパー耐性菌の発生も問題になっています。

院内感染防止策

院内感染を防ぐには、医師や看護師など医療従事者の手洗いの励行と抗菌薬の適正使用が重要です。米国の研究では、①院内感染サーベランス及び効果的な感染対策の実施、②感染管理看護師を２５０床に１人配置、③執刀医への手術部位感染率のフィードバック――などによって、院内感染の３割が予防できるとされています。日本でも、**感染管理認定看護師**が重要な役割を果たしています。耐性菌を発生させないためには、抗菌薬を短期間小容量で使うことも大切です。

Point

- 医療関係者が細菌やウイルスを運ぶ危険性大
- 手洗いの励行と抗菌薬の適正使用が重要
- 感染管理専従のスタッフが必要

院内感染の3つの主要な感染経路

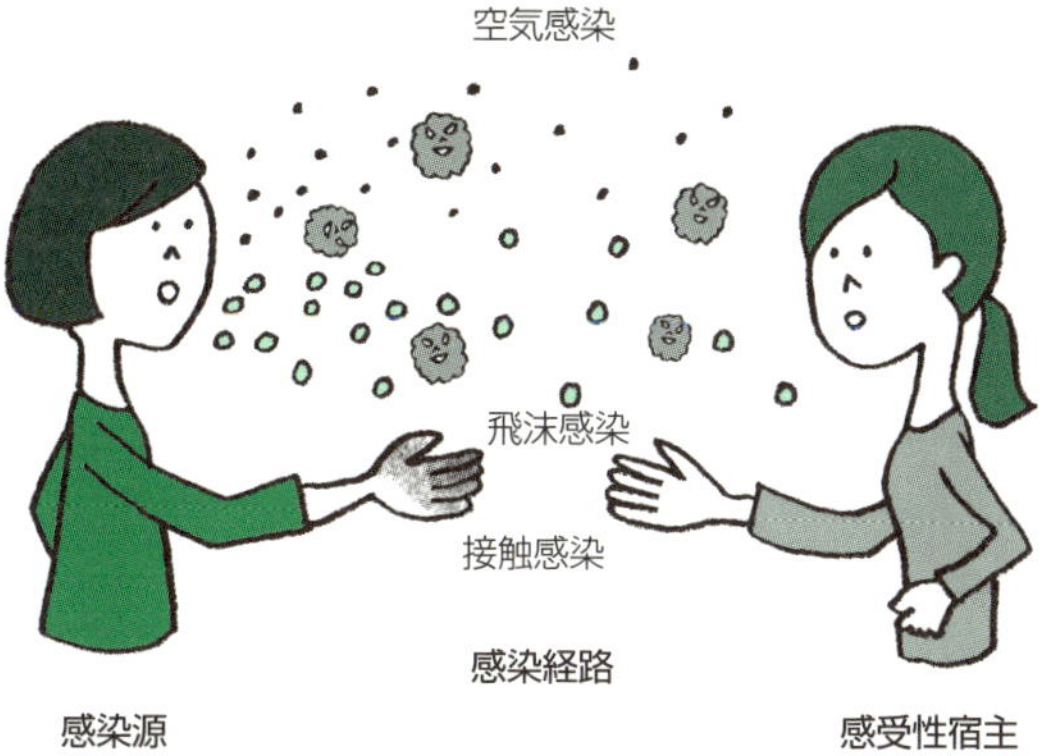
空気感染
飛沫感染
接触感染
感染経路
感染源
感受性宿主

薬剤耐性菌と免疫

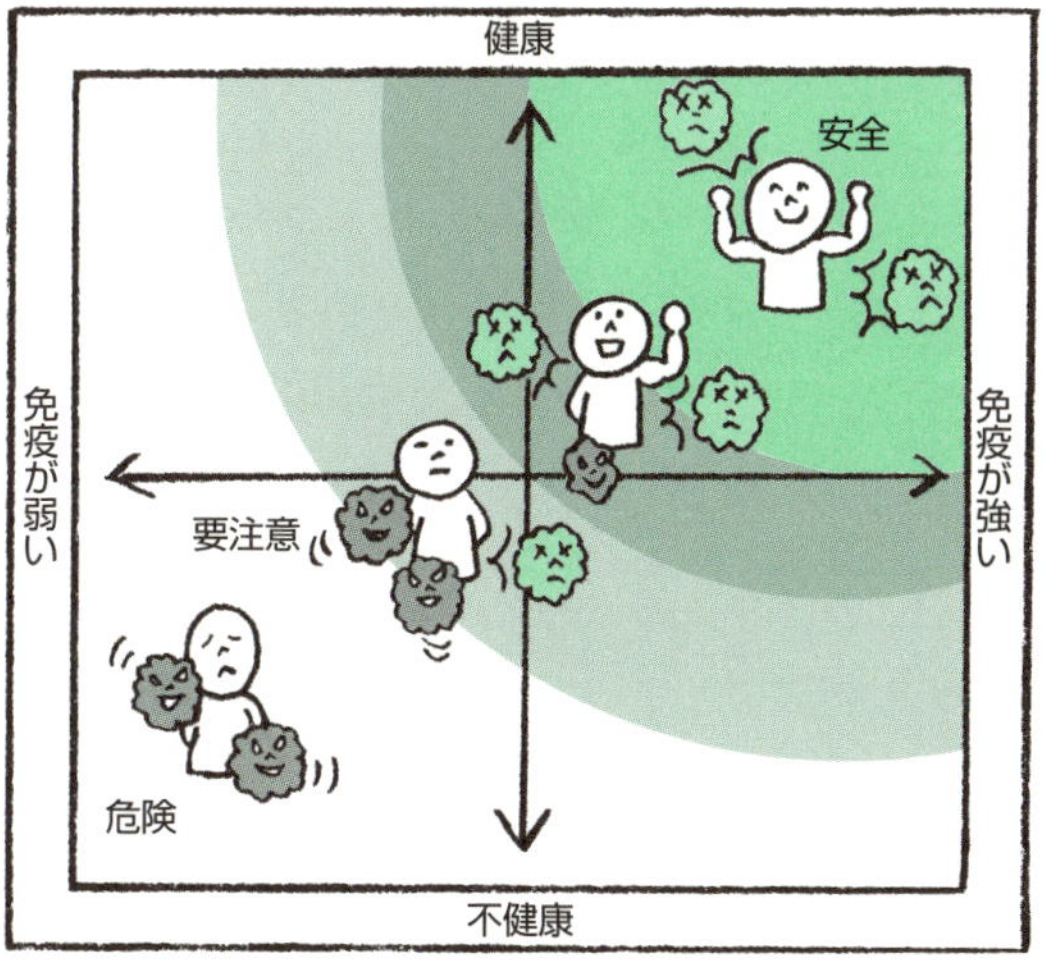

薬剤耐性菌が危険なのは免疫機能が弱っている人

WHOが要請した「抗菌薬耐性」への対策

WHOは各国政府に、以下の4点を重点的に感染対策を実施するよう強く勧告する。

・薬剤耐性のサーベイランス
・医療関係者と一般の人々への教育も含めた抗菌薬適正使用の推進
・無処方で抗菌薬を販売することに対する法的規制の導入もしくは強化
・特に医療機関における、手洗いを含めた感染対策の順守

（2010年8月）

8-2 医療事故対策

医療事故対策は院内の危機管理の最重要項目の1つです。

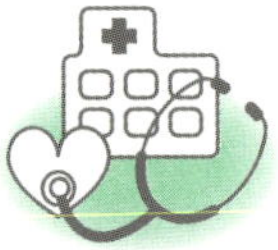

病院全体で事故防止を

『人は誰でも間違える』

これは1999年末に米国医療の質委員会が作成した報告書のタイトルです。誰でも間違えるという前提に立った**医療事故**・ミス軽減策が重要です。2006年の医療法改正以降、医療機関は、「**医療に係る安全管理のための指針**」を作成して安全対策に取り組むことになりました。入院施設のある医療機関には、**安全管理のための委員会**の設置が義務付けられています。

医療事故の全国統計はありませんが、国立系の病院と特定機能病院には、日本医療機能評価機構への医療事故件数や内容の報告が義務付けられています。報告義務のある272医療機関が報告した医療事故は年間で2182件（10年）でした。最も多いのが「療養上の世話」、次に「治療処置」、ドレーン、チューブなど「医療用具等」のミスの順でした。そのうち、死亡事例は182件、障害残存の可能性が高い事例も225件ありました。同じ事故・ミスを繰り返さないシステム作りが急務です。

事故を防ぐ3つのレベル

医療事故・ミスを防ぐには、①医療スタッフ個人レベル、②病棟、医療機関全体、③事故・ミスを防ぐ器具や機械の開発と使用——の3つのレベルで対策を練る必要があります。医療スタッフ個人、そして病棟でできる対策は、ダブルチェック、トリプルチェックです。また、他施設と比較しつつ、手術や術後管理、投薬の方法を常に見直すことも死亡や合併症の軽減につながります。さらに、訴訟を防ぐためには、患者・家族と十分コミュニケーションを取り信頼関係を築くことが大切です。

Point

- **事故・ミスは必ず起こるといった前提に立った対策が必要**
- **同じミスを繰り返さないシステム作りが急務**
- **訴訟を防ぐには患者・家族とのコミュニケーションが重要**

医療事故の当事者の職種別件数

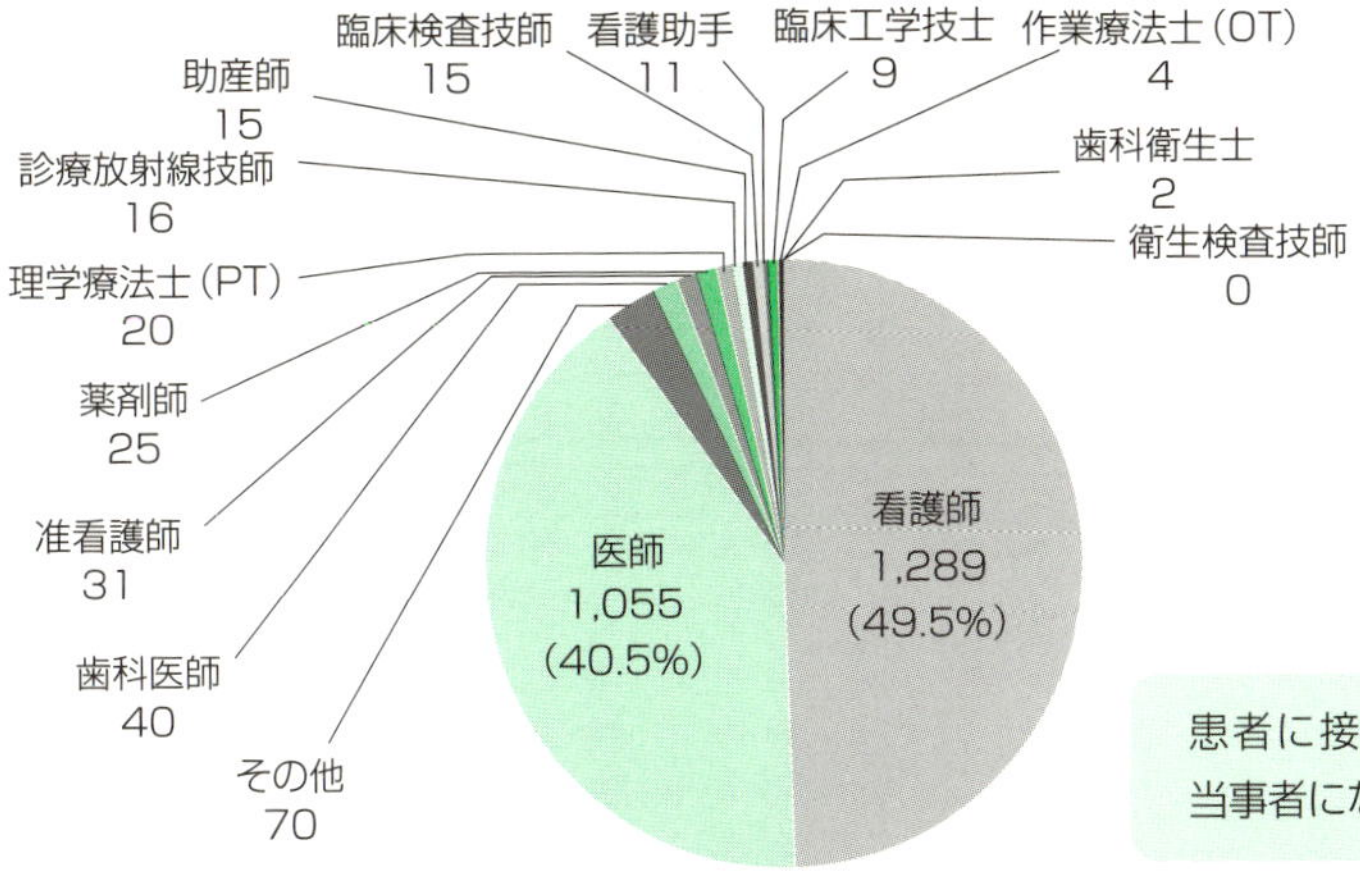

患者に接する職種が当事者になりやすい。

事故の内容

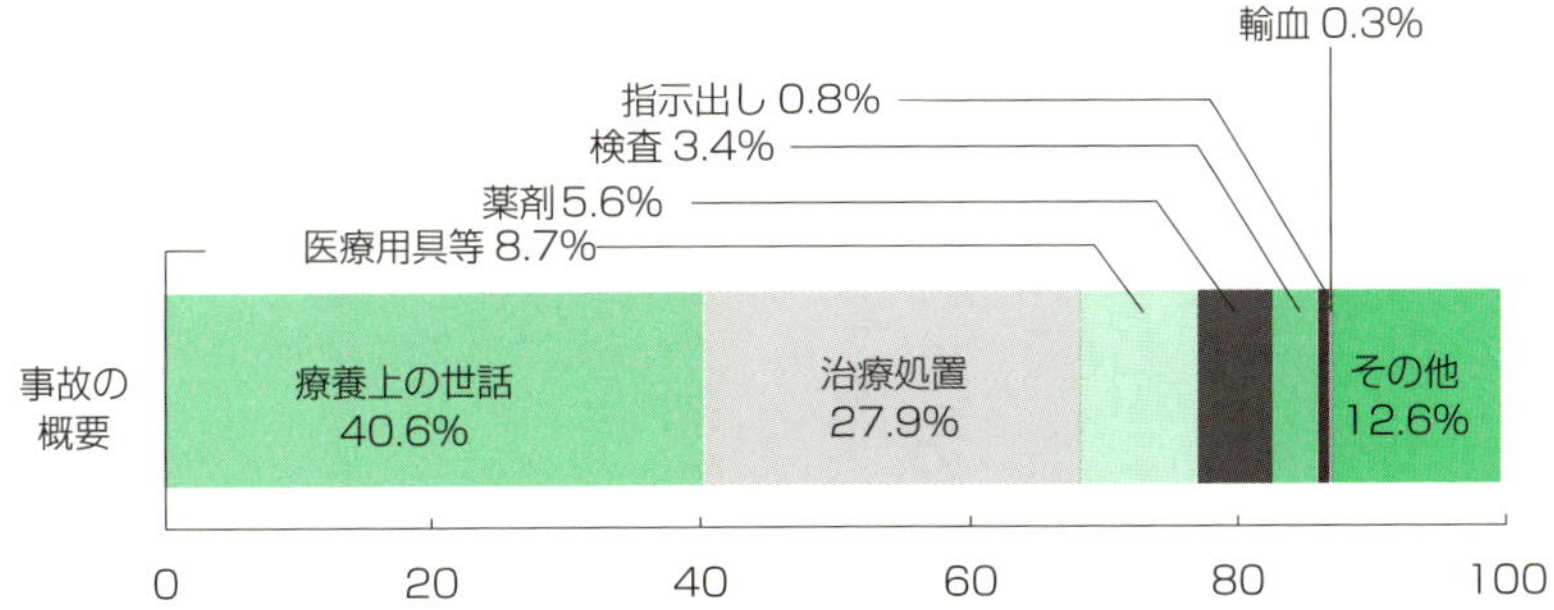

医療事故の発生曜日別件数

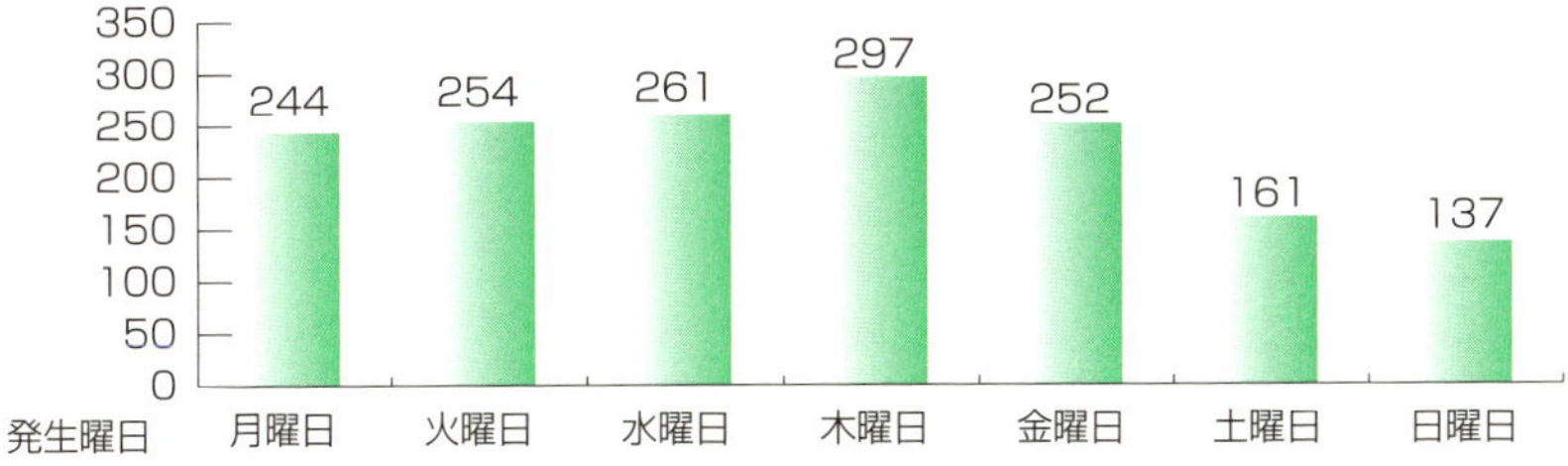

木曜日に事故が多い。

（日本医療機能評価機構「医療事故情報収集等事業2009年年報（報告義務対象医療機関からの報告）」より）

8-3 医療安全支援センター

患者と医療機関のトラブルの解決を目指す公的な機関ができています。

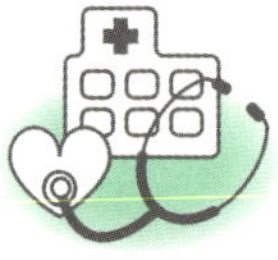

医療安全支援センターとは

患者と医療関係者、医療機関の対立やトラブルは、双方にとって不幸なことです。そこで、都道府県、保健所のある市、特別区は、医療機関と患者・住民のトラブルの解決・回避を目指して開設しているのが**医療安全支援センター**です。医療法6条11を根拠にした制度であり、良質な医療を提供する体制の確立を図るための医療法の一部を改正する法律（2007年4月1日施行）では、二次医療圏に1つのセンター開設が都道府県の努力目標になっています。二次医療圏センターが未設置の件が12県（10年12月現在）あります。

トラブルになる前に相談を

このセンターは、中立的な立場で、医療に関する患者・住民の相談や苦情に対応し、医療機関に対して医療安全に関する助言を行う機関です。患者と医療機関のトラブルの多くは、些細な行き違いや誤解から起こる場合がほとんどです。医療機関も患者も、大きなトラブルになる前に、医療安全支援センターに相談するとよいでしょう。

医療安全支援センターの主な業務は、①患者・住民からの苦情や相談への対応（相談窓口の設置）、②地域の実情に応じた医療安全推進協議会の開催、③患者・住民からの相談等に適切に対応するために行う、関係する機関、団体等との連絡調整、④医療安全の確保に関する必要な情報の収集及び提供、⑤研修会の受講等によるセンター職員の資質の向上、⑥医療安全の確保に関する必要な相談事例の収集、分析及び情報提供、⑦医療安全施策の普及・啓発です。電話やメールでの相談を受け付けているセンターもあります。

Point

- 各都道府県に患者や病院の仲介役の医療安全センターがある
- 医療機関には医療安全に関する助言を行う機関
- 些細な行き違いを防ぐのがポイント

医療安全支援センター体制図

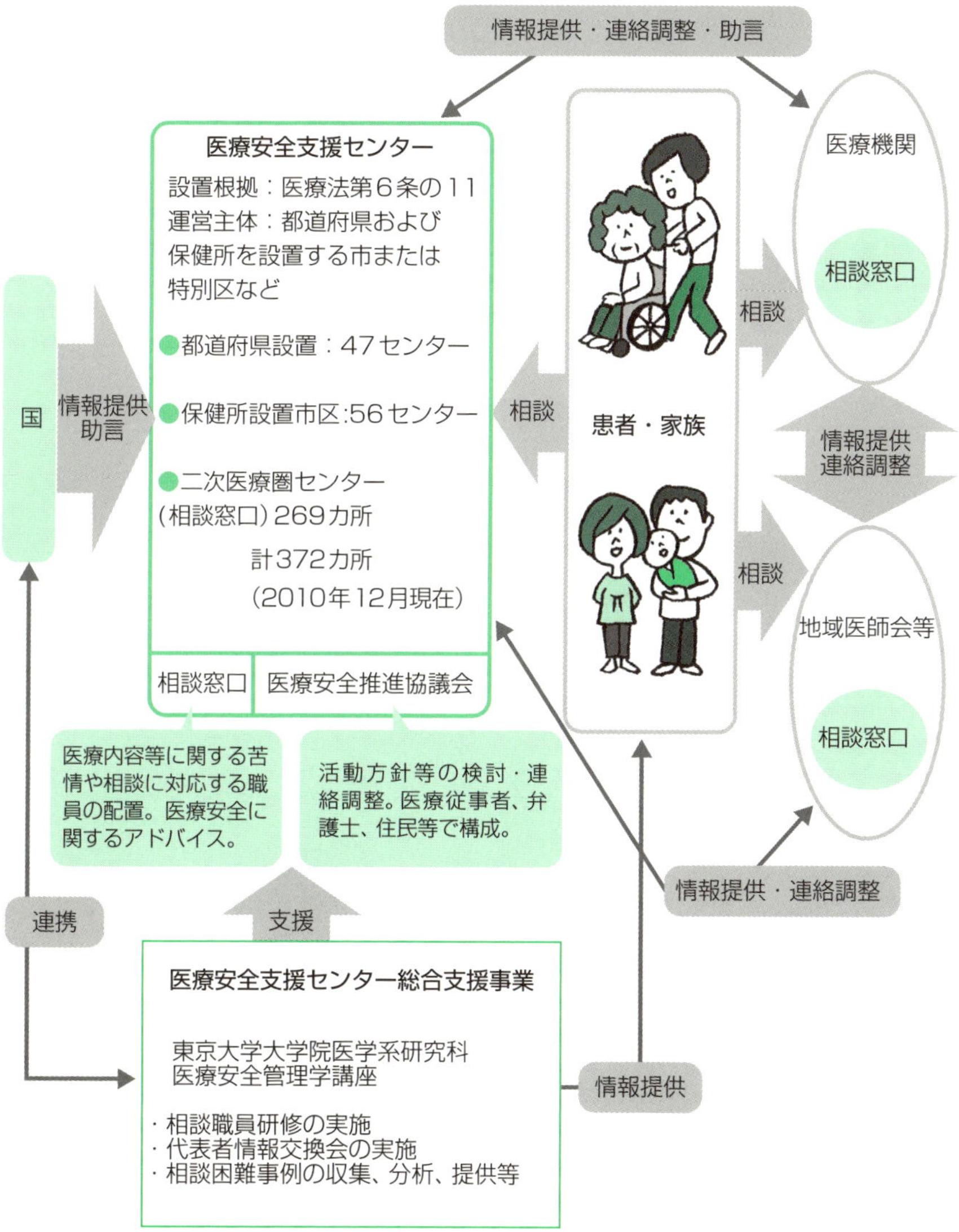

（医療安全支援センター総合支援事業事務局作成資料より改変）

8-4 医療メディエーター

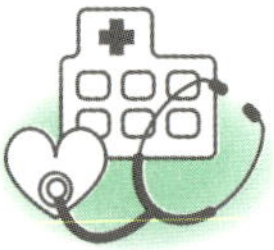

患者と医療機関とのトラブルを中立的な立場で解決する専門職も出てきています。

医療メディエーターとは

医療メディエーターは、患者・家族と病院、医療者とのトラブルを中立的な立場から解決する仲介者です。患者に寄り添う形で、トラブルの仲介に入り、患者・家族と医療者の対話を促します。院内に医療メディエーターが常駐する病院も増えてきました。医療メディエーターは、職員でありながら、**裁判外紛争処理**に重要な役割を果たす仲介者で、また病院の安全対策担当者として活躍しています。

日本医療メディエーター協会は、病院で働く人を対象に、医療メディエーターの研修と認定を行っています。病院へのクレーム、事故後の初期対応の際に、医療機関としての真摯な態度を示し、患者・家族と医療者の橋渡し役として対話を促すには、専門知識と専門的な技術が必要です。

訴訟を防ぐには

メディエーターはもともと**訴訟**大国の米国で誕生した職種です。訴訟は、患者・家族、医療者の双方にとって、精神的、肉体的、金銭的に大きな負担です。その前に、対話を促し少しでも関係が修復できれば、訴訟を回避できる可能性も高くなります。

また、患者・家族が訴訟を起こすのは、多くの場合、金銭的な賠償を求めたり法的な責任を追及したりしたいからではありません。医療者の謝罪や反省を求めたいから訴訟を起こしたという被害者も多いのが実態です。米国では、訴訟を回避するために、ソリー・ワークスという謝罪運動も進んでいます。院内でトラブルが起こったときに、対話・謝罪を促す動きが広がれば、医療訴訟は減るのではないでしょうか。

Point

- **医療メディエーターは中立的にトラブルを解決する仲介者**
- **患者と医療者の橋渡し役として対話を促す職種**
- **対話・謝罪が増えれば訴訟減少の可能性大**

院内医療メディエーターの役割

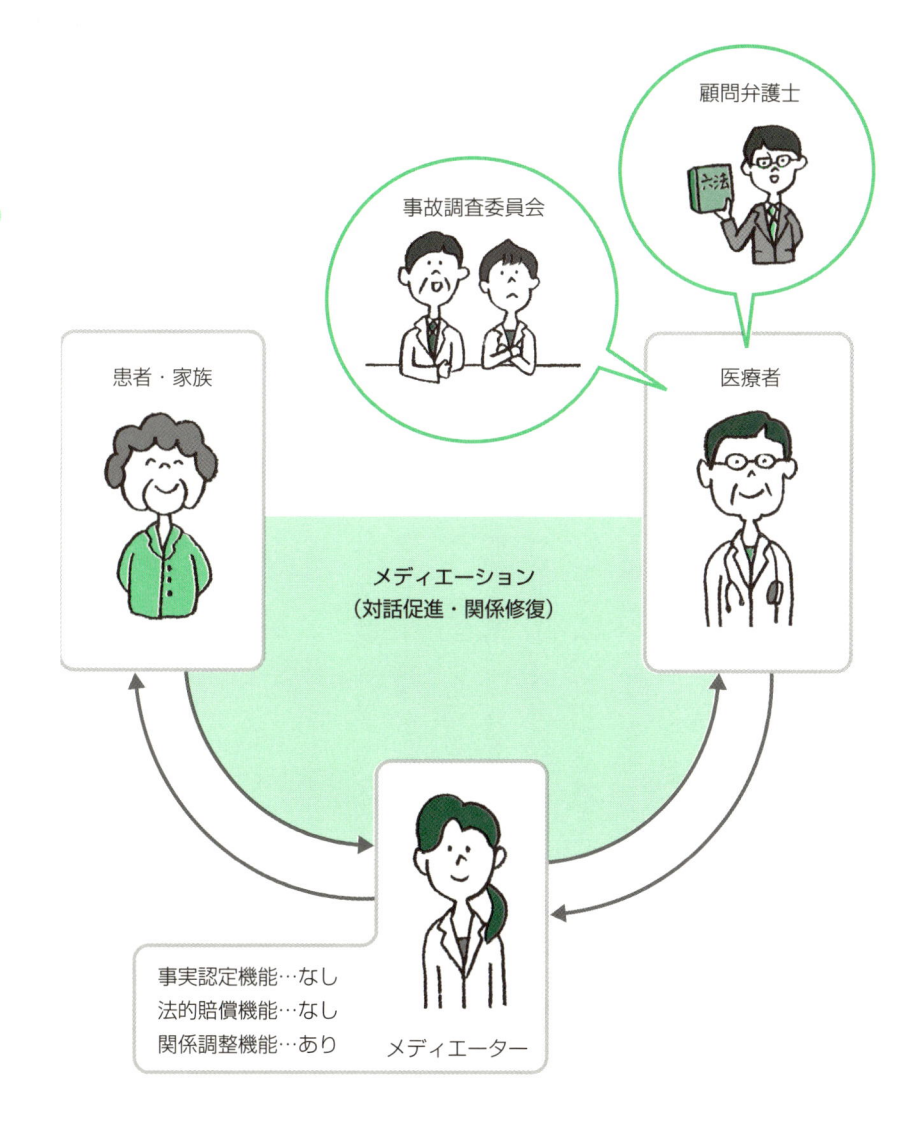

8-5 モンスター・ペイシェント対策

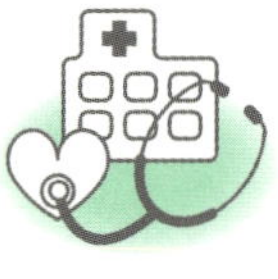

病院の危機管理として、度を超えた患者の暴言・暴力への対応も必要な時代です。

5割以上の病院で院内暴力発生

患者の医療機関のトラブルには、患者側に非があるものもあります。中でも問題なのが、一部の患者が医師、看護師、薬剤師などの医療関係者に危害を加えたり暴言を吐いたりする「**モンスター・ペイシェント**」の増加です。クレームをつけられたことに思い悩み、うつ病になってしまう医師、看護師も少なくありません。

全日本病院協会が2008年に実施した調査では、回答のあった全国1106病院のうち、「過去1年間で職員に対する**院内暴力**（身体的暴力・精神的暴力・セクハラなど）があった」の病院は52・1％に上りました。発生件数は6882件で、「職員に対する院内暴力・暴言が起こるのではないか」との不安を持っている病院は60・7％もありました。

被害を防ぐには

モンスター・ペイシェントの被害にあわないようにするには、まず、日ごろから医療関係者が患者と**コミュニケーション**を取り、良好な関係を築く努力をすることが大切です。また、患者からの意見、苦情、要望を受ける部署を明確にし、院長、副院長などの管理者が迅速に対応する必要があります。

その上で、院内で患者による暴力・暴言がどの程度発生しているか実態を把握し、組織として病院職員を守る体制を作ることも重要です。職員が暴力、暴言を受けたときには、すぐに病院管理者がその事実が把握できるように匿名の目安箱のようなものを設置し、逃げ道の確保、防犯カメラの設置も検討課題です。暴力行為の発生時には警察を呼び、被害者の心のケアも忘れてはなりません。

Point

- **6割以上の病院が患者の院内暴力・暴言の不安を持つ**
- **患者・家族からのクレームには責任者が迅速に対応を**
- **職員を守る体制整備と被害者の心のケアが重要**

過去1年間における職員に対する院内暴力と暴言などの発生件数

内容	当事者	件数
身体的暴力	患者本人によるもの	2,253
	家族、親族、患者関係者によるもの	62
精神的暴力	患者本人によるもの	2,652
	家族、親族、患者関係者によるもの	784
セクハラ	患者本人によるもの	900
	家族、親族、患者関係者によるもの	35
その他	患者本人によるもの	173
	家族、親族、患者関係者によるもの	23
	合計	6,882

院内暴力・暴言の防止策として実施されている対策（複数回答）

選択肢	回答数	割合
防犯ビデオ、監視カメラ	450	40.7%
制止のための器具の常備	108	9.8%
警備委託先への非常通報ボタン、非常電話の設置	159	14.4%
暴対法に基づく暴力追放推進センターなどが主催する不当要求防止責任者講習会参加	189	17.1%
暴言、暴力行為、危険行為、セクシャルハラスメント、などにより、他の患者さんや職員が被害を受けた際に病院が確固たる対応をする。という趣旨のポスター掲示	96	8.7%
元警察職員の雇用	73	6.6%
深夜の帰宅を避けるなどの勤務体制の工夫	233	21.1%
外来、病棟における単独勤務時間の回避、短縮	212	19.2%
過去の暴力、暴言など行為履歴のある患者のスクリーニング作業	221	20.0%
職員のユニフォームの変更	225	20.3%
携帯電話、防犯ベルの貸与	116	10.5%
その他	91	8.2%
無回答	196	17.7%

（全日本病院協会「院内暴力など院内リスク管理体制に関する医療機関実態調査」より）

8-6 患者・家族の相談室

トラブルを防ぐためには、患者・家族をサポートする相談室の役割が重要です。

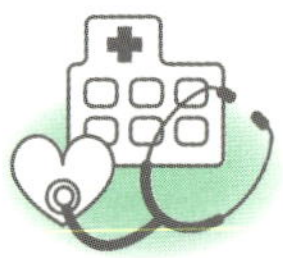

金銭面・治療面の悩みの解消をサポート

医療者と患者・家族が良好な関係を築くためには、治療・療養面や金銭的な面で患者・家族が困ったとき、専門家が相談にのる体制を整えることも大切です。多くの病院では、金銭的な問題や社会制度の専門家であるソーシャルワーカー、看護師、臨床心理士などが**相談**業務を担当しています。

患者の相談や苦情の中で多いのが、「医師にきちんと説明してもらえなかった」、「医師の説明がよくわからない」といった医師とのコミュニケーションの問題です。

限られた診療時間で、患者が納得できるまで説明するのは至難の業です。自分の病気について理解するために**相談室**の利用を促し、相談室のスタッフに、医師と患者・家族の橋渡し役として仲介に入ってもらってもよいでしょう。患者が相談室を利用することで医療チームとのコミュニケーションが深まれば、トラブル防止にも役立ちます。

相談員が患者代弁者となる病院も

例えば、あるがん専門病院では、がんを告知された患者は全員、病院の相談室へ行くことになっています。相談スタッフが患者の話を聞き、いつでも相談できる体制を整えていることを伝えることは、命に関わる病気を告知されショックを受けている患者の不安軽減にも役立ちます。また、相談スタッフが、**患者代弁者**として第3者的な役割を果たしている病院もあります。

多くの病院では相談室や医療連携室が、病院を退院後の在宅医療・介護、転院、施設への入所をコーディネートする役割も果たしています。

Point

- 相談室を設置し患者をサポートする病院が選ばれる時代
- 患者とのコミュニケーションを良好にする役割も
- 退院後の生活もコーディネート

特定機能病院・臨床研修指定病院の相談室設置義務規定

医療法施行規則

第9条の23　医療法第16条の3第7号に規定する厚生労働省令で定める事項は、次のとおりとする。

1.次に掲げる体制を確保すること

イ　専任の医療に係る安全管理を行う者を配置すること。

ロ　医療に係る安全管理を行う部門を設置すること。

ハ　当該病院内に患者からの安全管理に係る相談に適切に応じる体制を確保すること。

病院の相談室で主に扱う内容

入院するとき

○医療費、生活費の心配

○家、家族の心配

○その他入院できない事情などの不安

手術のとき

○高額な医療費への不安

○社会復帰への不安

○将来の生活への不安

○家族や職場の協力や理解について

○利用できる制度の知識

障害が残ったとき

○家の改造や設備の工夫

○仕事継続困難による生活費の心配

○障害者（児）のための制度

退院を促されたとき

○退院ができるかどうか

○退院後の生活への不安

○介護保険や障害者のサービス情報

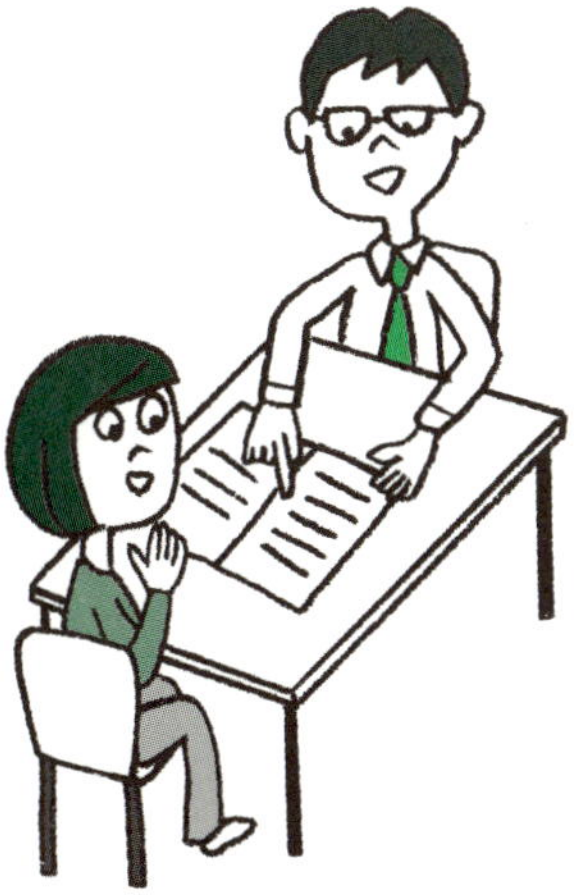

8-7 医療廃棄物

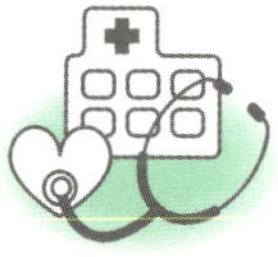

医療廃棄物の処理は医療機関が責任を持って行わなければなりません。

排出者責任が原則

医療機関から排出されるゴミは、注射針や血液が付着した脱脂綿やガーゼなど、一般のゴミと一緒に処理されてしまうと危険なものが少なくありません。そのため**医療廃棄物**は、「**廃棄物の処理及び清掃に関する法律**」（廃棄物処理法）で、特別管理産業廃棄物処理基準に従って処理を行うか、特別管理産業廃棄物の許可事業者に運搬・処分を委託することになっています。

　産業廃棄物の一種である医療廃棄物は、**排出者責任**が原則であり、事業者が処理する責任があります。医療機関は、処理業者に実際の業務を委託していたとしても、廃棄物が最終的に適正に処分されたかどうか確認しなければなりません。もしも、委託した業者が不法投棄を行えば、委託した医療機関の責任になるわけです。不法投棄を行った場合には、5年以下の懲役もしくは1000万円以下の罰金（併科あり）が科せられます。

感染性廃棄物の処理

特に気をつけなければならないのは、**感染性廃棄物**です。感染性廃棄物とは、医療機関から発生し、人が感染し、または感染の恐れのある病原体が含まれ、もしくは付着している廃棄物またはこれらの恐れのある廃棄物です。また、鋭利なものや医師、歯科医師、獣医師が感染の恐れがあると判断したものも感染性廃棄物になります。

　感染性廃棄物は、「鋭利なもの」「固形状のもの」「液状または泥状のもの」に分別し、損傷しにくい容器に入れて密閉した形で梱包し、それ以外の廃棄物とは分けて処理しなければなりません。

Point

- **医療機関には廃棄物が適正に処分されたか確認義務あり**
- **不法投棄には刑罰が科せられる**
- **感染性廃棄物は分別、密閉して処理**

感染性廃棄物の処理の仕方（院内で処理する場合）

1 分別

感染性廃棄物は他の廃棄物と分別して排出するものとする。

2 施設内における移動

感染性廃棄物の施設内における移動は、移動の途中で内容物が飛散・流出するおそれのない容器で行うものとする。

3 施設内における保管

(1)感染性廃棄物が運搬されるまでの保管は極力短期間とする。

(2)感染性廃棄物の保管場所は、関係者以外立ち入れないように配慮し、感染性廃棄物は他の廃棄物と区別して保管しなければならない。

(3)感染性廃棄物の保管場所には、関係者の見やすい箇所に感染性廃棄物の存在を表示するとともに、取扱いの注意事項を記載しなければならない。

4 梱包

感染性廃棄物の収集運搬を行う場合は、必ず容器に収納して収集運搬することになっているため、収集運搬に先立ち、あらかじめ、次のような容器に入れて、密閉しなければならない。

(1) 密閉できること。

(2) 収納しやすいこと。

(3) 損傷しにくいこと。

5 表示

感染性廃棄物を収納した容器には、感染性廃棄物である旨及び取り扱う際に注意すべき事項を表示するものとする。

(参照)令第6条の5第1項第1号、規則第1条の10

非感染性廃棄物を収納した容器には、必要に応じて非感染性廃棄物であることの表示を行うことを推奨する。

バイオハザードマークの色	内容物	梱包方法・容器の材質など
赤	血液など液状、泥状のもの	廃液等が漏洩しない密閉容器
黄色	注射針、メスなど鋭利なもの	対貫通性のある堅牢な容器
オレンジ	血液が付着したガーゼなど固形状のもの	丈夫なプラスチック袋を二重にして使用

感染性廃棄物であることを示すバイオハザードマーク

6 施設内処理

感染性廃棄物は、原則として、医療関係機関等の施設内の焼却設備で焼却、溶融設備で溶融、滅菌装置で滅菌又は肝炎ウイルスに有効な薬剤又は加熱による方法で消毒(感染症法その他の法律に規定されている疾患に係る感染性廃棄物にあっては、当該法律に基づく消毒)するものとする。

(参照)特別管理一般廃棄物及び特別管理産業廃棄物の処分又は再生の方法として環境大臣が定める方法(1992年厚生省告示第194号)

(環境省大臣官房廃棄物・リサイクル対策部「廃棄物処理法に基づく感染性廃棄物処理マニュアル」より)

Column

合格が難しい医療系国家資格は？

医療・介護関係の国家資格の中で、2011年に最も受験者が多かったのは、介護福祉士の15万4223人で合格率は48.3%、2番目は看護師で5万4138人、合格率91.8%、3番目が社会福祉士4万3568人、合格率28.1%でした。合格率は大学や専門学校によっても差があり、例えば11年の医師国家試験の合格率はトップの滋賀医科大学と自治医科大学（99.0%）、最下位の帝京大学（79.3%）では、20ポイントの差がありました。

合格率の年次推移（表）を見ると、医師、看護師の国家試験にはは毎年約90%が合格しています。しかし、社会福祉士はほとんど30%以下、管理栄養士も30～40%で狭き門となっています。また、ここ1～2年合格率が落ちているのが、歯科医師、薬剤師、理学療法士、作業療法士です。薬剤師は、4年制から6年制への移行期間中で、11年は国試不合格者や留年者などの受験が多かったため急激に合格率が落ちたとみられます。12年からは、6年制課程を修了した人を対象とした新薬剤師国試がスタートします。

主な医療系国家試験の合格率の推移

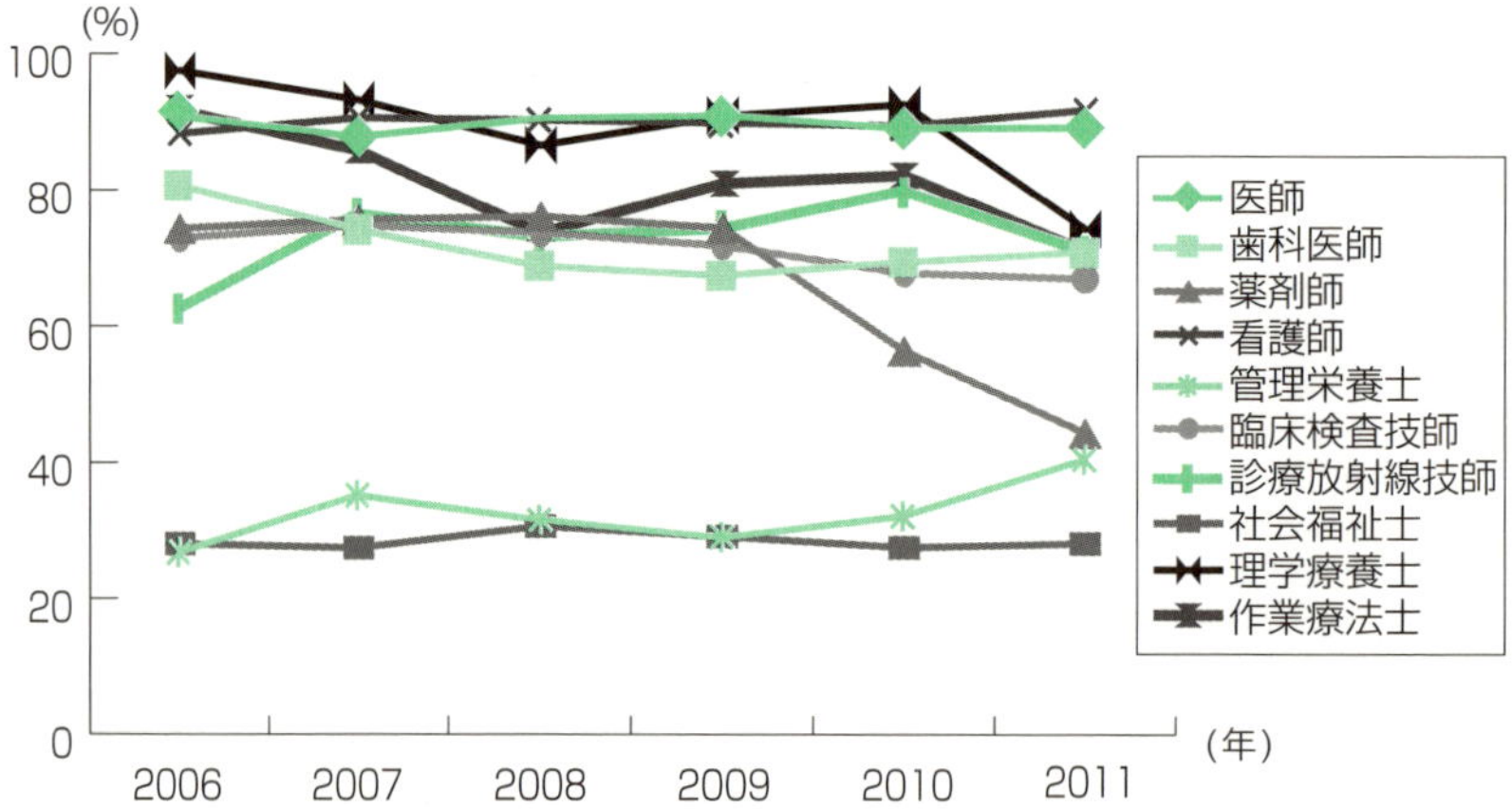

第9章

医療が抱える
これだけの問題

医療崩壊、医師・看護師不足、国民皆保険の崩壊危機——。いま、医療はさまざまな問題を抱え、病院を取り巻く環境は大きな岐路に差し掛かっています。

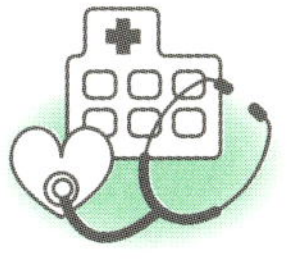

9-1 医療崩壊

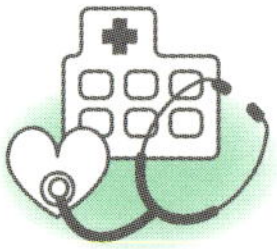

誰でも比較的レベルの高い治療が受けられていた日本の医療が、崩壊の危機に瀕しています。

委縮医療と医療崩壊

長年続いた医療費抑制政策によって、医療経営は悪化、医師や看護師など医療提供者の士気が低下しています。誰でもどこに住んでいても比較的高度な医療が受けられていた日本の医療は危機的な状況に陥り、**医療崩壊**寸前になっているのです。

この問題が表面化したきっかけは、２００４年に福島県立大野病院で帝王切開を受けた妊婦が手術中に死亡し、執刀した産婦人科医が０６年に業務上過失致死の疑いで逮捕・起訴された福島県立大野病院産科医逮捕事件でした。この事件によって、患者に必要な医療でも逮捕・訴訟リスクを恐れて行わない「**委縮医療**」が進み、産科医不足、医師の勤務医離れ、そして医療崩壊を加速させたといわれています。

急速に露呈した問題点

この医師はその後無罪が確定して復帰しましたが、通常の医療行為の中で患者が死亡したことに対する警察の介入は、「医師を委縮させ、日本の医療を崩壊させる」と、勤務医を中心に大きな批判と議論を巻き起こしました。医療関係者の中には、マスコミの医療ミス報道の行き過ぎが、医療崩壊を招いた一端だと指摘する人もいます。

世界一平均寿命も健康寿命も長い日本ですが、ここに来て、救急医療の疲弊、医師・看護師不足、不況による健康保険組合の経営難など、さまざまな問題が表面化しています。特に地方では、病院の閉鎖や縮小が相次ぎ、すでに地域医療が崩壊しているところも出てきています。

Point

- 医療事故への警察の介入が委縮医療と勤務医離れを招く
- 誰でもレベルの高い医療が受けられる体制がゆらぐ危険性も
- 特に人口の少ない地域で医療崩壊が加速

医療事故の警察への届け出件数と立件件数の推移

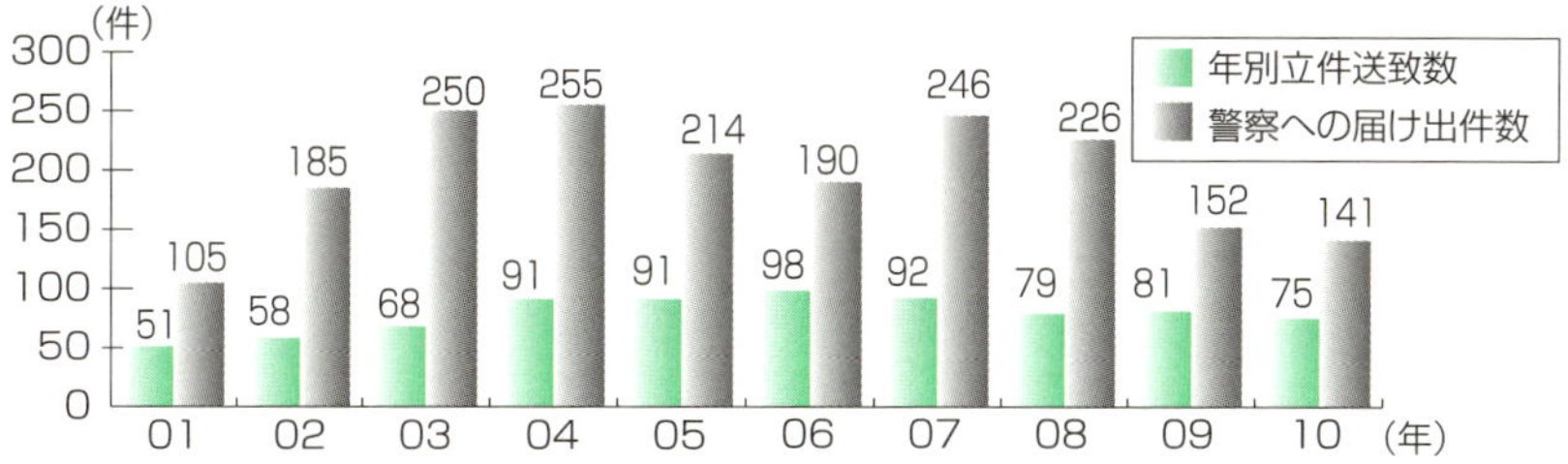

※届け出は医療関係者、被害者関係者などより。6～8割が医療関係者からの届け出。

（警視庁のまとめによる）

小児科、産婦人科、産科を標ぼうする施設数の年次推移

	小児科を標ぼうする施設				産婦人科・産科を標ぼうする施設							
	一般病院		一般診療所		一般病院				一般診療所			
	小児科施設数	割合(%)	小児科施設数	割合(%)	産婦人科施設数	割合(%)	産科施設数	割合(%)	産婦人科施設数	割合(%)	産科施設数	割合(%)
1990	4119	45.7	27747	34.3	2189	24.3	270	3.0	5388	6.7	604	0.7
91	4090	45.5	…	…	2163	24.1	270	3.0	…	…	…	…
92	4021	45.3	…	…	2117	23.8	285	3.2	…	…	…	…
93	4025	46	27370	32.5	2121	24.2	218	2.5	4869	5.8	640	0.8
94	3938	45.6	…	…	2061	23.9	220	2.5	…	…	…	…
95	3866	45.4	…	…	2011	23.6	210	2.5	…	…	…	…
96	3844	45.6	27095	30.8	1996	23.7	152	1.8	4225	4.8	929	1.1
97	3768	45.1	…	…	1913	22.9	168	2.0	…	…	…	…
98	3720	45	…	…	1832	22.2	200	2.4	…	…	…	…
99	3528	42.9	26788	29.3	1681	20.4	203	2.5	4096	4.5	849	0.9
2000	3474	42.3	…	…	1625	19.8	212	2.6	…	…	…	…
01	3433	42	…	…	1590	19.5	213	2.6	…	…	…	…
02	3359	41.4	25862	27.3	1553	19.1	197	2.4	3878	4.1	770	0.8
03	3284	40.8	…	…	1524	18.9	191	2.4	…	…	…	…
04	3231	40.4	…	…	1469	18.4	197	2.5	…	…	…	…
05	3154	39.7	25318	26.0	1423	17.9	193	2.4	3622	3.7	759	0.8
06	3075	39.1	…	…	1383	17.6	193	2.5	…	…	…	…
07	3015	38.7	…	…	1344	17.3	195	2.5	…	…	…	…

注：1)2008年4月1日医療法施行令の一部改正により、診療科目については、具体的名称を限定列挙して規定していた方式から、身体の部位や患者の疾患等、一定の性質を有する名称を診療科目とする方式に改められた。この改正が影響しているところもあると考えられることから、2007年までの年次推移の単純比較ができないことに注意。

2)1990年～95年の一般病院には、ハンセン病療養所は含まない

（各年10月1日現在　厚生労働省　医療施設調査より）

9-2 救急医療の疲弊

特にほころびが目立ち始めたのが救急患者の受け入れ態勢です。

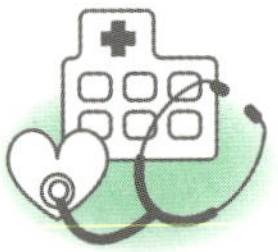

受け入れ困難都市部に集中

救急は医療の要ですが、なかなか受け入れ先が見つからず患者が死亡するケースも出ています。総務省消防庁の「救急搬送における医療機関の受け入れ状況等実態調査」によれば、2009年に救急車で搬送された重症者41万1179人のうち、4回以上医療機関に照会したケースは1万3164人（3.2%）でした。11回以上照会したケースも677件あり、その多くが東京都、埼玉県、大阪府、奈良県に集中していました。

救急医療が機能しなくなっている理由は、主に、①安易な救急利用の増加（**コンビニ受診**）、②高齢者の増加による救急患者の増大、③救急を担う医療機関の減少、④患者の大病院・専門医志向、⑤救急医療機関の疲弊——です。

救急病院は7年間で400減少

コンビニ受診に対しては、重症度で患者を振り分ける**トリアージ**を行ったり、緊急性の低い患者に対して最高1万円程度の**時間外選定療養費**を徴収する病院も増えています。また、高齢者については、療養病床の削減によって救急病院を退院した後の受け入れ先が見つからないことが、救急の受け入れを躊躇する要因の1つです。

救急告示病院は08年には3932病院で、02年から7年間で約400病院減少しています。それほど重症度の高くない患者を受け入れる中小病院の疲弊が、大病院の救急科へ患者を集中させ、救急要請があっても、ベッドが空いていなかったり処置中だったりして、患者を受け入れられないという現象を引き起こしているわけです。

Point

- コンビニ受診、高齢化、患者の専門医志向が救急医療の混乱招く
- トリアージ、時間外選定療養費で緊急度の高い患者優先へ
- 中小病院の救急からの撤退によって大病院の救急も危機的状況に

救急出動件数及び搬送人員の推移

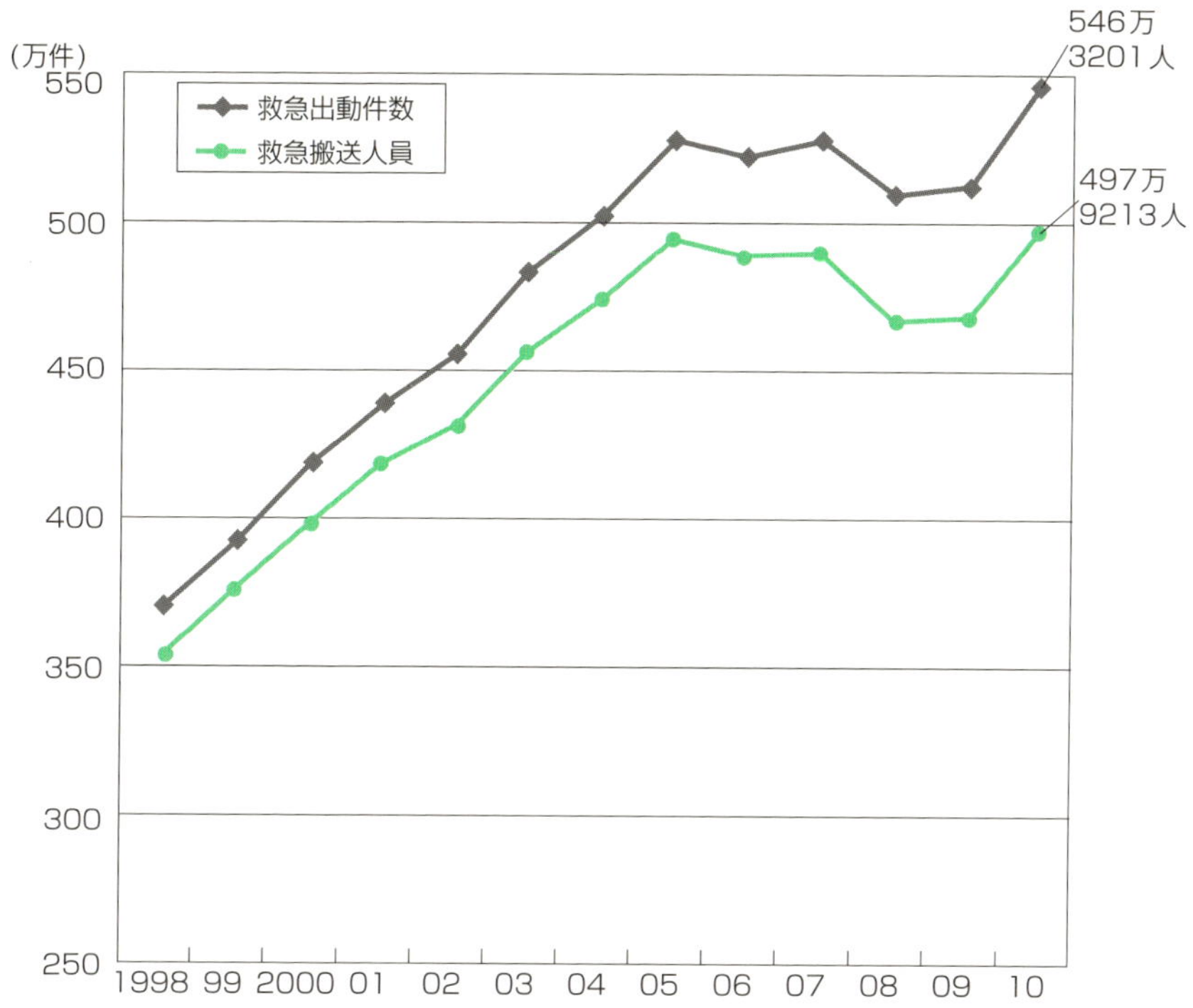

（総務省消防庁調べ）

病院の救急医療体制の年次推移

（各年10月1日）

	初期救急（08～初期救急医療体制）	第2次救急病院（08～入院を要する救急医療体制）	第3次救急病院（08～救命救急センター）
1996年	-	4132	131
1999年	-	4005	147
2002年	1853	3913	208
2005年	1583	3677	188
2008年	963	3053	214

初期救急、第2次救急病院の減少で大病院の救急も危機的状況に。

（厚生労働省　医療施設調査より）

9-3 医師不足

医療崩壊の進行の大きな要因の1つが医師不足です。

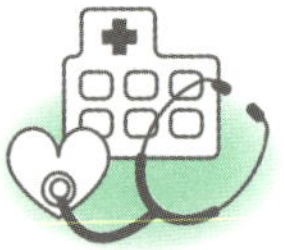

医師不足で閉院する病院も

病院に勤める勤務医が不足し、募集しても医師が集まらないことを理由に、特定の診療科を休診・閉鎖したり、閉院に追い込まれたりする病院も出てきています。

厚生労働省が2009年に立入検査を行った8214施設のうち、医療法に規定された医師の標準数を満たしている病院は90・0%でした。500床以上の病院の**充足率**が97・9%であるのに対し、20〜49床の病院では84・5%と、特に中小病院での医師不足が目立っています。

日本の医師数は、ほかの先進国と比べても少ないのが実態です。「OECDヘルスデータ2010」によると、**人口1000人対医師数**は、ギリシャが6・0人、イタリアが4・2人であるのに対し、日本は2・2人（08年）で加盟国平均の3・2人を下回っています。

過疎地の病院で不足深刻

特に、中小病院や人口が少ない地域の病院が医師不足に陥ったのは、大学の医局から中小病院やへき地の病院へ医師を派遣していた医局制度の崩壊が大きな要因とされます。04年に卒後臨床研修が義務化されて以降、多くの医師が初期研修の場所に都市部の民間病院や公的病院を選ぶようになりました。大学の医局に所属する医師が激減したため、大学は地方や中小の基幹病院に医師を派遣できなくなったわけです。

また、病院を辞めて開業する医師の増加も勤務医不足に拍車をかけています。**勤務医不足**は医師の養成数を増やしただけでは解決しない問題です。

Point

- **医師不足は大病院より規模の小さい病院ほど深刻**
- **日本の人口1000人対医師数は2.2人で先進国の中でも少ない**
- **開業医を選ぶ若い医師の増加が勤務医離れを加速化**

医師不足数の見通し（日本全体）

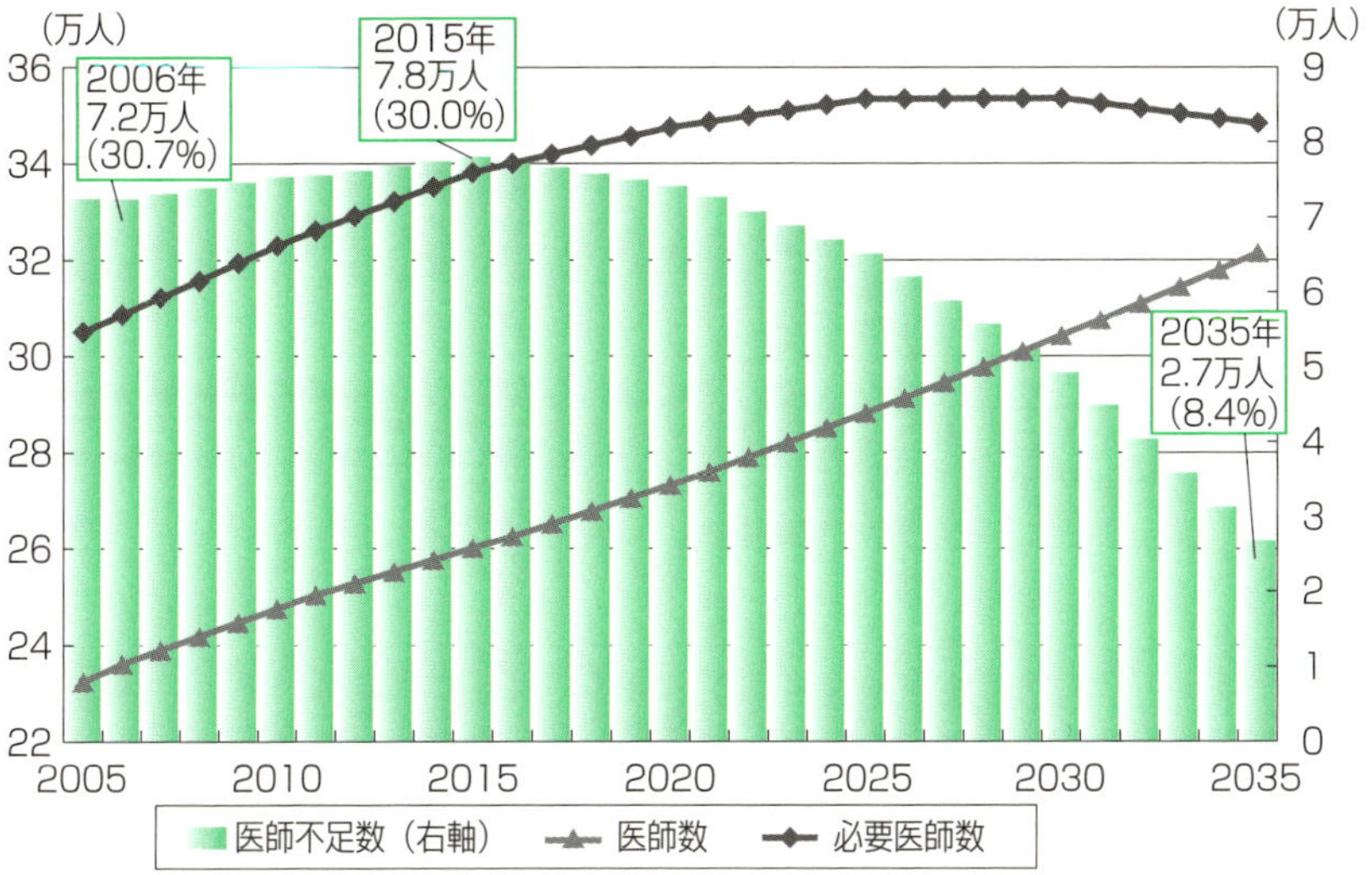

（注）（　）は不足率＝医師不足数／医師数×100。ここでの医師数は診療に携わる者のみ。

（日本経済研究センター「都道府県医師不足の長期見通し」（2009年）より）

人口1000人対医師数の国際比較

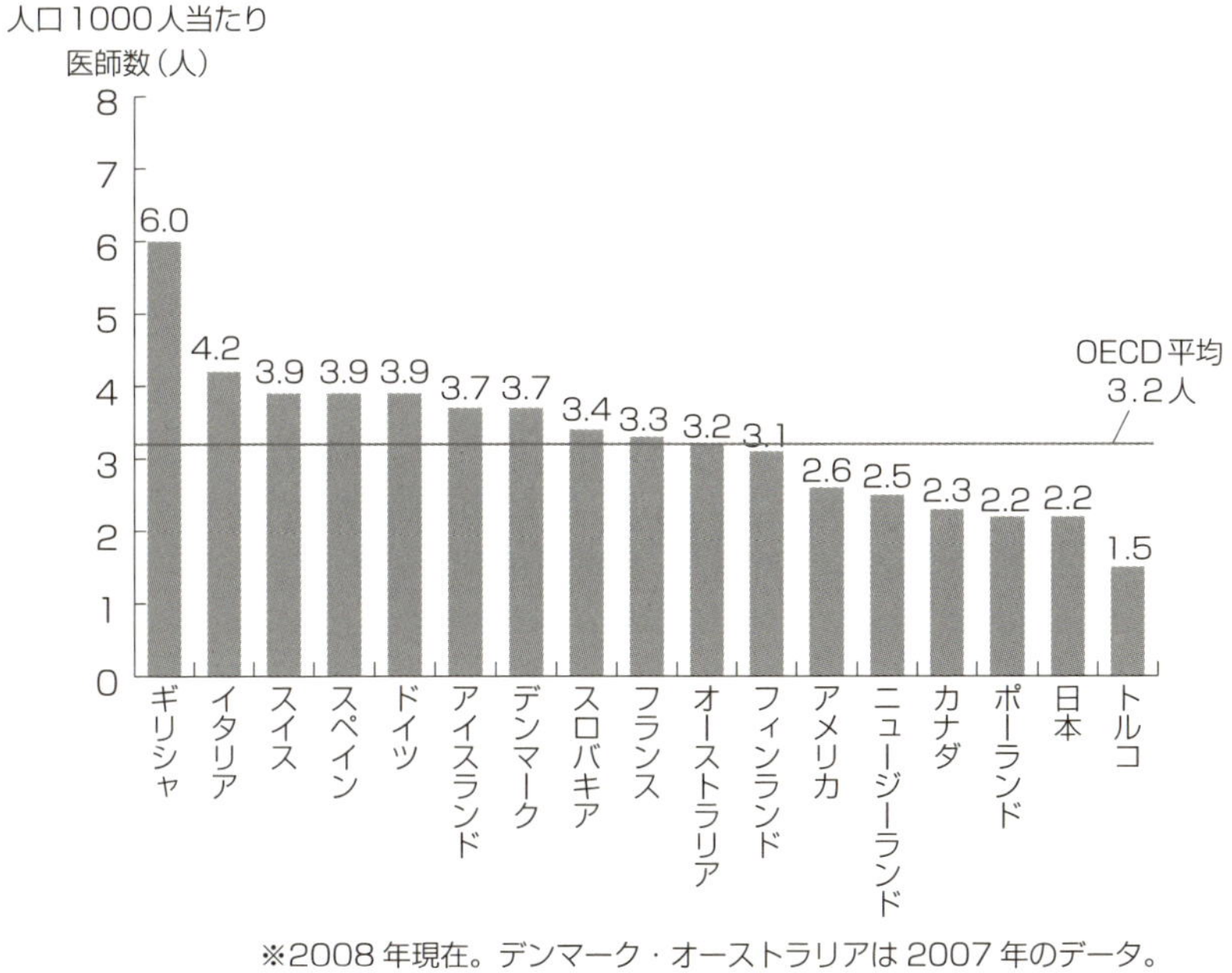

※2008年現在。デンマーク・オーストラリアは2007年のデータ。

（OECDヘルスデータ2010より）

9-4 医師の偏在

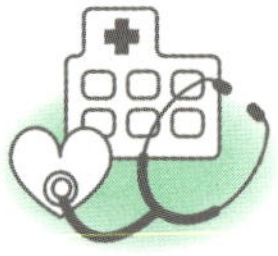

医師不足が深刻なのは、勤務がハードな診療科。地域格差にも歯止めがかかりません。

北海道・東北が最も不足

勤務医は全国的に不足していますが、地域、そして診療科による**偏在**も問題になっています。

厚生労働省が病院の届け出医師数の充足率（適合率）を調べたところ、北海道・東北の病院の充足率は77・8％（2009年）で特に**医師不足**が目立ちます。全国平均より12・2ポイント少なく、近畿95・5％、関東94・4％、東海92・6％と比べると20ポイント以上不足しているわけです。東日本大震災の影響で東北の医師不足は加速する恐れがあります。

目立つ診療科の偏在

人口10万人対医師数（3-2図）をみても、最も少ない埼玉県が139・9人であるのに対し、京都府は272・9人、徳島県277・6人、東京都277・4人と都道府県によって大きな差がついています。

また、もう1つ問題なのは、産科、小児科、麻酔科、外科といった勤務が過酷な診療科の志望者が減っていることです。特に**産科医不足**は深刻で、医師不足のために、産科を休診したりお産の受け入れ人数を制限したりする病院や、分娩を止めて外来に特化する産婦人科医院も増えています。

産科、小児科共に、統計上は医師数が微増していますが、どちらの科も、特に20代～30代の**女性医師**の割合が多いのでフルタイムで当直までできる医師の実数は減っているのが実態です。産婦人科と小児科では特に、女性医師が出産後も働きやすく、男性医師も当直後休めるような体制を整備することが必須です。今後は、**外科不足**も表面化することが予想され、がんの手術などが2～3カ月待ちになるような事態が懸念されています。

Point

- 充足率が低いのは北海道・東北、北陸・甲信越、四国
- 医師不足は産科、小児科、麻酔科、外科で深刻
- 近い将来、がんの手術が2～3カ月待ちになる可能性も

診療科別医師数の推移

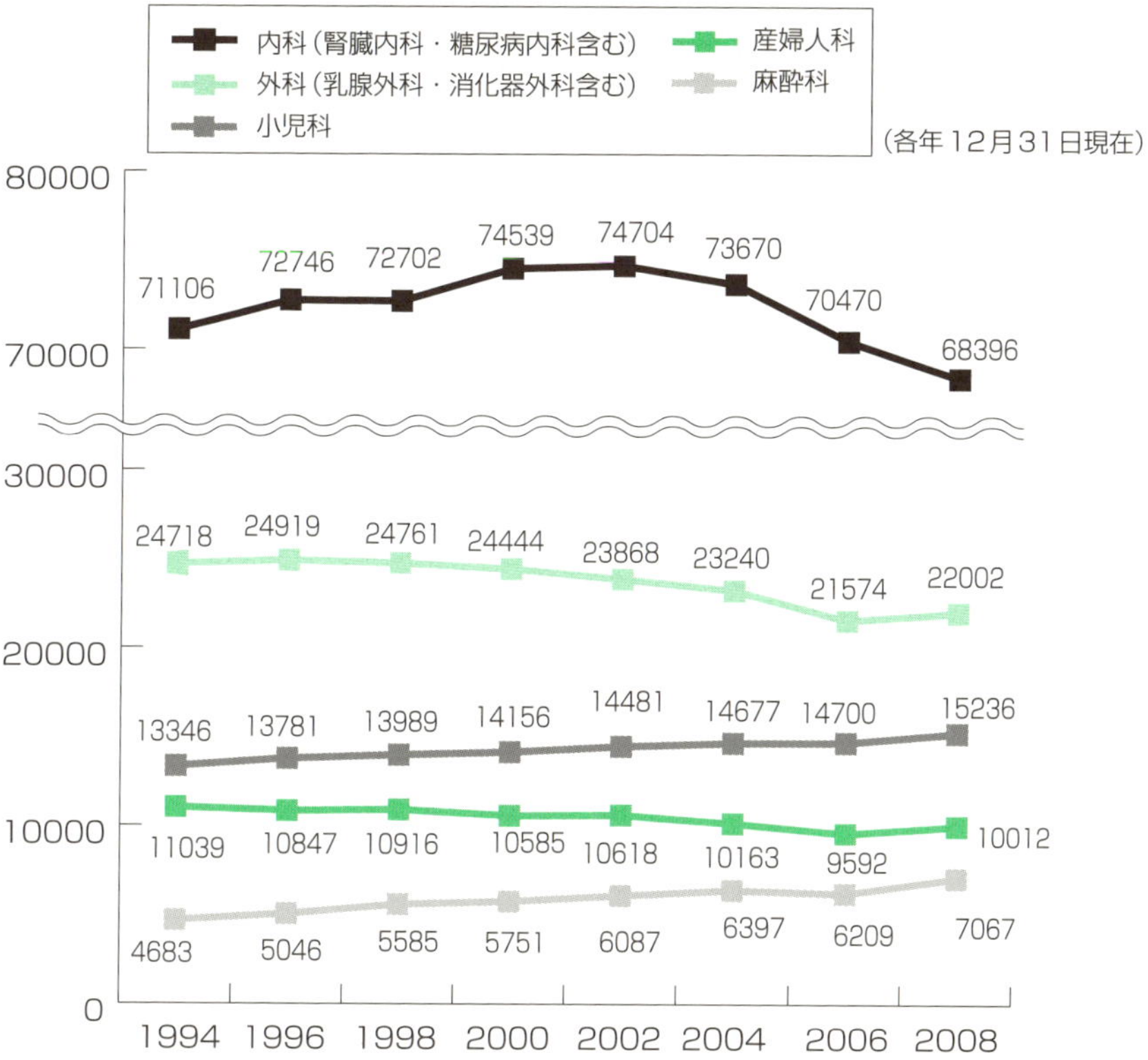

（厚生労働省　医師・歯科医師・薬剤師調査より）

医師数の地域別適合率

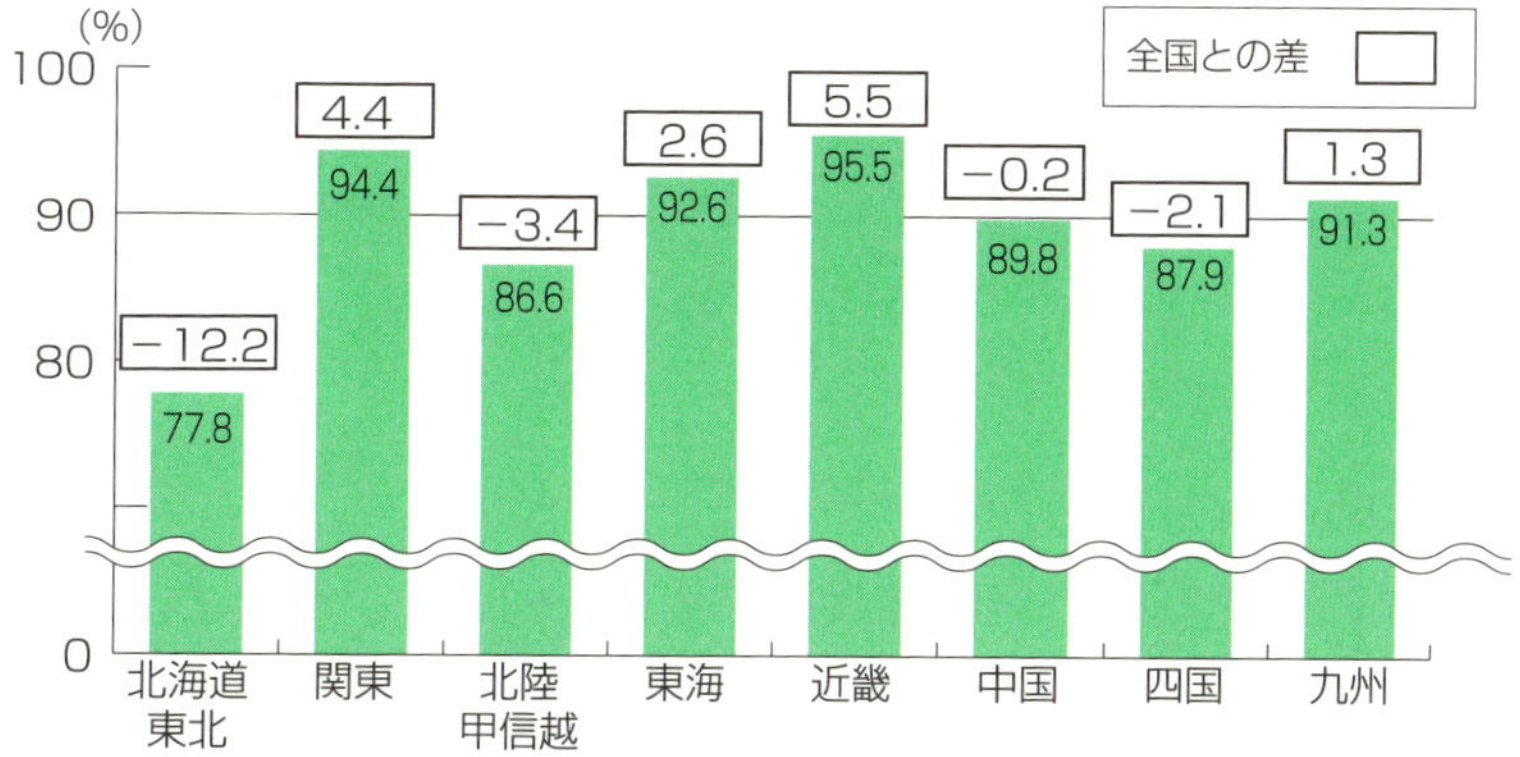

（厚生労働省「医療法第25条に基づく立入検査結果（2009年）」より）

9-5 看護師不足

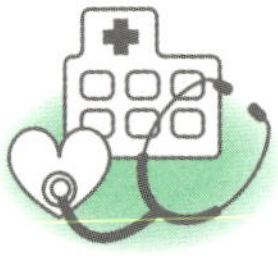

医師不足と同じくらい深刻なのが、病院の経営を左右することさえある看護師不足です。

高い離職率

看護師不足は、医療界が長年抱えている大きな問題の1つです。看護師不足のために、病棟を一部閉鎖したり、手術待ちの患者が増えたりしている病院もあります。慢性的な看護師不足の大きな要因は看護職の**離職率**の高さです。日本看護協会の「病院の看護職員受給状況調査」によると、2010年、全国の病院の常勤看護職員の離職率は11・2%、新卒離職率は8・6%、平均夜勤回数は三交代制で7・8回、二交代制で4・6回でした。

看護師不足の解決策は？

特に、「政令指定都市・東京23区」、「私立学校法人立」「医療法人立」、「小規模」病院で離職率が高く、**短時間正職員制度**を導入し、新卒看護職員の**教育研修体制**が整う病院では離職が少ない傾向があります。

離職を防ぐには、やる気のある看護師たちが燃え尽きず、結婚・出産後も働き続けられる職場環境を整備する必要があります。約55万人とみられる**潜在看護師**の掘り起こしと復職研修の充実も課題です。

一方、看護師不足の要因としては、高齢社会の中で看護師の活躍の場が増えていること、ほかの先進国に比べて日本は急性期病床が多く入院期間が長いため、それだけ多くの看護師が必要になっていることも挙げられます。

少子化で今後、労働人口が減少することもあり、国は08年からインドネシア、フィリピンと経済連携協定を結び、看護師・介護福祉士候補の受け入れに乗り出しました。しかし、言葉の壁が大きい中、日本の国家試験に合格しなければならないため、看護師不足の抜本的な解決策にはなっていません。

Point

- **常勤看護師の平均離職率は11.2%**
- **看護師不足は政令都市・東京23区、小規模病院で特に深刻**
- **短時間正職員制度、研修制度の整備と潜在看護師の掘り起こしがカギ**

人口10万対就業看護師数

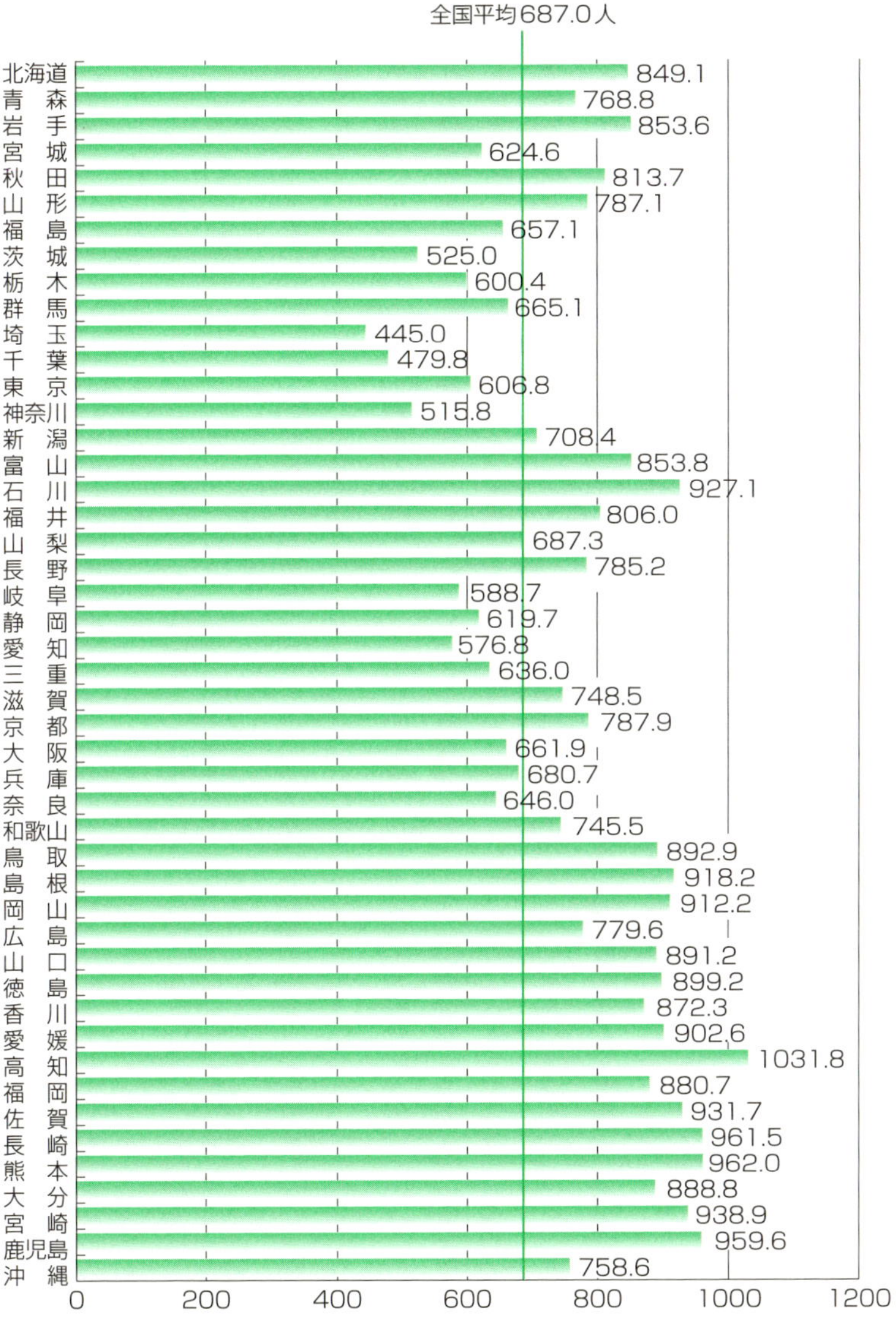

（2008年末現在）

高知県1031.8人、熊本県962.0人、長崎県961.5人が高く、
埼玉県445.0人、千葉県479.8人、神奈川県515.8人が低くなっている。

（厚生労働省　保健・衛生行政業務報告より）

9-6 特定看護師制度

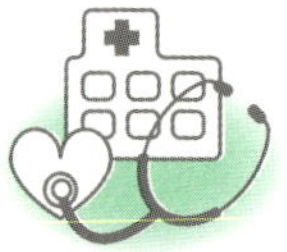

医師不足解決の切り札として提案されたのが特定看護師制度の創設です。

特定看護師とは

勤務医の負担軽減を図るために、検討が進められているのが、医師の指示に基づき、従来の看護業務の役割を拡大して高度な業務を行う「**特定看護師**」（仮称）の創設です。厚生労働省の「チーム医療の推進に関する検討会」が打ち出した提案で、すでに養成を始めている大学院もあります。

米国、カナダ、韓国、イギリス、オーストラリアなどでは、薬の処方ができるなど、医師業務の一部を肩代わりする**診療看護師**（ナース・プラクティショナー（NP））が活躍中です。例えば、米国のNPは、1960年代に誕生し、救急、麻酔、小児、新生児、高齢者、急性期など11分野があります。約14万人が病院の診療看護師あるいは開業看護師として働いているそうです。

医師の業務軽減が期待されるが

日本版NPである特定看護師は、医師の指示を前提に、これまで看護師ができなかった、傷口の縫合、人工呼吸器をつける患者の気管挿管、床ずれの処置、在宅療養や外来での薬の変更や中止を行うことが想定されています。厚生労働省は特定看護師の認証制度を創設する方向です。勤務医の疲弊は、業務の多さが一因であり、特定看護師が誕生すれば医師の仕事の軽減が期待できます。

そのため、日本外科学会など外科系11学会は、「外科医療崩壊を食い止める1つの手段」と新制度創設へ前向きな姿勢です。しかし、日本医師会は、「診療・治療などの行為は専門知識を持った医師が担うべきで、看護師では患者に危害が及ぶ恐れがある」と強行に反対しています。

Point

- **従来の看護師の業務を拡大し高度な業務を行うのが特定看護師**
- **米国、カナダ、韓国などで診療看護師が活躍**
- **勤務医の負担軽減策としても注目集めるが医師の間でも賛否両論**

特定看護師（仮称）に期待される役割（イメージ）

●急性期領域（急性期、周麻酔期等）

○救急外来では、来院した患者を包括的にアセスメントした上で必要な緊急検査等を行い、直ちに医師の診察・治療が必要な患者のトリアージを実施し、自らも初期的なマネジメントを行う。それによって、緊急度の高い患者から迅速に治療を行え、効率的な医療提供が期待される。

○ICU や CCU では、人工呼吸器装着患者等を包括的にアセスメントし、患者の状態に臨機応変に対応して酸素投与量の調整、抜管の時期の判断・抜管などを実施する。それによって、合併症の予防や患者の早期離床を図るなど、医療の質の向上が期待される。

●慢性期領域（がん、老年、慢性期等）

○がん診療連携拠点病院では、高度な看護実践による疼痛アセスメントに基づき、疼痛管理等の症状緩和、がん化学療法中の食欲不振や嘔気・嘔吐等の有害事象に対する薬物等を用いたマネジメントや、適切な補液等による栄養管理、放射線療法中の有害事象のマネジメント等を行う。それによって、副作用の軽減による治療中断の防止やＱＯＬの向上が期待される。

○病院・老健施設では、高齢者に特有である不眠や夜間せん妄・脳血管障害患者の嚥下障害に対するフィジカルアセスメントと対処を行うことによって、迅速な病態判断と症状改善、危険防止の対策が図られることが期待される。また、退院・施設等への移行に関する時期を判断し、それらの施設等との医療連携を行うことによって、高齢者の生活機能に応じた診療の継続が可能となり、QOL の向上が期待される。

○慢性疾患患者のうち自己管理の実行と継続が困難なケースに対して、薬物や生活習慣等の自己管理の支援・治療マネジメントとして、治療の変更・修正を含めた生活調整の支援を実施するとともに、患者の生活習慣や強いこだわりに配慮し、薬物の調整を含めた支援をすることによって、患者の重症化を防ぎ、生活機能の維持を可能とすることが期待される。

○アウトリーチチームでは、精神症状の増悪及び身体合併症を予防し、悪化を防ぎ、薬物療法をはじめとした精神科専門療法を支援することによって、精神障害者の地域生活への移行及び継続を支援することが期待される。

●在宅領域（在宅、プライマリケア）

○在宅医療では、療養環境の評価やフィジカルアセスメント等に基づく訪問看護の導入、継続への介入、高齢者の心肺機能障害に伴う症状コントロールに向けた生活指導、排泄コントロール、栄養管理、褥創ケアへの介入を行う。それによって、患者の重症化を防ぎ、在宅療養の継続を可能とすることが期待される。

○特に医師不足が問題となっているエリアにある病院、老健施設又は診療所では、プライマリ・ケア、特定健診・人間ドックなどの健診や、対がんセンターなどでのがん検診を実施する。それによって、疾病予防を推進し、医療へのアクセス向上、医療提供の効率化が図られることが期待される。

●小児領域

○小児病院等では、症状出現時等に迅速にフィジカルアセスメントや必要な検査を実施し、心不全症状のある子どもの症状緩和のための処置の実施、心臓カテーテル検査を受ける子どもの検査前後の管理、喘息の子どものトリアージと子ども・家族のアドヒアランスの強化、退院に向けた低出生体重児の症状コントロールに向けた生活指導と訪問看護依頼等を高度な看護実践に基づいて行う。それによって、症状のある患者への迅速な医療提供を実現するとともに、医療の質の向上により患者の重症化を防ぎ、子どもの苦痛の緩和を行うことが期待される。

※　以上の役割について、医行為に関する部分については、いずれも「医師の指示」が前提

（チーム医療のための看護業務検討ワーキンググループ資料より）

9-7 医療訴訟

医療崩壊の要因の1つとされる医療訴訟ですが、実態はどうなのでしょうか。

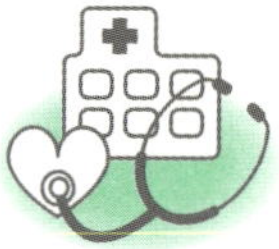

訴訟は２００５年以降減少気味

医療崩壊の原因の1つに、しばしば挙げられるのが**医療訴訟**の増加です。最高裁判所によると、地方裁判所、簡易裁判所も含めた医療訴訟件数は、２００４年まで増え続け、一時は新規受理件数が１１１０件に上りました。ただ、０５年以降は新規受理件数が減り始め、０９年には７３３件と、ここ10年で最低になっています。

医療訴訟の減少は、病院の患者トラブル対策によって、訴訟になる前に示談が成立するケースが増えたためという見方もあります。また、患者・家族といった原告の主張が認められたかどうかを示す**認容率**が10年には20・6%（一般の地裁民事第一審の許容率は87・6%）で、立証が厳しいことも、訴訟へのハードルを高くしています。

訴訟の増加、長期化を防ぐには

訴訟の多い診療科は、内科、外科、整形外科、産婦人科、歯科です。年によってその傾向に変化はありません。産婦人科については、分娩による高度脳性麻痺の補償を行う産科医療補償制度のスタートによって、訴訟にまで発展するようなトラブルが減るのかが注目されます。

医療訴訟は、医療者、患者・家族双方にとって避けたい事態です。訴訟を避け紛争の短期化を図るために、医療事故被害者からは**医療版事故調査委員会**など、裁判ではない手段で中立的に事故の原因究明、医療者と患者の仲裁を行う第3者機関の創設を望む声も出ています。しかし、医療関係者の反対の声も強くなかなか進まないのが実態です。

Point

- **医療訴訟の総数、原告の訴えが認められる率は減少傾向**
- **訴訟が多いのは内科、外科、整形外科、産婦人科、歯科**
- **医療版事故調査委員会のような第３者機関を望む声も**

医事関係訴訟事件の処理状況及び平均審理期間

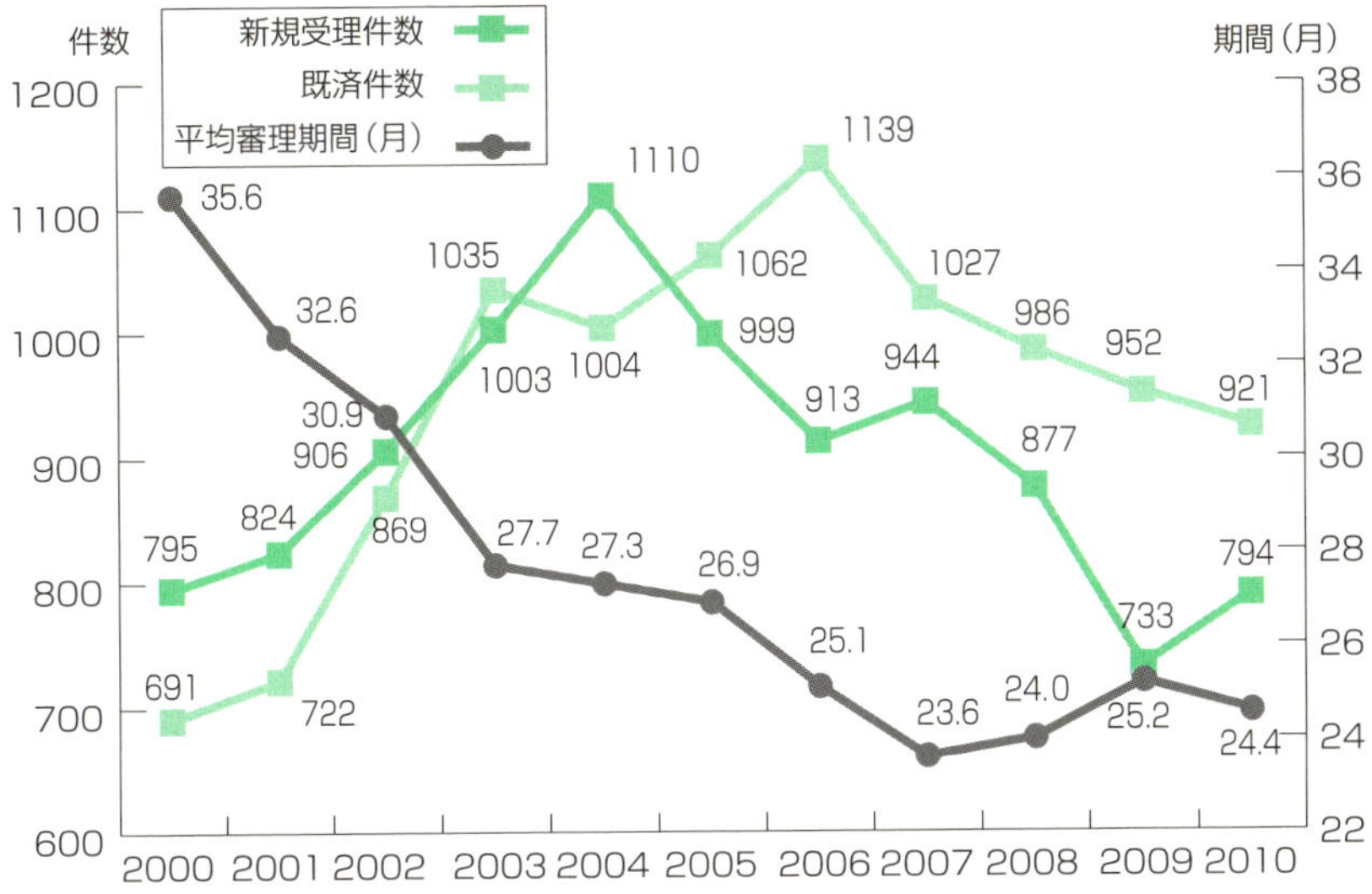

注）1. 医事関係訴訟事件には、地方裁判所および簡易裁判所の事件が含まれる。
2. 平均審理期間は、各年度の既済事件のものである。
3. 2004年までの各数値は各庁からの報告に基づく概数。

医事関係訴訟事件（地裁）の診療科目別既済件数（2008～2010年）

	2008	2009	2010
内科	228	229	237
小児科	22	22	22
精神科（神経科）	30	33	29
皮膚科	9	10	17
外科	180	165	142
整形外科	108	105	105
形成外科	18	19	24
泌尿器科	18	22	9
産婦人科	99	84	89
眼科	27	23	24
耳鼻咽喉科	19	19	16
歯科	70	71	72
麻酔科	8	4	6
その他	119	116	104

複数の診療科目に該当する場合は、そのうちの主要な一科目に計上している。
各診療科における医療事故の起こりやすさを示すものではない。

（最高裁判所医事関係訴訟に関する統計）

9-8 歯科医師過剰

医師とは逆に過剰で、ワーキング・プア問題まで取り沙汰されているのが歯科医師です。

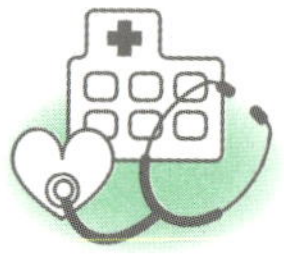

財政難の歯科業界

高齢社会の中で歯科は重要な分野です。しかし、医療機関で働く**歯科医師数**は増え続け、全国で約9万7000人、**人口10万対歯科医師数**も右肩上がりで、75・7人（2008年末）。『歯科医療白書』（日本歯科医師会）では「人口10万人対63・3人が適正値とすると、全国で8800人（06年時点）の歯科医師が過剰」としています。

その一方で、**歯科診療医療費**は伸び悩み、ここ10年以上、年間2兆5000億円台を横ばいで推移しています。保険外診療もあるとはいえ、少ないパイを過剰な歯科医で分け合う状況が続いているわけです。この厳しい情勢を受けて、東京歯科保険医協会が09年に実施した調査では「子どもを歯科医にしたい」歯科医は7%。歯科医を目指す若者も減って私立の歯学部は定員割れ、歯学生と若手歯科医師の質の低下も危惧されます。

格差開く中で被害出る危険も

特に歯科医が過剰なのが東京都と、徳島県です。東京都の歯科診療所数は全国の15%を占める約1万500軒（09年10月末現在）、10万対医師数は117・9人で全国平均を大きく上回っています。

問題は、歯科医の中でも「勝ち組」と「負け組」の格差が開き、使用済みインプラントの使い回しなど一部の歯科医師にモラルの低下がみられることです。歯科医師過剰と医師不足を解決する手立てとして、研修制度を設けて歯科医を麻酔科医や放射線科医として活用したらどうかといった意見も出されていますが、日本医師会などの反対で、実現する可能性は低いのが現状です。

Point

- **需要が減る中で歯科医の養成数は増え続け、全国で8800人過剰**
- **歯科診療医療費は2兆5000億円台で10年以上横ばい**
- **問題は経済的に困窮した歯科医院の衛生状態、モラルの低下**

都道府県（従業地）別にみた医療施設に従事する人口10万対歯科医師数

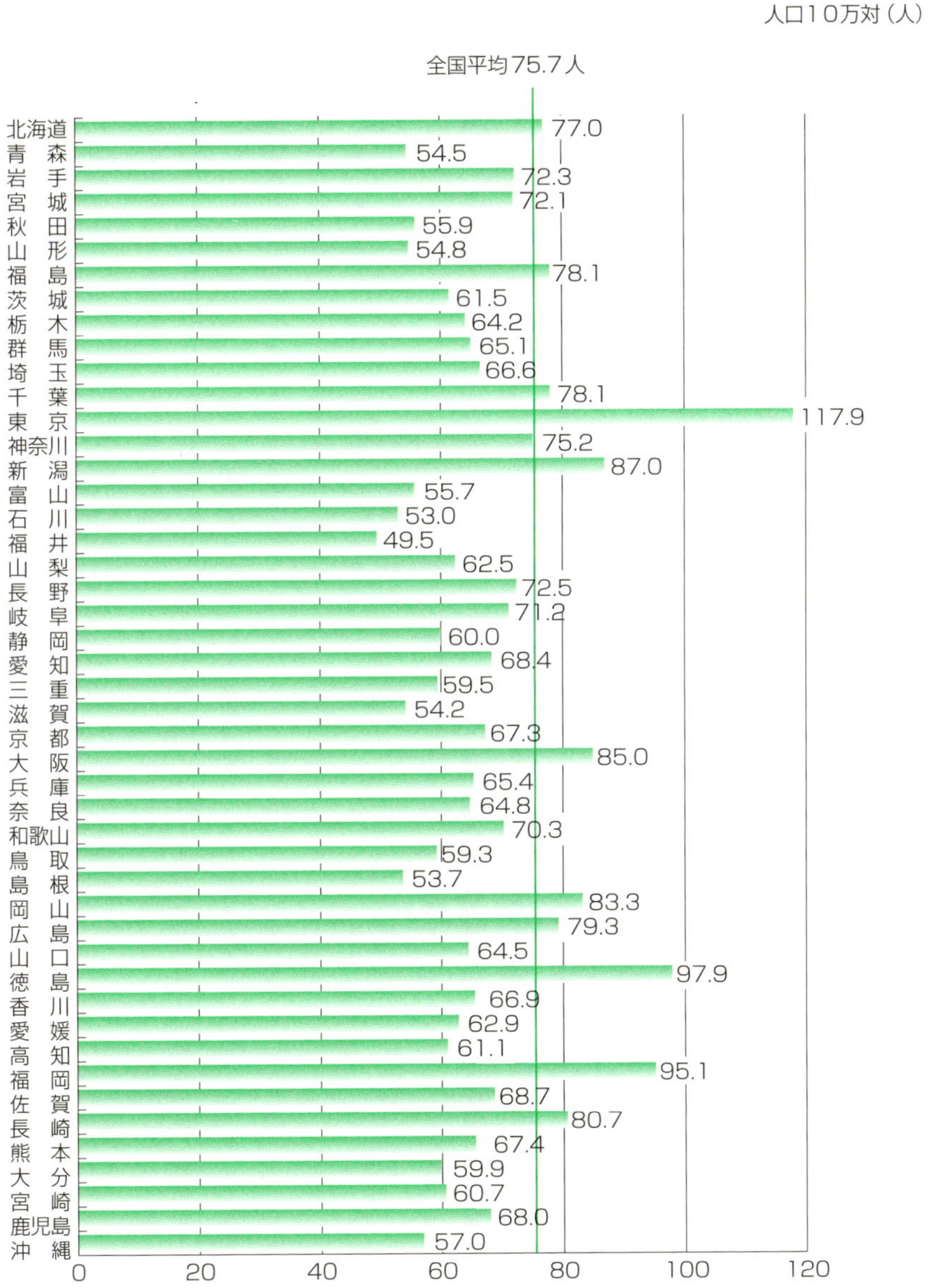

（2008年12月末現在　厚生労働省　医師・歯科医師・薬剤師調査より）

9-9 無保険者の増加

国民皆保険の原則が崩れ、実際に公的医療保険を持たない無保険者が増えています。

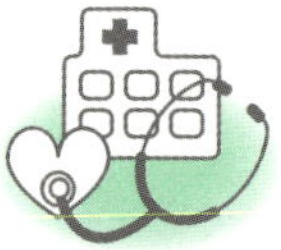

受診が遅れて死亡する人も

国民皆保険制度は崩壊の危機にあります。国民健康保険料の支払いを滞納したり、非正規雇用で経済的に厳しいために、どの公的医療保険にも加入していない「**無保険**」状態の人が増えているのです。

全日本民主医療機関連合会（民医連）の調べで、2010年に無保険、あるいは自己負担分が支払えなかったために受診が遅れ死亡した人が少なくとも71人いることがわかりました。

非正規労働者の13・8％が無保険

支払い能力があるにも関わらず国保の保険料を一定期間滞納すると、有効期限1～6カ月の「**短期被保険者証**」が交付されます。1年半以上滞納すると、「**被保険者資格証明書**」が交付され、医療機関での自己負担が10割になり実質無保険になります。国保の滞納世帯数は2010年436・4万世帯（全体の20・6％）。被保険者資格証明書交付世帯数は、30万・7世帯です。なお、高校生以下の子どもについては、保護者が保険料を滞納していても、「短期被保険者証」が発行されます。

滞納者が多い背景には、景気の悪化、保険料の半額を雇用者が負担してくれる企業の健康保険とは異なり、国保は保険料が高いという事情があります。国保は自営業者を対象にした制度ですが、09年には無職が40％、非正規労働者が35％と収入がほとんどないか不安定な人が7割以上でした。

労働政策研究・研修機構が09年度に実施した調査によると、非正規雇用者の13・8％は、公的健康保険制度に加入していない無保険者です。経済格差による健康格差が、広がりつつあるのです。

Point

- 無保険、自己負担が払えずに受診が遅れ死亡する人が増加
- 国保加入世帯の2割が保険料を滞納し医療機関を受診しづらい状態
- 非正規雇用者を中心に公的健康保険制度に未加入の人が増大

無保険者とは

会社を退職 → 本来は国保に加入

非正規雇用（社会保険なし） → 国保加入手続きをしなければ無保険に

国民健康保険料を滞納 → 短期被保険者証（1～6カ月有効）

さらに滞納 → 被保険者資格証明書（自己負担10割で実質無保険。保険料を支払えば1～3割の自己負担額を除いて払い戻される）

国民健康保険（市町村）の納付・滞納状況等

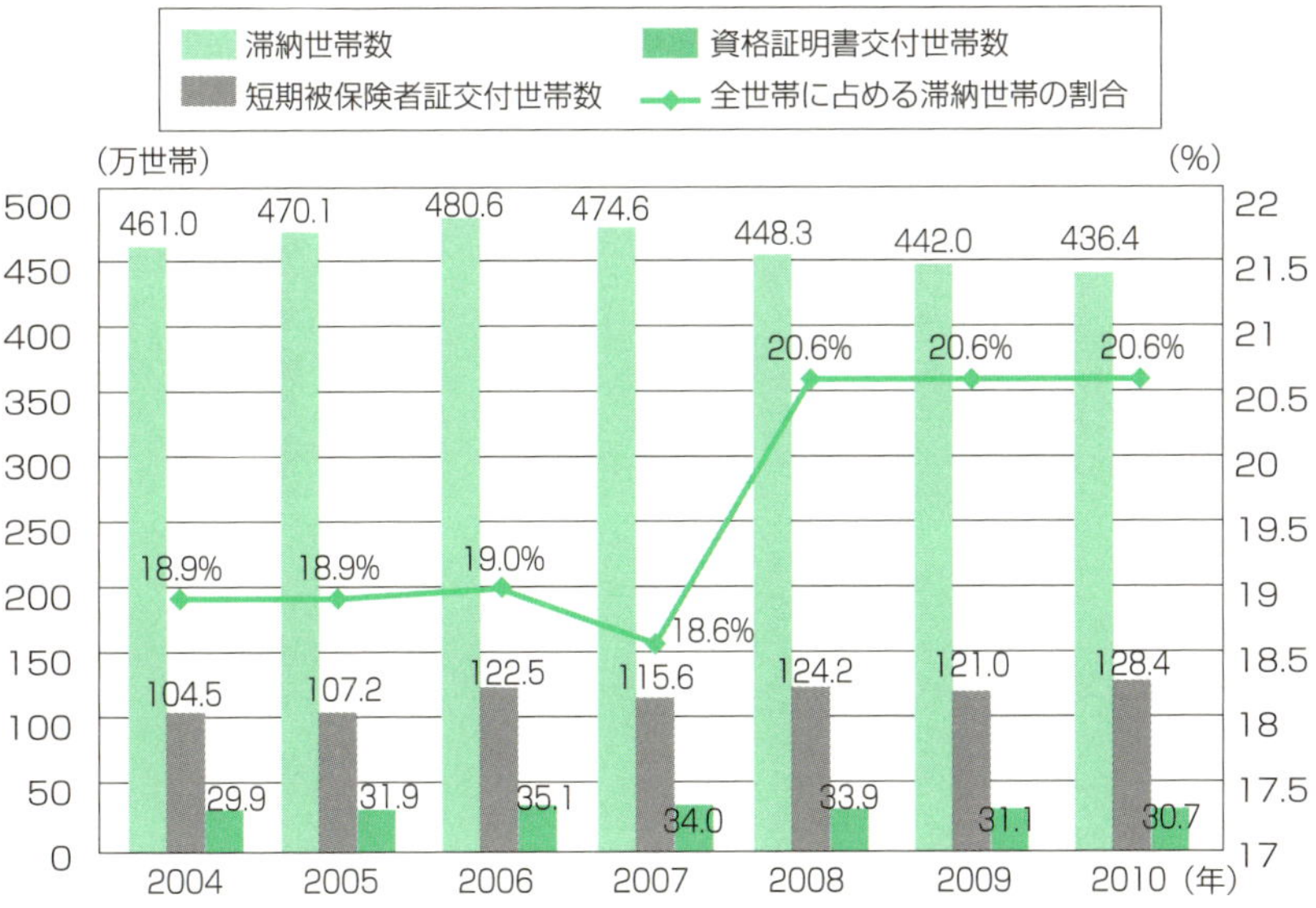

（厚生労働省保険局国民健康課調べ）

9-10 医療費高騰への対応

医学の進歩で助かる患者が増えてきた一方で、自己負担額の増大が問題になっています。

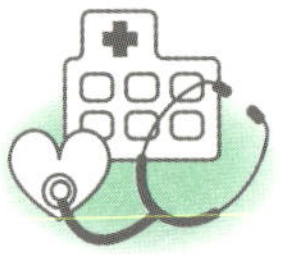

1錠3000円近い薬も

医学は日進月歩であり、新しい薬や技術が開発されています。治療が難しかった病気が医療の進歩で治るようになったり、病気とつきあいながら長生きできるようになったのは喜ばしいことです。しかし、**高額な薬や治療法**が患者の生活を脅かし、国民医療費を押し上げていることもまた事実です。

例えば、慢性骨髄性白血病の治療薬であるイマチニブ（商品名・グリベック）は1錠2749円（11年度現在）で、急性転化を防ぐためには1日4錠毎日飲む必要があります。また、乳がんの治療薬トラスツズマブ（商品名・ハーセプチン）、大腸がんのオキサリプラチン、ベバシズマブなど高額ながん治療薬も多くの患者に使われるようになっています。長期にわたって治療を受けている人は、収入が減っていることも多く、**高額療養費制度**（6-12）を利用しても、一般所得の人で月8～9万円（1年に4回以上同制度の該当者は4万4000円）は、重なればやはり大きな負担です。

金の切れ目が命の切れ目？

特に負担が増大しているのががん治療です。日本医療政策機構が10年に実施した調査では、がんの治療費に負担を感じている患者が70％に上りました。5・7％の患者が、経済的な理由で治療を断念、あるいは一番受けたい治療をあきらめています。

医師の間でも、費用対効果を考えた治療法選択が重視されるようになってきました。医学・医療の進歩自体は望ましいことであり、保険料、税金、自己負担で誰がどこまで負担していくのか、きめ細かな医療費軽減策も含め議論が必要になっています。

Point

- 医療の進歩は患者に恩恵を与える一方で、医療費を押し上げる要因に
- 経済的な理由で治療を断念、最適治療をあきらめる人も
- 長期療養者に配慮しつつ保険料、税金、自己負担でどこまで賄うか議論を

がん患者意識調査（2010年）

がんの治療にかかった費用は、どの程度の負担感がありましたか。

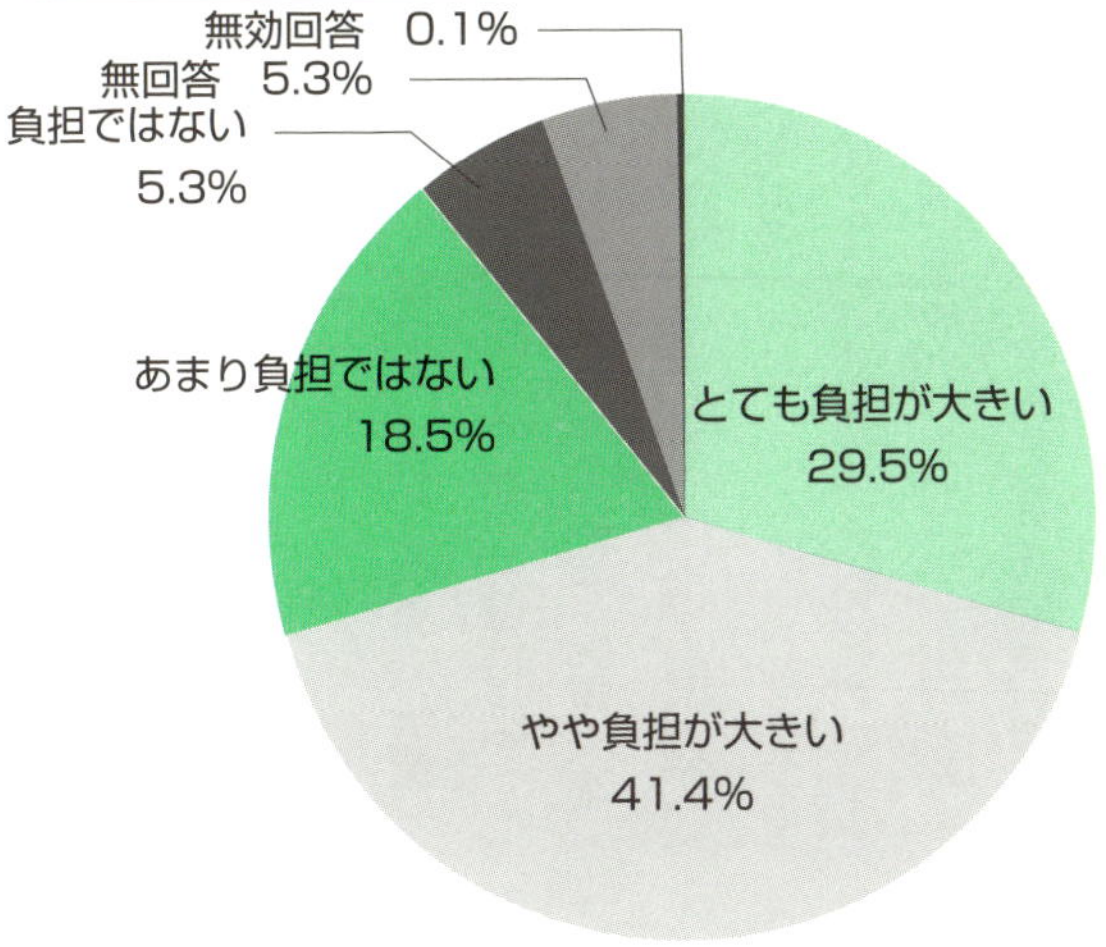

経済的な負担を軽減するには、どのような方法がよいと思いますか。

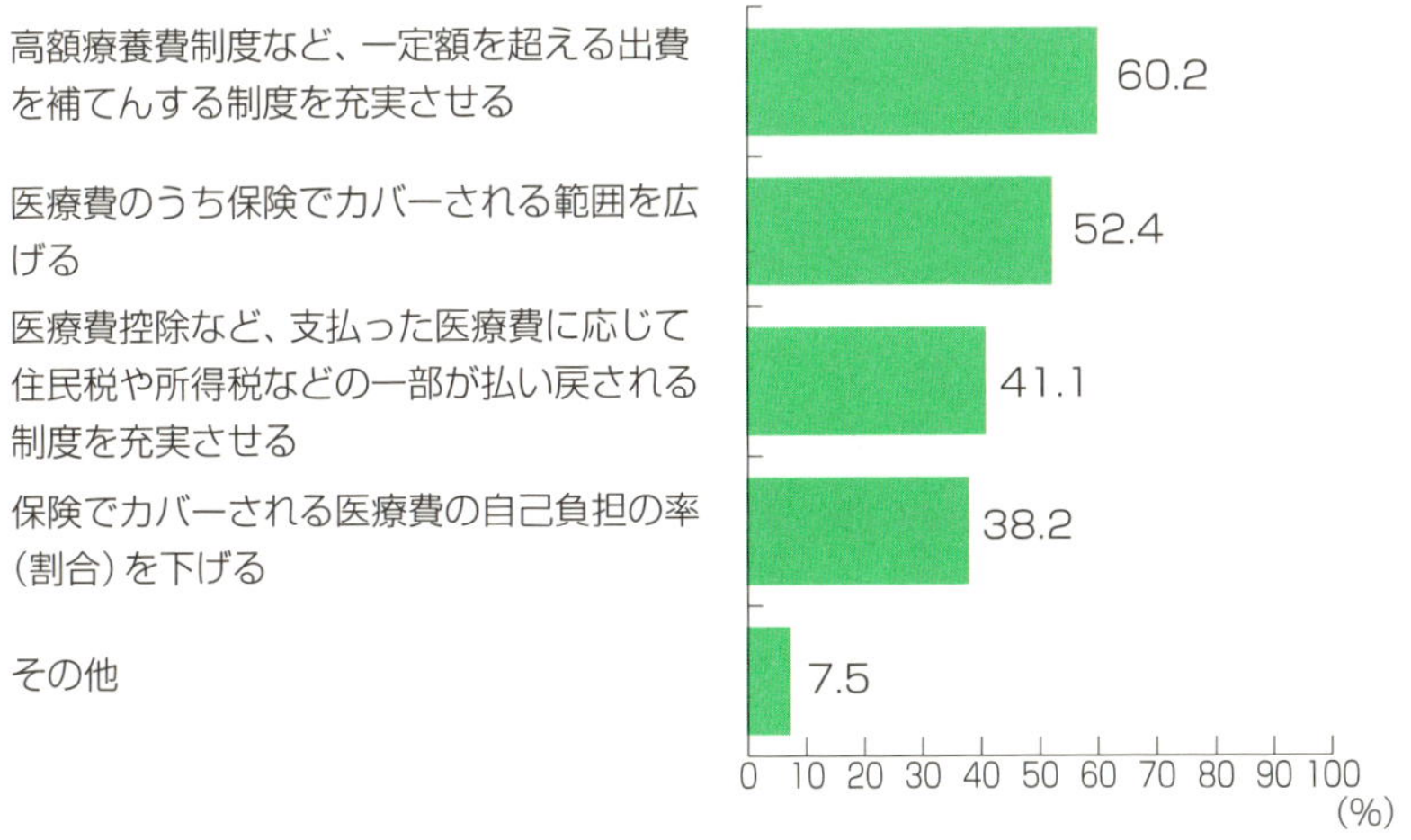

（上下とも回答総数：1446）

（日本医療政策機構調べ）

9-11 医療ツーリズム

アジアの富裕層を主なターゲットに医療ツーリズムを進める動きがあります。

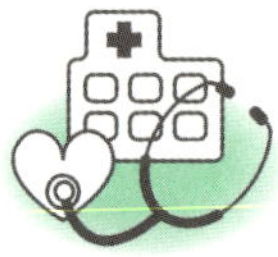

医療ツーリズムとは

医療ツーリズムとは、人間ドックや病気の治療、臓器移植、人工授精、美容整形手術などを受けるために、外国へ渡航することです。約50カ国で医療ツーリズムが実施され、2008年の利用者は600万人程度と推計されています。

アジア地域は、医療ツーリズムの一大拠点となっており、日本からも韓国、タイ、シンガポールなどへ人間ドックや美容整形手術、治療と観光を兼ねて、渡航する人が増えています。

わが国でも、09年末に政府が「**新成長戦略（基本方針）**」の中で、「アジアの富裕層等を対象とした健診、治療等の医療及び関連サービスを観光とも連携して促進していく」と打ち出して以来、急速に注目が集まりました。日本で医療を受ける外国人とその同伴者には「**医療滞在査証（ビザ）**」が発行され、6カ月の滞在が認められます。ビザの発行には、旅行会社や医療コーディネーター等の身元保証が必要です。

市場規模5500億円？

日本政策投資銀行は、①よりよい品質の健診・検診を求める新興国富裕層、②最先端の医療技術を求める世界の患者、③低コストの医療を求める米国など先進国のツーリストの需要が見込めると分析。20年時点で年間43万人程度の需要があり、観光を含む医療ツーリズムの市場規模は約5500億円、経済波及効果は約2800億円と試算しています。

一方、医師・看護師不足の中、自由診療である海外からのVIP患者を優遇して国内医療が疎かにならないか、危惧する声もあります。

Point

- 医療ツーリズムの利用者は50カ国で600万人
- 日本でアジアの富裕層を受け入れる経済効果は2800億円との推計も
- 医師・看護師不足が加速する中、国内の患者との調整が課題

世界の医療ツーリズムの状況

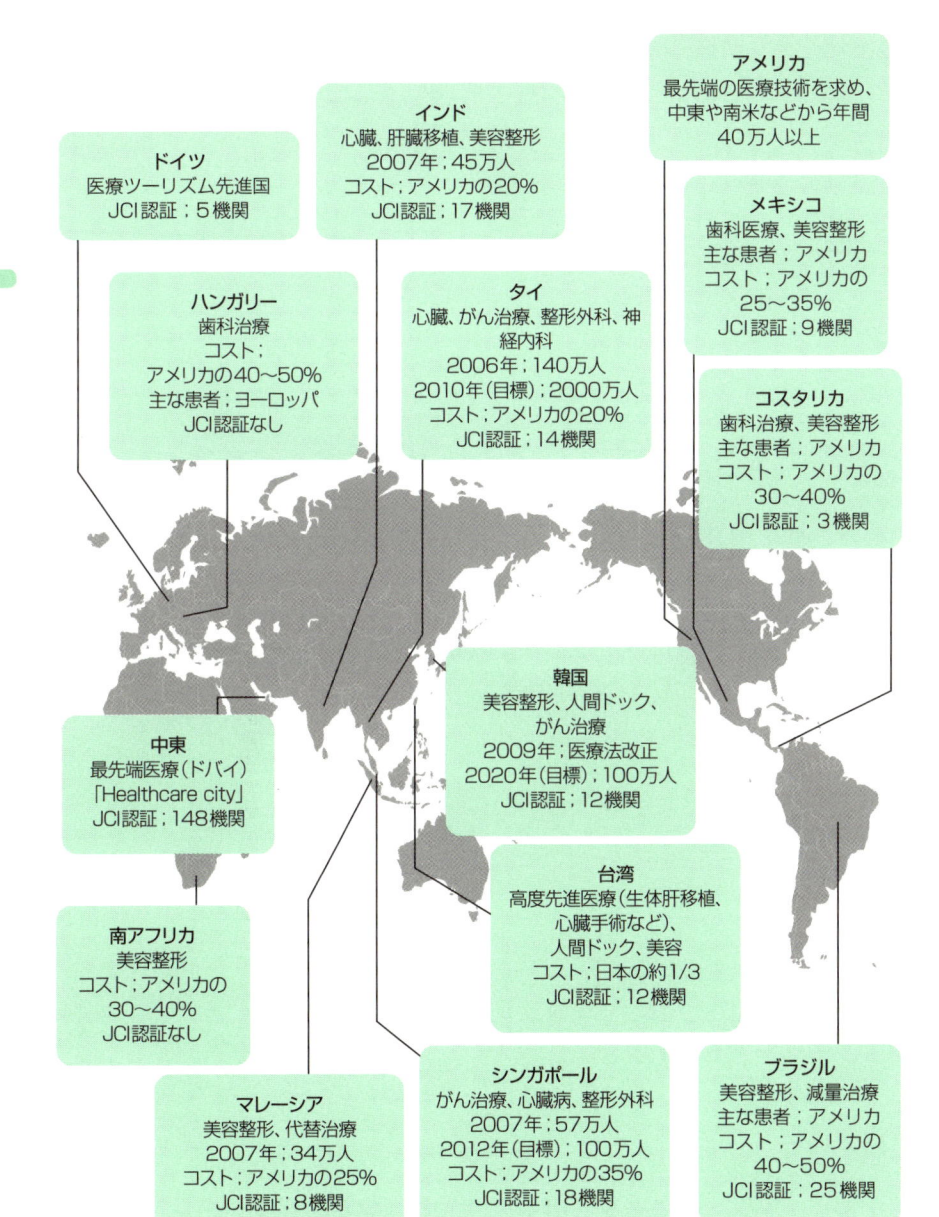

JCI(Joint Commmission International)とはアメリカの国際的な病院品質の認証機関
2011年3月までに46カ国で394機関を認証
表中の記載数値（万人）は、各国の医療ツーリスト受け入れ人数、受け入れ目標人数
(日本投資銀行資料より改変)

索引

INDEX

医療安全支援センター……178
医療機器……132
医療クラーク……60
医療経済実態調査……116
医療広告ガイドライン……138
医療効率……170
医療事故……176
医療事務……58,122
医療事務作業補助……60
医療事務作業補助者……60
医療情報サービス……122
医療制度改革……154
医療制度改革関連法案……154
医療制度改革大綱……154
医療ソーシャルワーカー……68
医療訴訟……202
医療滞在査証（ビザ）……210
医療ツーリズム……210
医療提供体制の確保……126
医療に係る安全管理のための指針……176
医療廃棄物……186
医療版事故調査委員会……202
医療費控除……150
医療費削減策……156
医療費亡国論……154,156
医療部門……46
医療法……138
医療崩壊……190
医療法人……14
医療メディエーター……180
医療法……126
院長……52
院内感染……174
院内感染防止対策委員会……174
院内情報コンピューター・システム……122
院内物品管理……122
院内暴力……182
栄養士……74
オンライン請求……110

か行

開業医……50

英数字

CT……82,104
DMAT……152
DPC……112
IMRT……96
MR……78
MRI……82,104
MSW……68
NOTES……90
ORT……66
OT……66
PET……82,86
PET検査……86
PO……66
PT……64
ST……66
X線……80
X線検査……80
7対1入院基本料……114

あ行

アウトソーシング……122
亜急性期……32
亜急性期病棟……32
アレキサンドライトレーザー……100
アンギオ……94
安全管理のための委員会……176
医学物理士……72
医業……128
医師……48,128
医事課……58
医師国家試験……48
医師一人あたりの診療収入……120
医師不足……196
医師法……126,128,138
委縮医療……190
一次医療圏……16
一般病床……12,158
医薬品……132
医薬品医療機器総合機構……132
医薬品の供給……134
医薬部外品……132

胸腔鏡手術……90
共済組合保険……142
強度変調放射線治療……96
胸部X線装置……80
居宅サービス……144
緊急入院……28
勤務医……48
勤務医不足……194
組合管掌健康保険……142
クリティカルパス……30
経営・事務部門……46
経管腔的内視鏡手術……90
経理課……58
外科不足……196
化粧品……132
結核病床……12
血管内治療……94
健康保険制度……142
言語聴覚士……66
高額医療・高額介護合算療養費……148
高額な薬や治療法……208
高額療養費限度額適用認定証……148
高額療養費制度……148,208
広告規制……138
高周波カテーテルアブレーション……92
公的病院……14
後発医薬品……166
後発医薬品に変更不可……166
公立病院……116
公立病院改革ガイドライン……116
国民医療費……10,156
国民皆保険……142
国民皆保険制度……10
国民健康保険制度……142
国民健康保険団体連合会……110
国民所得（GDP）比……170
国民の健康の保持……126
国民負担率……168
コミュニケーション……182
混合診療……136
コンビニ受診……192

さ行

災害医療体制……152
再診……26
在宅医療……38
在宅医療・介護……38
介護福祉士……76
介護報酬明細書……110
介護保険……20
介護保険法……144
介護保険料……168
介護予防サービス……144
介護療養型医療施設……20
介護老人福祉施設……20
介護老人保健施設……20
外照射……96
外来診療……26
改善率……164
改定率……108
回復期……32
回復期リハビリ病棟……32
外来治療……26
家族医……50
カテーテル……92,94
カテーテル検査……92
カテーテル治療……92
カプセル内視鏡……88
看護基準……114
看護師……54,130
看護師不足……198
看護助手……54
患者代弁者……184
がん診療連携拠点病院……18
感染管理認定看護師……174
感染症病床……12
感染性廃棄物……186
がん対策基本法……18,146
がん対策推進基本計画……146
がん対策推進条例……146
冠動脈カテーテル治療……92
がんの年齢調整死亡率……146
管理栄養士……74
気管支鏡……88
義肢装具士……66
基準病床数……16
機能分化……158
救急……192
救急告示病院……192
急性期……28
急性期医療……28
教育研修体制……198
協会けんぽ……142
胸腔鏡……90

新高齢者医療制度 …… 162
人事課 …… 58
新成長戦略（基本方針） …… 210
診断群 …… 112
診療科 …… 24
診療科名 …… 24
診療看護師 …… 200
診療所 …… 12
診療情報管理士 …… 60
診療放射線技師 …… 72
診療報酬 …… 14,106,108
診療報酬点数 …… 108
診療報酬明細書 …… 110
膵臓・胆道内視鏡 …… 88
精神病床 …… 12
精神保健福祉士 …… 68
赤外線レーザー …… 100
船員保険 …… 142
潜在看護師 …… 198
潜在国民負担率 …… 168
先進医療 …… 136
選定療養 …… 136
先発医薬品 …… 166
専門看護師 …… 54
造影X線写真 …… 80
相談 …… 184
相談室 …… 184
総務課 …… 58
訴訟 …… 180

た行

第1号被保険者 …… 144
第2号被保険者 …… 144
第5次医療法改正 …… 126
ダイオードレーザー …… 100
大腸内視鏡 …… 88
短期被保険者証 …… 206
炭酸ガスレーザー …… 100
短時間正職員制度 …… 198
単純X線写真 …… 80
地域医療支援病院 …… 12
地域がん診療連携拠点病院 …… 18
地域連携クリティカルパス …… 42
地域連携室 …… 36
地域連携診療計画 …… 42
地域連携パス …… 42
中央社会保障医療審議会 …… 108
在宅医療サポート …… 122
在宅療養 …… 38
在宅療養支援診療所 …… 38
裁判外紛争処理 …… 180
細胞検査士 …… 70
作業療法士 …… 66
産科医不足 …… 196
三次医療圏 …… 16
ジェネリック …… 166
歯科医業 …… 128
歯科医師 …… 128
歯科医師数 …… 204
歯科医師法 …… 128
歯科診療医療費 …… 204
時間外選定療養費 …… 192
自己負担限度額 …… 148
自己負担割合 …… 106,160
資材課 …… 58
支出 …… 106
施設基準 …… 114
施設サービス …… 144
視能訓練士 …… 66
支払基金 …… 106,110
事務長 …… 58
社会的入院 …… 158
社会福祉士 …… 68
社会保険診療報酬支払基金 …… 110
社会保障審議会 …… 108
充足率 …… 194
収入源 …… 106
終末期 …… 40
終末期医療 …… 40
住民税 …… 150
集約化 …… 120
重粒子・陽子線治療装置 …… 98
准看護師 …… 54
障害年金 …… 124
小線源治療 …… 96
上部消化管内視鏡 …… 88
助産師 …… 56,130
初診 …… 26
女性医師 …… 196
所得税 …… 150
庶務課 …… 58
人口1000人対医師数 …… 194
人口10万人対医師数 …… 196
人口10万人対歯科医師数 …… 204

ペナルティ 164
偏在 196
包括払い 112
放射線治療品質管理士 72
訪問リハビリ 64
保健医療計画 16,140
保険外診療 136
保健師 56,130
保健師助産師看護師法 130
保険診療 136
保険料負担 168
ポジトロン 86

ま行

慢性期治療 34
慢性的 34
マンモグラフィー 80
民間病院 14,118
無保険 206
メタボリックシンドローム 164
モンスター・ペイシェント 182

や行

薬剤師 62,134
薬剤師法 134
薬事衛生 134
薬事法 132
陽電子 86
予定入院 28

ら行

理学療法 64
理学療法士 64
理事長 52
離職率 198
リニアック 96
リハビリ 64
粒子線 98
療養病床 12,158
臨床検査技師 70
ルビーレーザー 100
レーザー 100
レセプト 110
連携 36
超音波 84
超音波検査士 70
超音波検査装置 84
超音波内視鏡 88
調剤 134
調剤報酬明細書 110
長寿（後期高齢者）医療制度 162
通所リハビリ 64
定額制 160
出来高払い 112
電子カルテ 102
特定看護師 200
特定機能病院 12
特定健康診査 164
特定保健指導 164
都道府県がん診療連携拠点病院 18
トリアージ 192

な行

内視鏡 88
内視鏡検査 88
内照射 96
二次医療圏 16
日本医療メディエーター協会 180
入院患者一人あたりの診療収入 120
入院期間の短縮化 158
入院基本料 114
入院診療 28
入院診療計画書 30
認定看護師 54
認容率 202
脳血管内治療 94

は行

廃棄物の処理及び清掃に関する法律 186
排出者責任 186
被保険者資格証明書 206
病院経営 118
病院経営実態調査 116
病院事務職 58
評価療養 136
標ぼう 24
腹腔鏡 90
腹腔鏡手術 90
腹部X線装置 80
フリーアクセス 10
プローブ 84

●著者紹介

福島　安紀（ふくしま　あき）

医療ジャーナリスト。1967年生まれ。1990年立教大学法学部卒業。医療関係の月刊誌記者、『サンデー毎日』記者を経て、96年フリーランスに。医療・介護問題を中心に取材執筆活動をしている。著書に、『データでみるよい病院』（毎日新聞社）、『病院を使いこなす法』『病気でムダなお金を使わない本』（共にWAVE出版社）がある。

●イラスト

アサミナオ

図《ず》解入門《かいにゅうもん》　最新《さいしん》
病院《びょういん》がまるごとやさしくわかる本《ほん》

発行日　2011年 7月 1日　　第1版第1刷

著　者　福島《ふくしま》　安紀《あき》

発行者　斉藤　和邦

発行所　株式会社　秀和システム
〒107-0062　東京都港区南青山1-26-1 寿光ビル5F
Tel 03-3470-4947（販売）
Fax03-3405-7538

印刷所　三松堂印刷株式会社　　Printed in Japan

ISBN978-4-7980-2988-7 C0030

定価はカバーに表示してあります。

乱丁本・落丁本はお取りかえいたします。

本書に関するご質問については、ご質問の内容と住所、氏名、電話番号を明記のうえ、当社編集部宛FAXまたは書面にてお送りください。お電話によるご質問は受け付けておりませんのであらかじめご了承ください。